“十四五”河南重点出版物出版规划项目

常见病病例解析丛书

性腺内分泌疾病病例解析

主编　袁慧娟

郑州大学出版社

图书在版编目(CIP)数据

性腺内分泌疾病病例解析 / 袁慧娟主编. — 郑州：郑州大学出版社，2022. 12
ISBN 978-7-5645-9282-0

Ⅰ. ①性… Ⅱ. ①袁… Ⅲ. ①性腺障碍-病案-分析 Ⅳ. ①R588

中国版本图书馆 CIP 数据核字(2022)第 231507 号

性腺内分泌疾病病例解析
XINGXIAN NEIFENMI JIBING BINGLI JIEXI

策划编辑	张　霞	封面设计	苏永生
责任编辑	张　霞　董　珊	版式设计	苏永生
责任校对	张彦勤	责任监制	李瑞卿

出版发行	郑州大学出版社	地　址	郑州市大学路 40 号(450052)
出 版 人	孙保营	网　址	http://www.zzup.cn
经　销	全国新华书店	发行电话	0371-66966070
印　刷	广东虎彩云印刷有限公司		
开　本	787 mm×1 092 mm　1 / 16		
印　张	18	字　数	418 千字
版　次	2022 年 12 月第 1 版	印　次	2022 年 12 月第 1 次印刷

书　号	ISBN 978-7-5645-9282-0	定　价	98.00 元

主编简介

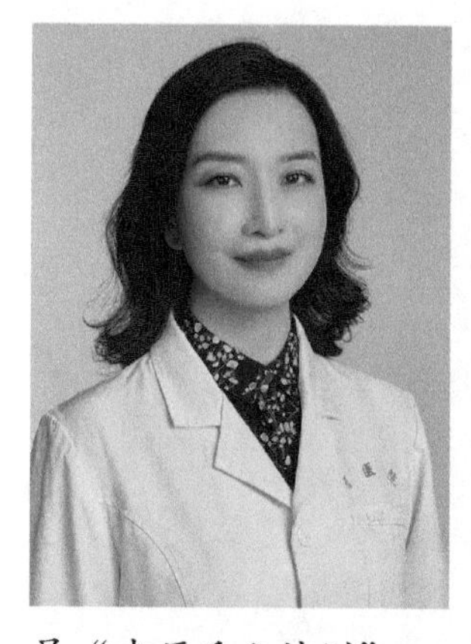

袁慧娟,河南省人民医院内分泌代谢病科主任,教授,主任医师,医学博士,博士研究生导师。国家临床重点专科学科带头人,河南省政府特殊津贴专家,河南省首席科普专家,河南省糖尿病微生态诊疗与转化工程研究中心主任,河南省肠道微生态与糖尿病防治医学重点实验室主任,河南省糖尿病与肥胖微生态诊疗中心主任,中华医学会内分泌学分会委员、免疫内分泌学组副组长,中华预防医学会糖尿病专委会委员,中国女医师协会糖尿病专委会常委,河南省医学会内分泌学分会主任委员,“中原千人计划”——中原科技创新领军人才,河南省学术技术带头人,河南省优秀青年科技专家,河南省优秀中青年科技创新人才,国家自然科学基金评审专家,《中华糖尿病杂志》《中华实用诊断与治疗杂志》等杂志编委,荣获全国“三八”红旗手称号。

袁慧娟教授长期致力于肠道微生态与代谢性疾病的机制研究,揭示了阻断母子代菌群垂直传递预防糖尿病代际遗传的潜在机制;首次提出了肠道菌群及其代谢产物参与胰岛β细胞自身免疫破坏的创新性理论,并建立了基于肠道生态功能群辅助糖尿病分型诊断新技术;发现了两个竞争关系的 guild 介导肠道菌群参与糖尿病周围神经病变的发病新机制,揭示了糖尿病周围神经病变的治疗新靶点;开创了集多元化菌群营养支持技术、中西降糖药与微生态融合防治技术、个性化菌群移植新技术为一体的“食-药-菌”多维度重塑肠道微生态精准治疗糖尿病及并发症的技术体系。

袁慧娟教授主持国家自然科学基金项目 3 项、省部级项目 8 项,参与国家重点研发项目 1 项。获省科学技术进步奖二等奖 2 项、三等奖 1 项。以通讯或第一作者先后在 *Cell Metabolism*,*Diabetes Care*,*Microbiome*,*Frontiers in Immunology*,*mBio*,*JCEM*,*World Journal of Gastroenterology* 等杂志发表 SCI 论文 40 余篇及中华等核心期刊 200 余篇。获授权发明专利 3 件。

编委名单

主　编　袁慧娟

副主编　郑瑞芝

秘　书　袁　倩

编　委　（以姓氏笔画为序）

于　璐　马跃华　王丹钰

王丽敏　牛瑞芳　方圆圆

邓欣如　史晓阳　吕丽芳

刘亚雷　汤莎莎　杨俊朋

杨雪丽　杨慧慧　李旭晴

张　云　尚　敬　胡依萌

袁　倩　贾海燕　衡红艳

序

性腺内分泌疾病是一组涉及器官、组织众多但诊治较为困难的疾病。随着分子生物学技术的飞速发展，特别是人类基因组计划实施以后，Sanger 测序、第二代测序、全外显子组测序、全基因组测序等分子检测技术不断涌现，为性腺内分泌疾病的精准诊断或遗传易感性分析提供了依据，开启了深入研究疾病发病机制的窗口，同时也为疾病的精准治疗、家系筛查、产前诊断和优生指导带来了革命性的进步。为进一步总结临床诊疗经验、汇总临床和基础最新研究进展，袁慧娟教授所带团队撰写了《性腺内分泌疾病病例解析》，以期提高性腺内分泌疾病临床诊治水平、推动科研工作进展。

《性腺内分泌疾病病例解析》共有 5 个章节，汇总了河南省人民医院内分泌科收治的典型及疑难性腺内分泌病例 40 例，书中所选病例在诊断与治疗方面各有代表性，不仅详细描述了疾病发病和诊治过程，而且对各种疾病的发病机制和诊疗规范进行了深入探讨，介绍新理论、新知识，特别是近几年来国内外的新进展、新成果及各种诊疗方法，使读者对性腺内分泌疾病有较新、较全面的认识。

本书内容详实、实用性强，反映了当代性腺内分泌前沿，具有相对的系统完整性。在拜读本书后我受益匪浅。在此推荐给各位，希望本书的出版能给广大的临床医师提供大量典型的临床病例，也为医学教育提供丰富的临床案例教学资源，从而提高性腺内分泌疾病的诊治水平，造福更多的患者。

在此，谨对《性腺内分泌疾病病例解析》的出版表示祝贺！

中华医学会内分泌学分会第十届主任委员
中国医师协会内分泌代谢分会侯任会长
解放军总医院内分泌科主任

2022 年 11 月

前言

性腺内分泌疾病是一类危害个人、家庭和社会的复杂疾病，表型繁多、病因复杂、多学科交叉重叠，诊治难度大，早期难以发现与鉴别，极易漏诊与误诊。又因性腺内分泌疾病的特殊性，对患者及家庭造成了巨大的精神心理损害，给社会带来了沉重的经济负担。因此，性腺内分泌疾病应当受到更多的关注和重视，逐步提高其诊治水平。

河南省人民医院内分泌科，为国家重点专科、河南省重点专科、河南省糖尿病防治研究中心、河南省创新团队，收治了大量性腺内分泌疾病患者，积累了丰富的临床病例资料，我们从中精选出典型及疑难病例进行回顾与分析，重点介绍诊治思维过程及诊疗经验和体会，并结合国内外最新进展对该病进行评述。编写中，我们力求做到内容具体新颖，编排系统全面，临床实用有效。真诚希望借此与同道学者进行交流、探讨，共同提高性腺内分泌疾病的综合诊治水平。

本书编写过程中，首先要感谢母义明教授，不辞辛劳地给本书撰写序言；感谢所有编委及作者，夜以继日地认真撰写及修改内容；还要感谢出版社的编辑，一丝不苟地审校了每一段文字。也诚挚地希望广大读者对本书的不足和存在的问题给予指正。让我们携手，为提高性腺内分泌疾病的诊治水平，为人群的性腺内分泌健康而共同努力。

袁慧娟

2022 年 11 月

目录

第一章 下丘脑、垂体疾病

第一节 第二性征发育迟缓伴或不伴多饮多尿
——获得性低促性腺激素性性腺功能减退症(5 例)

胡依萌 郑瑞芝 尚敬 史晓阳 李旭晴 袁慧娟
河南省人民医院

低促性腺激素性性腺功能减退症(hypogonadotropic hypogonadism,HH)是指下丘脑-垂体功能障碍导致性腺不发育或功能减退的一类疾病。在男性中,HH 的发病率约为 1/4000,是女性发病率的 2~5 倍[1]。根据病因,HH 可以分为特发性低促性腺激素性性腺功能减退症(idiopathic HH,IHH)和获得性低促性腺激素性性腺功能减退症(acquired HH,AHH)。IHH 是因先天性下丘脑促性腺激素释放激素(gonadotropin-releasing hormone,GnRH)神经元功能异常,致 GnRH 合成、分泌和作用障碍,造成性腺发育不全的疾病。而因肿瘤、外伤、感染、药物或放疗等获得性因素影响下丘脑-垂体轴,使促性腺激素减少的这一类疾病被分类为 AHH[2]。不同于 IHH,AHH 除了有性腺不发育或功能不全,常合并其他垂体轴系功能减退,临床表现复杂多样。现将就诊于河南省人民医院的 5 例 AHH 患者的诊疗经过、临床体会等与大家分享。

一、病历资料及诊治过程

(一)病例 1

1. 病史摘要

患者男性,32 岁,以"生长发育迟缓 30 年"为主诉于 2020 年 7 月 2 日入院。

现病史:30 年前起身高明显低于同年龄、同性别儿童,无智力、运动落后,无特殊面容。20 年前就诊于外院,诊断为"腺垂体功能减退症",给予强的松片每次 5 mg,每日 1 次;左甲状腺素片每次 100 μg,每日 1 次;生长激素(具体剂量不详),身高增长不详,4 个月后自行停药。6 年前身高从 161 cm 生长至 180 cm(至今),无第二性征发育,无头痛、恶心、呕吐,无口干、多饮、多尿。今为求进一步诊疗来我院,门诊以"腺垂体功能减退症"为诊断收住我院。自发病来,神志清,精神可,饮食一般,睡眠可,大便、小便正常,近半年体重较前增加 3 kg。

既往史:"慢性乙型病毒性肝炎"病史 18 年,未治疗,余无特殊。

个人史:第一胎第一产,足月臀位,出生时有难产、缺氧史。

婚育史:未婚未育。

家族史:父母体健,1 弟 1 妹均体健。家族中无类似疾病发生,否认家族性遗传病史。

2. 入院查体

体温 36.6 ℃,脉搏 85 次/min,呼吸 21 次/min,血压 88/59 mmHg,身高 180 cm,体重 51 kg,体重指数(body mass index,BMI)15.8 kg/m^2,上部量 74 cm,下部量 106 cm,双臂指尖距离 188 cm。营养不良,童颜童声,表情自如,自主体位。喉结不明显,稍驼背。心肺腹查体无异常。右下肢相较左下肢短约 3 cm(彩图 1),四肢肌力、肌张力正常。无腋毛、阴毛,生殖器幼稚。

3. 实验室检查

(1)性激素结果详见表 1。

表 1 性激素

检查项目	检测值	参考值
卵泡刺激素(U/L)	0.53	1.30~19.30
黄体生成素(U/L)	0.44	1.20~8.60
催乳素(ng/mL)	41.60	2.64~13.13
雌二醇(ng/mL)	<20	<53
孕酮(ng/mL)	<0.10	0.10~0.84
睾酮(ng/mL)	<0.10	1.75~7.81

(2)甲状腺功能结果详见表 2。

表 2 甲状腺功能

检查项目	入院时检测值	半年后复查值	参考值
游离三碘甲腺原氨酸(pmol/L)	3.53	3.91	3.10~6.80
游离甲状腺素(pmol/L)	5.25	18.37	12.00~22.00
促甲状腺素(μIU/mL)	24.06	0.06	0.27~4.20

(3)促肾上腺皮质激素(adrenocorticotropic hormone,ACTH)、皮质醇(cortisol,COR)节律结果详见表 3。

表 3 促肾上腺皮质激素、皮质醇节律

项目名称	8:00	16:00	24:00
促肾上腺皮质激素(pg/mL)	16.6(参考值 12.0~46.0)	13.7(参考值 6.0~23.0)	14.2
皮质醇(pg/mL)	<0.4(参考值 6.7~22.6)	<0.40(参考值 3.35~11.30)	<0.4

(4)空腹生长激素和胰岛素样生长因子(insulin growth factor 1,IGF-1)结果详见表4。

表4　空腹生长激素和 IGF-1

检查项目	检测值	参考值
空腹生长激素(ng/mL)	<0.05	0～10.00
胰岛素样生长因子(ng/mL)	109	115～307

(5)骨标志物结果详见表5。

表5　骨标志物

检查项目	检测值	参考值
25-羟维生素 D(ng/mL)	14.23	≥20.00
骨钙素(ng/mL)	79.91	24.00～70.00
总Ⅰ型前胶原氨基端延长肽(ng/mL)	263.20	16.89～65.49
β-胶原特殊序列(ng/mL)	1.390	≤0.584

4.影像学检查

(1)垂体 MRI 平扫+增强　垂体形态尚可,大小在正常范围内,垂体高度约0.5 cm,其内信号均匀,增强扫描未见明显异常强化信号影,垂体柄显示不佳,冠状位及矢状位均未见明确显影,神经垂体位于腺垂体后上方,相距约8 mm,视交叉形态自然。诊断意见:垂体柄未见明确显示,多考虑垂体柄断裂并神经垂体位置异常(垂体柄阻断综合征?)(图1B)。

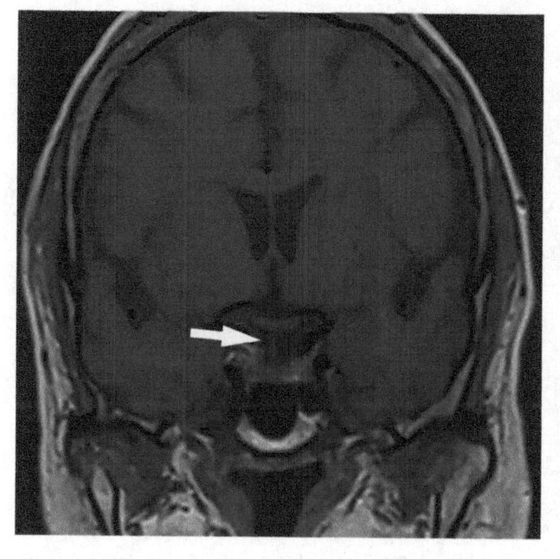

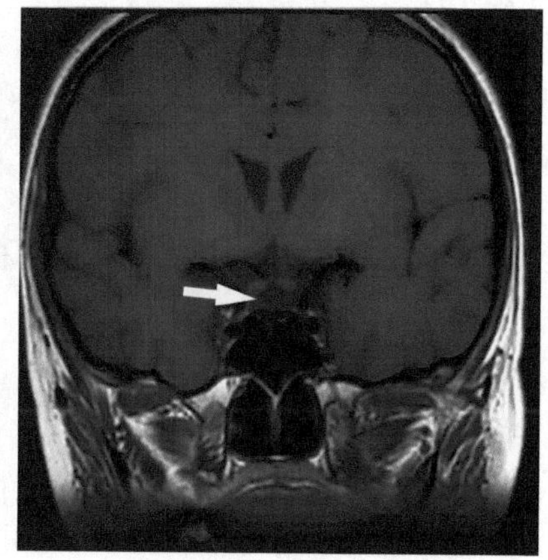

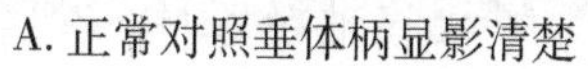
A.正常对照垂体柄显影清楚　　B.病例1垂体柄无显影

图1　垂体 MRI 平扫(冠状位)

(2)左手正位X射线　骨龄相当于15～16岁(实际年龄32岁),提示骨龄落后(图2)。

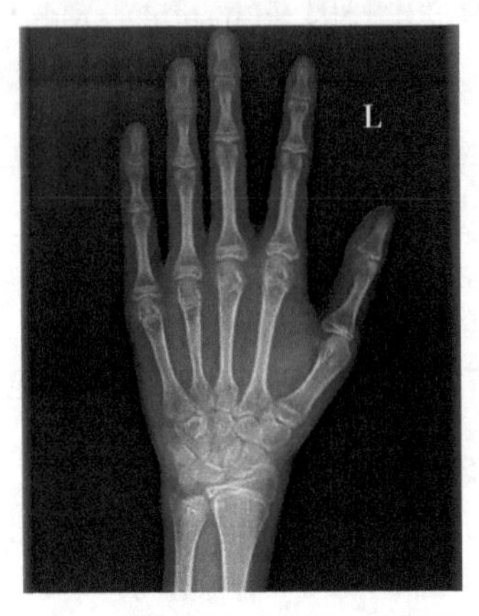

图2 病例1左手正位X射线

(3)左膝正位X射线 左膝关节诸骨骨质完整,皮质光滑,骨小梁清晰,未见明显骨折及脱位征。膝关节间隙清晰,关系正常,诸组成骨骨骺线未见闭合。

(4)胸部、腹部CT 脾大,胸部CT平扫未见明显异常。

(5)彩超 右侧睾丸大小约11.0 mm×6.7 mm×7.9 mm,左侧睾丸大小约11.0 mm×6.7 mm×7.9 mm,体积小,轮廓清晰,内回声均匀,未见明显异常回声。彩色多普勒血流成像(color Doppler flow imaging,CDFI):双侧睾丸血流信号未见明显异常。双侧附睾内回声均匀,未见明显异常。超声提示:双侧睾丸体积小。

5.病例特点

(1)男性,32岁。

(2)患儿出生时身长无异常,2岁后身高矮于同龄同性别儿童,6年前身高异常增长,智力发育无异常。

(3)足月臀位,出生时有难产、缺氧史。

(4)身高180 cm,体重51 kg,上部量74 cm,下部量106 cm,双臂指尖距离188 cm,童颜童声,喉结不明显,鸡胸,无腋毛、阴毛,生殖器幼稚。

(5)促性腺激素、睾酮、甲状腺素均低下;皮质醇低,ACTH无升高;维生素D缺乏。

(6)骨龄落后,双侧睾丸体积小,垂体MRI示垂体柄无显示。

6.临床诊断

(1)腺垂体功能减退症(垂体柄阻断综合征可能)。

(2)慢性乙型病毒性肝炎。

7.诊断依据

(1)成年男性,幼年时生长发育迟缓、逾青春期第二性征不发育。

(2)相关激素检查提示垂体-肾上腺轴、垂体-甲状腺轴及垂体-性腺轴功能全面减退。

(3)垂体MRI可见垂体柄无明确显示,考虑垂体柄阻断综合征。

8.治疗和随访

入院后完善各项检查,结合患者症状、体征及辅助检查,考虑诊断为"①腺垂体功能减退症(垂体柄阻断综合征可能);②慢性乙型病毒性肝炎”。给予激素替代治疗(强的松片8:00 5 mg、16:00 2.5 mg;左甲状腺素片每次100 μg,每日1次),防治骨质疏松治疗(阿法骨化醇软胶囊每次0.5 μg,每日3次;碳酸钙D_3片每次0.6 g,每日2次)。2个月余后复诊,患者诉体力较前改善,因生育需求开始行性激素替代治疗:绒毛膜促性腺激素每次2000 U,每周2次,肌内注射;十一酸睾酮片每次40 mg,每日2次。定期复查甲状腺功能、皮质醇节律、睾酮、电解质等。

9.讨论

获得性低促性腺激素性性腺功能减退症常见的原因有:肿瘤(例如颅咽管瘤、生殖细胞瘤)、手术、外伤(例如阴茎部损伤)、感染(例如肺结核)或浸润性疾病(例如朗格汉斯细胞组织细胞增多症)等。除此之外,高催乳素血症、慢性病(例如2型糖尿病、血色病、肝硬化或冠状动脉疾病等)、药物(例如糖皮质激素、阿片类药物、性激素等)、肥胖、营养不良、过度运动、高龄均可继发性腺功能减退症[4]。其中颅咽管瘤和朗格汉斯细胞组织细胞增多症较为罕见,多见于儿童,其余病因多见于成人[5]。

垂体柄阻断综合征(pituitary stalk interruption syndrome,PSIS)是因为垂体柄变细或缺如中断了垂体与下丘脑连接,使下丘脑分泌的相关激素不能通过垂体柄运送至垂体后叶,也无法通过垂体门脉系统作用于垂体前叶,导致机体内相关激素缺乏而表现出的一系列临床相关症状。世界上第一例PSIS病例是由Fujisawa等[6]于1987年报道,直到2005年国内首次有个案报道[7],患者男女比为2.3∶1[8]。PSIS常有多种垂体激素缺乏,所以其临床表现复杂多样,起病时间异质性大。该患者确诊时已32岁,反映出临床上该病漏诊率和误诊率仍然较高。

PSIS的病因尚不明确,目前围绕其发病机制主要有两类观点:第一,分娩时的臀位和围产期缺氧、窒息可能会永久损伤垂体柄及垂体前叶。本病例中,患者有臀位难产史,据报道有26.9%的PSIS患者有创伤性分娩或围产期并发症病史[8]。国外一项研究回顾了83名PSIS患者的个人史,其中20.6%有新生儿窘迫,18%为臀位分娩[9]。我国一例病例报告显示PSIS患儿为臀位分娩,而他同父同母、正常分娩的兄弟则为健康人[10]。由此可见,在相同遗传背景下,臀位分娩可能是PSIS的重要危险因素。第二,另一类观点认为PSIS更可能由基因突变导致,参与垂体前叶发育异常的基因突变包括*PIT*1、*PROP*1、*LHX*3/*LHX*4、*PROKR*2、*OTX*2、*TGIF*、*HESX*1、*ROBO*1和*GPR*161[11]。一项研究显示48%的PSIS患者合并垂体外畸形[12],这也提示基因突变在PSIS发病机制中的作用。但是,目前现有的单基因突变无法独立解释PSIS的遗传背景,推测PSIS可能是多基因致病,还可能与染色体异常有关[13]。综上,多个基因、染色体可能参与PSIS的发病机制,围产期不良事件也在其中起促进作用。

PSIS的特征是孤立激素缺乏或多种垂体激素缺乏,各激素发生缺乏的概率如下:生长激素(100%)、促性腺激素(86.52%)、促肾上腺皮质激素(75.28%)和促甲状腺素(79.78%)缺乏[14]。临床表现是身材矮小、隐睾、小阴茎、青春期延迟、低血糖和中枢性甲状腺功能减退。一项临床研究随访了45名男性PSIS患儿从12.5岁到17.5岁间病情进展情况,最后一次随访时性腺、甲状腺和皮质醇轴受影响率分别为81.6%、62.5%和62.5%,并且77%初诊为生长激素缺乏的PSIS儿童在青春期表现为性腺功能减退[15]。

因此,性功能减退是 PSIS 除了身材矮小外最突出的临床特征。PSIS 主要发生在婴儿期和儿童期,因此临床症状通常出现在生命的第一个 10 年,但诊断往往延迟[16]。大部分以身材矮小为主要就诊原因的患者,常常被误诊为“矮小症”,此类患者临床表现与 PSIS 类似,但身高低于 PSIS 患者,上、下部量基本相等,且不伴有其他腺体功能减退,通过 MRI 可明确诊断。而以性功能减退为主诉的患者,青春期多表现为性腺发育启动失败,应与功能性性功能减退相鉴别,例如后者具有自限性的青春期延迟。成人则表现多样,包括性欲丧失、勃起功能障碍、抑郁、嗜睡、贫血以及肌肉和骨量丢失等,应与其他多种病因导致的性发育障碍、强直性肌营养不良等鉴别诊断[1]。

对于该患者来说,成年男性童颜童声,幼年时生长发育迟缓,符合生长激素水平低下的表现。成年后出现身高异常增长,下部量大于上部量。另外,患者无第二性征,促性腺激素和性腺激素水平均低于正常,遗憾的是患者因多种因素未行 GnRH 兴奋试验,无法进一步评估垂体分泌卵泡刺激素(follicle-stimulating hormone, FSH)、黄体生成素(luteinizing hormone, LH)的储备能力,但现有结果仍能提示患者的垂体-性腺轴受损,推测患者身高高于正常可能与中枢性性腺功能减退导致生长周期过长有关,但如此明显 GH 缺乏而高身材亦属罕见。该患者皮质醇基线值极低,ACTH-COR 节律异常,但是 ACTH 水平均在正常范围内,考虑是生长激素不足继发肾上腺皮质功能障碍。对于甲状腺功能来说,患者促甲状腺激素(thyroid stimulating hormone, TSH)升高可能是一种代偿性升高,在替代治疗半年后,游离甲状腺素恢复正常,而 TSH 明显降低,考虑中枢性甲状腺功能减退可能性更大。综合上述激素检查来看,该患者多轴受累,同时存在生长激素缺乏、性腺功能减退、肾上腺皮质功能减退和甲状腺功能减退。

尽管该患者存在典型的全腺垂体功能减退症的表现,仍然需要与 IHH 相鉴别。IHH 以性腺功能减退为主要表现,患者多以第二性征发育迟缓就诊,很少合并其他轴系功能减退。在临床诊断中,鉴别上述两类疾病的金标准是垂体 MRI 平扫及增强,PSIS 的特征性表现是[17]:①垂体柄缺如或明显变细;②垂体后叶异位,即常规矢状位 T_1WI 上垂体后叶正常高信号消失,均异位于第三脑室漏斗隐窝或正中隆起部位;③垂体前叶发育不良,高度明显减小。我国一项关于 72 例 PSIS 患者 MRI 表现的综合分析发现,44 例患者出现垂体柄缺如,30 名患者垂体柄变细,66 例患者出现垂体高度变小,垂体后叶异位则存在于所有病例中,是 PSIS 最具有代表性的影像学特征[18]。还有研究指出垂体柄在 MRI 上的可见程度与激素缺失程度及疾病严重程度呈负相关[14]。该患者垂体高度约 0.5 cm,基本在正常范围内,垂体柄无显示,神经垂体位置异常,符合典型三联征中的前两条。

虽然存在垂体后叶异位,但 PSIS 患者鲜少合并烦渴、多饮、多尿等垂体后叶受损的表现。这可能是由于异位垂体后叶的功能与正常垂体后叶功能相似,也可储存、分泌抗利尿激素(antidiuretic hormone, ADH),只有当异位垂体后叶分泌 ADH 不足时才会发生尿崩症。在对 72 例 PSIS 患者的研究中只有 3 例合并尿崩症[18],但在一项关于 69 例中枢性尿崩症的患儿研究中,有 33 例被诊断为 PSIS,比例高达 41.7%[19]。这提示我们在初步诊断中枢性尿崩症的患者时,不可排除 PSIS 的可能性,同时对 PSIS 患者也不可忽略垂体后叶功能评估。

PSIS 还可以合并垂体外畸形,面部特征包括:稀疏的细毛,宽额头与额部凸起,高鼻梁,球形鼻尖,上唇薄、深人中,短下巴;其他还可以影响皮肤,心脏,四肢,轴向骨骼,肠黏膜,泌尿系统等[20]。有研究认为垂体外畸形的存在与更严重的激素损害有关[21]。该患者鸡胸、佝偻,下肢骨骼不对称,不排除存在垂体外畸形。

PSIS 的治疗是各种垂体前叶激素的终身替代疗法,更重要的是早期诊断和监测。激素替代治疗的原则是对于孤立性生长激素缺乏的患者可单独补充生长激素,国内一项关于75 例 PSIS 患者的回顾性分析发现,生长激素替代治疗对成人也有益[22]。这表明,无论是儿童期还是成人期确诊 PSIS,生长激素补充均应尽早开始,尤其是对身高有要求的患者。对于同时合并皮质醇功能减退、甲状腺功能减退的患者来说,糖皮质激素补充应早于甲状腺素,避免诱发肾上腺皮质危象。对于伴有性腺功能减退的患者,在无生育需求时直接行性激素替代治疗;当患者有生育需求时,在生育预期 1 ~2 年前注射人绒毛膜促性腺激素(human chorionic gonadotropin,hCG)。除此之外,微量泵脉冲式输注 GnRH 可重启垂体-性腺轴,但目前尚无明确证据表明 GnRH 脉冲治疗优于其他治疗方案[23]。值得注意的是,对于儿童期或青春期确诊的 PSIS 患者过早开始行性激素替代治疗可能使骨骺闭合提前,影响最终身高;同时糖皮质激素补充量一般不超过生理剂量,避免诱发药物性 Cushing 综合征。所以在 PSIS 的治疗过程中应平衡患者各方面需求,根据不同阶段的不同需求动态调整激素种类及剂量。对于本例患者来说,给予强的松片模拟皮质醇生理节律,左甲状腺素片补充甲状腺素。并给予碳酸钙片补钙及促进钙吸收,以改善维生素 D 缺乏引起的佝偻病和性激素等众多激素缺乏导致的骨质疏松。治疗 2 个月余后复诊,患者症状有好转;因有生育要求,开始给予 hCG 肌内注射,并口服十一酸睾酮。

(二)病例 2

1. 病史摘要

患者,女性,10 岁,以“(代)多饮、多尿 2 个月余,颅咽管瘤术后 1 个月余”为主诉于 2019 年 3 月 6 日入院。

现病史:1 年前被发现身高明显低于同龄同性别儿童,智力发育无明显异常,未重视。2 个月前无明显诱因出现头痛,口渴、多饮、多尿,伴恶心,无呕吐、发热、视力下降,于外院行头颅 MRI 检查提示:鞍窝及鞍上见类椭圆形短 T_1 长 T_2 信号,视交叉可见受压上抬,增强扫描后鞍窝及鞍上病变仍呈高信号,病变大小 12 mm×15 mm×18 mm。1 个月前在我院诊断为“颅咽管瘤”,给予“颅咽管瘤切除术”,术后规律口服左甲状腺素片每次 25 μg,每天 1 次;泼尼松片 8:00 10 mg、16:00 5 mg;醋酸去氨加压素片每次 0.1 mg,每天 3 次;仍有口干、多饮、多尿。今为进一步诊治,门诊以“垂体功能减退症:颅咽管瘤术后”为诊断收住我科。发病以来,神志清,精神尚可,食欲减退,睡眠可,小便明显增多,大便正常,体重无明显变化。

既往史、个人史:无特殊。

月经史:无月经来潮。

家族史:父母体健,1 哥 1 弟均体健。家族中无类似疾病发生,否认家族性遗传病史。

2. 入院查体

体温 36.3 ℃,脉搏 89 次/min,呼吸 22 次/min,血压 91/62 mmHg,身高 140 cm,体重 37 kg,BMI 18.6 kg/m^2。营养正常,皮肤黏膜无色素沉着。胸廓无畸形,心肺腹查体无异常。2 年后复诊身高 141 cm，体重 43 kg，BMI 21.6 kg/m^2。满月脸，后颈、背部脂肪增厚。双侧乳房 Tanner 1 期。无腋毛、阴毛生长，外阴幼稚型，Tanner 1 期。

3. 实验室检查

（1）尿比重：331.6 mOsm/kg · H_2O（参考值 600.0～1000.0），血电解质无异常。

（2）甲状腺功能结果详见表 6。

表 6　甲状腺功能

检查项目	检测值	参考值
游离三碘甲腺原氨酸（pmol/L）	2.87	3.10～6.80
游离甲状腺素（pmol/L）	11.78	12.00～22.00
促甲状腺素（μIU/mL）	0.13	0.27～4.20

（3）性激素结果详见表 7。

表 7　性激素

检查项目	检测值	参考值
卵泡刺激素（U/L）	<0.01	0.80～11.43
黄体生成素（U/L）	0.04	0.05～24.87
催乳素（ng/mL）	25.45	3.77～26.93
雌二醇（ng/mL）	<0.01	0～50.00
孕酮（ng/mL）	0.01	0.05～10.26
睾酮（ng/mL）	<0.01	0～0.74

（4）促肾上腺皮质激素、皮质醇节律结果详见表 8。

表 8　促肾上腺皮质激素、皮质醇节律

项目名称	8:00	16:00	24:00
促肾上腺皮质激素（pg/mL）	<5.00 （参考值 12.00～46.00）	<5.00 （参考值 6.00～23.00）	<5.00
皮质醇（pg/mL）	0.82 （参考值 6.70～22.60）	1.67 （参考值 3.35～11.30）	2.37

（5）空腹生长激素 0.54 ng/mL（参考值 0～10.00），胰岛素样生长因子 168 ng/mL（参考值 115～307）。

4. 影像学检查

（1）术前头颅宝石 CT+CTA　双侧大脑半球对称，鞍区可见类圆形低密度影，大小约

15.2 mm×14.3 mm,双侧脑室、三、四脑室大小、形态未见异常。中线结构未见偏移。双侧颈内动脉颅内段、大脑中动脉、大脑前动脉、大脑后动脉、椎基底动脉及其他主要分支血管管腔通畅,未见明显狭窄或扩张征象,管壁未见钙化或软斑块影。诊断意见:①鞍区占位,建议 MRI 检查;②头颅 CTA 未见异常。请结合临床,必要时 MRI 进一步检查(图3A)。

(2)垂体 MRI 平扫+增强　垂体形态尚可,大小在正常范围内,垂体高度约 0.4 cm,其内信号均匀,增强扫描未见明显异常强化信号影,垂体柄未见明确显示。结合病史,鞍区术后改变(图 3B)。

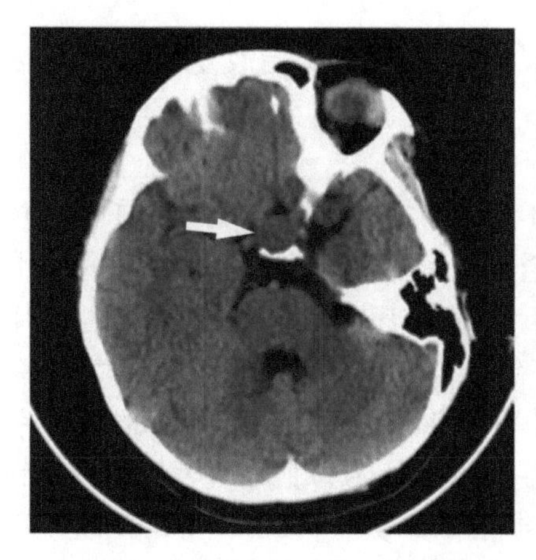

A. 病例 2 术前头颅宝石 CT 鞍区类圆形低密度影

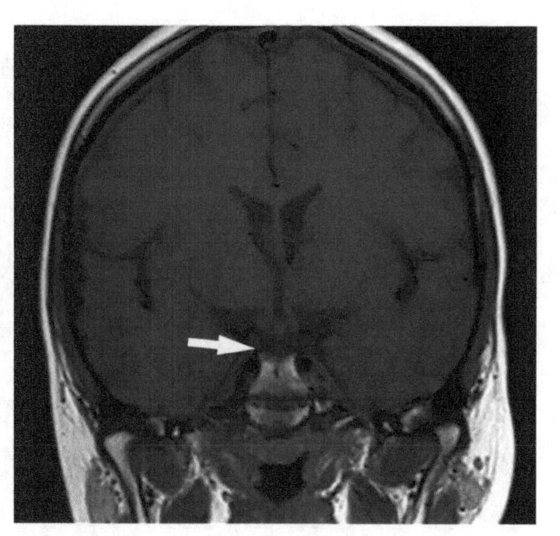

B. 病例 2 术后垂体 MRI 平扫(冠状位)垂体柄无显影

图3　病例 2 影像学检查对比

(3)治疗 2 年后复查彩超　双侧乳头下方未见明显腺样体回声,左侧脂肪层厚约 14 mm,右侧脂肪层厚约 14 mm。膀胱后方可见条带状低回声,范围约 44 mm×6 mm×11 mm。内未见明显内膜回声。双侧卵巢,右侧大小约 12 mm×9 mm,左侧大小约 12 mm×6 mm。超声提示:①双侧乳头下方未见明显腺体样回声;②膀胱后方低回声(始基子宫? 不除外其他,请结合临床)。

5. 病例特点

(1)女性,10 岁。

(2)1 年前出现生长发育迟缓,2 个月前出现头痛、恶心,伴口渴、多饮、多尿等尿崩症状,无呕吐、发热、视力下降。

(3)1 个月前确诊颅咽管瘤并行手术治疗,术后口干、多饮症状无缓解。

(4)身高 141 cm,体重 43 kg,满月脸,后颈、背部脂肪增厚,双侧乳房对称,Tanner 1 期,无腋毛、阴毛生长,外阴幼稚型,Tanner 1 期。

(5)促性腺激素、促肾上腺皮质激素、促甲状腺激素、性激素、皮质醇及甲状腺激素均低下。

(6)术前头颅 CT 示:鞍区占位(大小约 15.2 mm×14.3 mm),术后垂体 MRI 示鞍区术后改变，垂体柄无显示；彩超示性腺发育不良。

6.临床诊断

(1)全垂体功能减退症(颅咽管瘤术后)。

(2)药物性 Cushing 综合征。

7.诊断依据

(1)青少年女性，发育迟缓、第二性征发育不全；中枢性尿崩症状。

(2)有“颅咽管瘤切除术”史。

(3)相关激素检查提示神经垂体、垂体-肾上腺轴、垂体-甲状腺轴及垂体-性腺轴功能低下。

(4)术前头颅 CT 示：鞍区占位。术后垂体 MRI 示：鞍区术后改变，垂体柄无明确显示，考虑诊断为颅咽管瘤术后。

8.治疗和随访

入院后完善相关检查，结合患者症状、体征及辅助检查，综合诊断为“①全垂体功能减退症(颅咽管瘤术后)；②药物性 Cushing 综合征”。给予激素替代治疗(强的松片 8:00 10 mg、16:00 5 mg；左甲状腺素片每次 50 μg，每日 1 次)，醋酸去氨加压素片每次 0.1 mg，每日 3 次，控制中枢性尿崩症。治疗 2 年后身高增长 1 cm，性腺无发育，多饮、多尿症状部分缓解，遂调整治疗方案为：氢化可的松 8:00 20 mg、16:00 10 mg；左甲状腺素片每次 100 μg，每日 1 次；醋酸去氨加压素片每次 0.025 mg，每日 1 次；同时补充钙剂及阿法骨化醇防治骨质疏松。随访期间氢化可的松逐步减至 8:00 10 mg，库欣貌逐渐消失，体重下降，加用雌激素促进第二性征发育(补佳乐每次 0.5 mg，每日 1 次)，应用生长激素(1 年余)促进身高生长，身高由 142 cm 长至 156 cm，遂停用，择期行人工周期治疗。随访复查垂体 MRI(2022.07.01)：垂体形态学无明显变化，提示肿瘤无复发。

9.讨论

颅咽管瘤是鞍区和鞍旁区罕见的胚胎畸形之一，由于肿瘤解剖学位置毗邻下丘脑、垂体，肿瘤压迫或手术后损伤容易引起周围组织损伤，垂体功能减退发生率高达 78% ~ 100%[24]，可同时累及垂体前叶和垂体后叶，患者表现为腺垂体和神经垂体全面功能减退。

颅咽管瘤是儿童(<18 岁)最常见的非神经上皮脑内肿瘤，占该年龄段颅内肿瘤的 5% ~11%[25]。颅咽管瘤有两种组织学亚型，牙釉质型颅咽管瘤(ACP)和乳头状型颅咽管瘤(PCP)，ACP 可发生于所有年龄中，发病年龄高峰在 5 ~ 15 岁和 45 ~60 岁这两个阶段，而 PCP 主要发生在 40 ~ 55 岁成人中[26,27]，两种亚型都无明显性别差异。ACP 常与编码 β-catenin 的 *CTNNB1* 基因体细胞突变有关，而 PCPs 含有体细胞 BRAF V600E 突变[28]。本例患者未进行组织病理学分型，但根据患者确诊年龄可推断是 ACP。儿童队列研究描述颅咽管瘤 5 年生存率为 83% ~96%，10 年生存率为 65% ~ 100%，20 年生存率平均为 62%[29,30]。但在儿童与成人混合的队列研究中，5 年生存率降至 54% ~96%，10 年生存率降至 40% ~93%，20 年生存率与儿童的无差别[31]。这样看来，早期诊断有利于提高预后及生存率。还有报道称 PCP 的预后优于 ACP，但也有研究不支持这一结论[32]。在已发表的队列研究中，颅咽管瘤标准化总死亡率从 2.88 倍到 9.28 倍不等；与

普通人群相比，颅咽管瘤患者与代谢综合征相关的心血管死亡率增加了3～19倍，女性甚至更高，这与继发性性激素缺乏有关[33]。

儿童颅咽管瘤的诊断通常在起病后数年，初始常表现为非特异性症状，例如颅内压升高（头痛、呕吐），进一步出现视力障碍（62%～84%）和下丘脑-垂体功能障碍（52%～87%）。内分泌缺陷通常由肿瘤相关和/或治疗相关的下丘脑-垂体轴障碍引起激素缺乏导致，包括生长激素（75%）、促性腺激素（40%）、促甲状腺激素（25%）和促肾上腺皮质激素（25%）[29]。中枢性尿崩症是颅咽管瘤患者最常见的临床表现，在明确诊断前17%～27%的患者中可观察到烦渴、多饮、多尿[34]，而肿瘤切除后尿崩症发生率高达80%～93%[35]。我国一项关于86例颅咽管瘤术后患者的回顾性研究发现，术后尿崩症的发生率与年龄、性别无关，与垂体柄是否保留、肿瘤有无钙化、术前有无尿崩症以及肿瘤切除大小有关[36]。

部分患儿起病之初可能有肥胖、精神行为变化、睡眠节律及渴感异常等下丘脑功能障碍表现。本例患者就诊时有头痛、中枢性尿崩症的典型症状，在此之前已经发现生长发育迟缓，但未重视。提示病变已累及垂体前叶和垂体后叶，应高度怀疑儿童颅咽管瘤，并与生殖细胞性肿瘤、低级别胶质瘤、Rathke裂囊肿、垂体腺瘤鉴别诊断。影像学诊断主要依赖CT和MRI，影像学特点为肿物呈囊实性、钙化及实性部分明显强化，CT对肿瘤钙化显示较好，MRI则有利于观察病变与邻近结构的关系[37]，但儿童应尽量避免反复行CT检查。

颅咽管瘤的治疗主要是外科手术或放射治疗，放射治疗主要适用于已侵犯下丘脑无法进行外科手术的病例。但是，手术后垂体功能减退发生率高达78%～100%，54%～100%的患者出现至少3种垂体激素缺乏[35]，严重影响患者生活质量。值得注意的是，儿童期起病的患者术后全垂体功能减退的发生率相较于成人起病者更高[38]。另外多项研究显示，术前有激素缺乏的患儿术后垂体激素缺乏的情况很少能得到改善，甚至还会出现新发的垂体激素缺乏。这可能与手术对下丘脑、垂体组织造成的损伤有关[39]，并且这种损伤是不可逆的，所以激素替代治疗成为治疗的重点，这也是该患者就诊于我科的目的。通过患者实验室检查可分析：①FT_3、FT_4和TSH同时降低，是由垂体病变引起的中枢性甲状腺功能减退，提示垂体-甲状腺轴受损。②性激素六项中除了催乳素外，FSH、LH和雌激素均处于极低水平。③生长激素缺乏。④ACTH-COR节律示ACTH及皮质醇水平远低于正常值，且失去正常节律，垂体-肾上腺皮质轴受累。⑤尿渗透压降低，结合多饮、多尿，考虑为ADH分泌缺乏引起的中枢性尿崩症，提示垂体后叶受累。综合上述激素检查来看，该患者颅咽管瘤术后出现腺垂体和神经垂体功能减退，与患者生长发育迟缓、性腺发育不良的临床表现一致。如果不能及时给予激素替代治疗会出现身材矮小、肾上腺危象等严重并发症。

一直以来，颅咽管瘤术后生长激素替代治疗也存在一些争议，有研究认为生长激素与肿瘤复发、进展有一定关系，也有研究认为生长激素替代治疗对身体成分、血脂、骨密度和心理健康均有积极影响[40]，目前尚无明确定论。近期一项Meta分析荟萃了10项3487名颅咽管瘤术后接受生长激素替代治疗的患者，在观察到的1～5年治疗期间，使用生长激素替代疗法与颅咽管瘤复发无关[41]。有研究提出颅咽管瘤术后随访至少1年、无肿瘤复发证据、患儿身高<-2SD，才可考虑行生长激素替代治疗[42]。目前建议初始生长

激素的剂量为:0.075 ~0.150 U/(kg · d),至青春期剂量最大不超过0.2 U/(kg · d),治疗期间通过监测身高、体重的增长速度以及血 IGF-1 浓度来调整药物剂量。对于该患者来说,首先给予小剂量糖皮质激素模拟皮质醇生理分泌节律,随后调整为氢化可的松8:00 20 mg、16:00 10 mg。糖皮质激素治疗1 周以上后启动甲状腺素替代治疗,与原发性甲状腺功能减退不同的是,指南推荐治疗期间检测 FT_4 而非 TSH 水平来调整药物用量[43],每次调整幅度为 12.5 ~25.0 μg。治疗期间注意检测心率、体重、情绪等变化,避免药物过量。患者治疗 2 年后随访身高仅增长 1 cm,影像学提示肿瘤无复发迹象,开始启动生长激素替代治疗,1 年后身高增长 14 cm,肿瘤无复发,显示了生长激素在颅咽管瘤术后患儿治疗中的重要性。

女性儿童性激素替代治疗目标是启动青春期,维持第二性征发育,使子宫正常生长,同时最大程度保护生长潜能,获得峰值骨量。雌激素应用指南提出治疗应从 11 ~12 岁开始,在2 ~3 年内每6 个月增加一次剂量。开始治疗的时机过晚将危害患者的骨骼健康和生育能力。另外,起始治疗剂量应从小剂量开始,为成人用量的 1/10 ~1/8,保护生长潜力,避免骨骺过早闭合。临床常用的戊酸雌二醇(补佳乐)推荐起始剂量为5 μg/(kg · d),通过 Tanner 分期、子宫发育、骨龄和生长速度评价治疗效果,个体化调整剂量[44]。另外,接受雌激素治疗的同时必须使用周期性孕激素,以降低子宫内膜增生风险。孕激素治疗应在雌激素单药治疗 2 ~3 年后开始(通常在 13 ~14 岁),或在首次发生阴道突破性出血时开始雌孕激素序贯治疗以诱导月经[45]。尽管已行激素替代治疗,颅咽管瘤术后患者正常妊娠仍较为困难:随访 133 名患有儿童颅咽管瘤的女性患者中只有 6 例正常妊娠[46]。本例女性患儿术后2 年随访(12 岁)乳腺未发育,子宫仍为始基状态,无月经来潮,结合激素检查结果,考虑性腺发育未启动,所以给予补佳乐替代治疗,促进发育。对于男性患儿,雄激素替代治疗应该从12 岁开始,常用口服制剂十一酸睾酮是从40 mg/d 剂量起始,每3 ~6 个月增加1 次,逐渐加量至120 mg/d。也可选择肌内注射庚酸或环戊丙酸睾酮,每月 50 mg,每3 ~6 个月增加1 次,逐渐加量至200 mg,每月注射 1 ~2 次。治疗期间,通过男性睾丸体积、胡须、肌肉质量及力量、骨量等参数来评估疗效。性激素,尤其是雌激素,在促进骨骼生长发育及维持机体骨量方面起着重要作用。颅咽管瘤术后患者因性激素缺乏易合并骨质疏松,并且治疗过程中长期使用糖皮质激素也会进一步增加心血管事件及骨质疏松的风险。除了补充钙剂和维生素 D 外,对女性患者给予小剂量的雄激素替代可提高骨密度,改善骨质疏松[47]。

(三)病例3

1.病史摘要

患者男性,17 岁,以“口干、多尿、呕吐 8 个月余”为主诉于 2022 年 6 月 7 日入院。

现病史:8 个月前无明显诱因出现口干、多饮、多尿,伴非喷射性呕吐,无发热、头痛,无多食、体重下降,就诊外院查头颅 MRI:松果体区异常信号;筛窦右份、左侧上颌窦小囊肿。口服醋酸去氨加压素片每次 0.1 mg,每日 2 次,口干、多尿症状较前好转。1 周前因呕吐进行性加重于当地医院就诊,加用舒必利片每次 10 mg,每日 1 次,症状无好转。今为进一步诊治就诊于我院,门诊以“中枢性尿崩症:颅内占位?”为诊断收入我院神经内科。发病以来,神志清、精神差,饮食差、睡眠一般,小便量增多,大便正常,近半年来体重减轻约 15 kg。

既往史、个人史:“抑郁症”病史 3 年余;余无特殊。

家族史:父母体健,1 弟体健,家族中无类似疾病发生,否认家族性遗传病史。

2. 入院查体

体温 36.5 ℃,脉搏 72 次/min,呼吸 18 次/min,血压 112/65 mmHg,身高 177 cm,体重 53 kg,BMI 16.8 kg/m^2。营养差,消瘦面容。喉结小,阴毛、腋毛稀疏,声线正常。心肺腹查体无异常。四肢肌力、肌张力正常,双侧病理征阴性。阴茎、睾丸基本正常。

3. 实验室检查

(1)甲状腺功能结果详见表 9。

表 9　甲状腺功能

检查项目	检测值	参考值
游离三碘甲腺原氨酸(pmol/L)	2.44	3.10~6.80
游离甲状腺素(pmol/L)	11.96	12.00~22.00
促甲状腺素(μIU/mL)	0.13	0.27~4.20

(2)性激素结果详见表 10。

表 10　性激素

检查项目	检测值	参考值
卵泡刺激素(U/L)	0.24	1.30~19.30
黄体生成素(U/L)	<0.2	1.2~8.6
催乳素(ng/mL)	34.45	2.64~13.13
雌二醇(ng/mL)	<15	<53
孕酮(ng/mL)	0.48	0.10~0.84
睾酮(ng/mL)	0.28	1.75~7.81

(3)ACTH、COR 节律结果详见表 11。

表 11　促肾上腺皮质激素、皮质醇节律

项目名称	8:00	16:00	24:00
促肾上腺皮质激素(pg/mL)	8.19 (参考值 12.00~46.00)	5.63 (参考值 6.00~23.00)	7.68
皮质醇(pg/mL)	9.38 (参考值 6.70~22.60)	6.79 (参考值 3.35~11.30)	4.32

(4)人绒毛膜促性腺激素0.8 mIU/L(参考值0~5.0)。

(5)甲胎蛋白(alpha fetoprotein,AFP)2.74 ng/mL(参考值0~7.00)。

(6)血电解质:钾4.66 mmol/L(参考值3.50~5.50),钠160 mmol/L(参考值137~147),氯117.5 mmol/L(参考值99.0~110.0),钙2.27 mmol/L(参考值2.11~2.62)。

4.影像学检查

(1)垂体MRI平扫+增强(2022-06-10)　垂体高度较低,约0.32 cm,其内信号均匀,鞍区漏斗部结节样强化影,另松果体区可见结节样强化影,其内可见低信号无强化区,另侧脑室后壁及极后区可见结节样强化影,视交叉形态自然。颅底骨质尚可,右侧筛窦、左侧上颌窦及蝶窦左侧可见类圆形长 T_1 和 T_2 信号,未见明显强化。诊断意见:①鞍区漏斗部及松果体区异常信号影,结合临床,考虑生殖细胞瘤可能,不除外其他;②右侧筛窦、左侧上颌窦及蝶窦左侧黏膜囊肿可能(图4B)。

(2)治疗2个月后复查垂体MRI平扫+增强　结合病史,鞍区漏斗部及松果体区生殖细胞瘤治疗后改变,对比2022-06-10前片,漏斗部病变此次检查未见明确显示,松果体区病变明显变小或消失可能,请结合临床评估;右侧筛窦、左侧上颌窦及蝶窦左侧黏膜囊肿可能,请结合临床和其他检查(图4C)。

(3)胸部CT　①胸部CT平扫未见明显异常;②心腔密度稍低,贫血可能,请结合临床及实验室检查;③胃充盈欠佳,贲门部胃壁稍厚,必要时结合内镜检查;④左侧肾上腺稍粗。

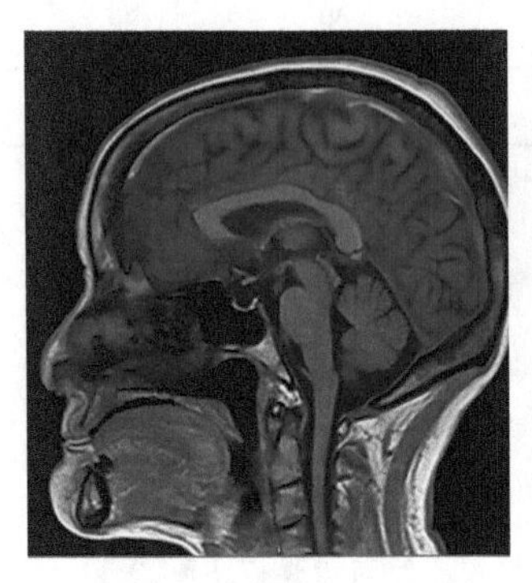

A.正常对照垂体MRI增强扫描(矢状位)

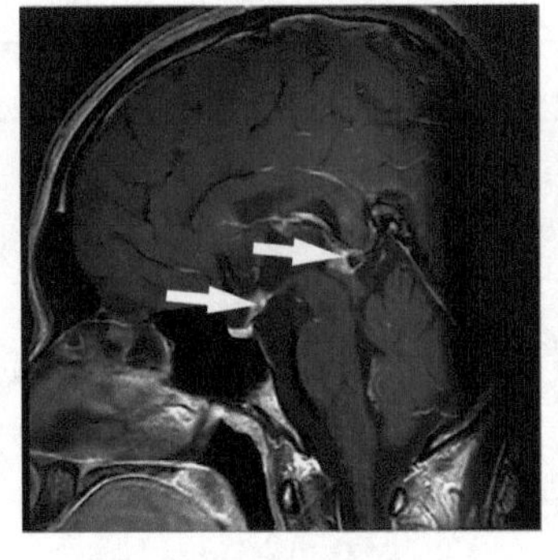

B.病例3垂体MRI增强扫描(矢状位)结节样强化影

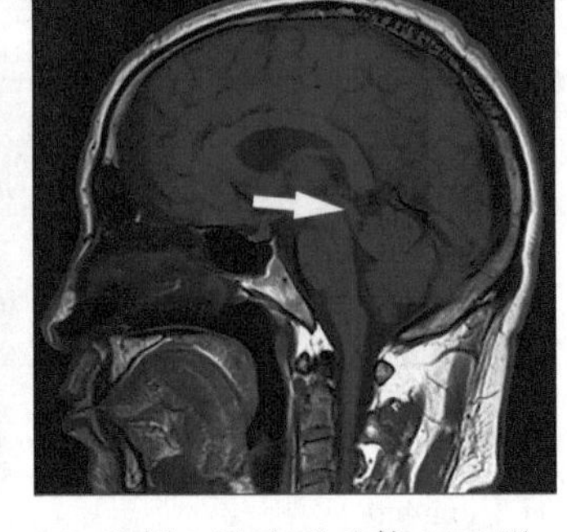

C.病例3治疗后垂体MRI增强扫描(矢状位)结节消失

图4　垂体MRI增强扫描

5.病例特点

(1)男性,17岁。

(2)8个月余前出现口干、多尿、呕吐等症状;醋酸去氨加压素片治疗有效。

(3)身高177 cm,体重53 kg,BMI 16.8 kg/m^2。营养差,消瘦面容。喉结小,阴毛、腋毛稀疏,声线正常,阴茎睾丸基本正常。

(4)促性腺激素、促肾上腺皮质激素、促甲状腺素、性激素及甲状腺激素水平全面低下。

(5)垂体 MRI 示鞍区漏斗部及松果体区结节样强化影，考虑生殖细胞瘤可能。

6. 临床诊断

(1)全垂体功能减退症(颅内生殖细胞瘤)。

(2)抑郁症。

7. 诊断依据

(1)青少年男性，表现为第二性征发育不良、中枢性尿崩症及颅内压升高。

(2)激素检查示神经垂体、垂体-肾上腺轴、垂体-甲状腺轴及垂体-性腺轴功能全面减退。

(3)垂体 MRI 可见松果体区占位，增强扫描见部分强化，强化不均匀，考虑生殖细胞瘤可能。

8. 治疗和随访

入院后完善相关检查，结合患者症状、体征及辅助检查，综合诊断为“①全垂体功能减退症(颅内生殖细胞瘤)；②抑郁症”。经内分泌科会诊后给予激素替代治疗(强的松片 8:00 5 mg、16:00 2.5 mg；左甲状腺素片每次 25 μg，每日 1 次，1 周后增至每次 50 μg，每日 1 次)；醋酸去氨加压素片每次 0.1 mg，每日 1 次，控制尿崩症，并根据尿量、尿比重及血钠水平及时动态调整。患者家属拒行鞍区病变穿刺活检，故病理诊断无法明确，经验性予以奈达铂+依托泊苷+博来霉素方案化疗。随访期间多饮、多尿症状缓解，低钠血症纠正，复查垂体 MRI，漏斗部病变未见明确显示，松果体区病变明显变小或消失可能。

9. 讨论

颅内生殖细胞瘤(intracranial germ cell tumors，icGCTs)是一组主要发生在青春期的罕见肿瘤，发病率为(0.07～0.10)/100000，大多数患者(60%～70%)年龄在 20 岁以下，53% 患者的确诊年龄为 10～19 岁[48]。根据肿瘤来源分为生殖细胞瘤(germinoma，GE)和非生殖细胞瘤性生殖细胞肿瘤(nongerminomatous germ cell tumors，NGGCT)，除良性畸胎瘤外，均为恶性肿瘤。男性 GE 发病率大约是女性的 2 倍，而在 NGGCT 中这种男女比例更高[49]。男性 icGCTs 主要局限于松果体区域(男∶女=9∶1)，而女性多见于鞍上区[男∶女=1∶(2～3)][48]。

icGCTs 的来源有两种假设[50]：一种是原始生殖细胞，即常见的精子和卵母细胞的起源，这些原始生殖细胞要么以异常方式迁移，要么归巢于胚胎中枢神经系统。另一种假设是来源于多能神经干细胞，这可能有助于解释混合 icGCTs 内的组织学异质性。研究表明 icGCTs 与 KIT/RAS 和 AKT1/mTOR 通路突变有关。一项关于 62 例 icGCTs 患者的测序结果显示 KIT/RAS 信号通路在超过 50% 的患者中频繁突变[51]。基因测序技术的发展为研究 icGCT 的生物学特性奠定了分子基础，并提示抑制 KIT/RAS 活化和 AKT1/mTOR 通路是潜在的治疗策略。

icGCTs 的临床症状与体征取决于肿瘤的大小、受累部位和组织学类型。典型的位置是松果体(40%～60%)和鞍上区(30%～40%)，至少 15% 的患者在多个部位有肿瘤[52]。绝大多数松果体区肿瘤患者会由于导水管阻塞出现颅内压升高症状，超过 50% 的病例还会合并 Parinaud 综合征(垂直凝视麻痹和假性 Argyll-Robertson 瞳孔)。而大部分鞍上区肿瘤患者存在下丘脑-垂体功能不全，可表现为垂体激素异常。一项关于 97 名

icGCTs 患者的研究汇编显示,82% 的患者出现中枢性尿崩症,58% 的患者出现血清皮质醇减低,36% 的患者出现 TSH 水平降低,42% 的患者出现甲状腺素水平低[53]。性激素异常的表现异质性更强,有 LH、FSH 单独升高或降低,但 80% 为 LH 和 FSH 同时降低[53]。另外,65% 的患者生长激素低于正常水平,75% 患者出现催乳素水平升高[53]。对于上述内分泌异常特征来说,尿崩症可能先于所有其他异常,从最初孤立的尿崩症到最终确诊 icGCTs 的时间间隔可长达 3 年[53]。

性发育异常是 icGCTs 的重要特征之一,可表现为性早熟、第二性征缺乏、性功能减退、闭经等。在人群中,男女发生性早熟的比例为 1 : 10[54],但 icGCTs 患者出现性早熟多见于男性患儿,并且这类患儿体内促绒毛膜性腺激素(β-human chorionic gonadotrophin, β-hCG)升高,推测是 β-hCG 促进睾酮分泌,提早启动性腺发育。Janmohamed 等[55]报道了 5 例 icGCTs 合并性腺功能减退的患者,其中 2 例青春期发育暂停、2 例继发性闭经及 1 例男性乳房发育,这 5 例患者的肿瘤均位于蝶鞍区。因此,当患者出现颅内压升高、垂体激素异常、性发育异常时,需要警惕 icGCTs,并通过影像学及肿瘤标志物进一步诊断。

多数 icGCTs 对放化疗敏感,部分患者可获得临床治愈,而晚期肿瘤常伴脑脊液播散,预后较差。因此,icGCTs 的早期诊断非常重要,主要依靠影像学和肿瘤标志物,而确诊 icGCTs 的金标准是肿瘤样本病理活检。影像学检查首选 MRI,不仅能定性、定位,而且可以评估疾病的严重程度。在 MRI 成像中,icGCTs 表现为等信号或 T_1 加权成像上的轻度低信号,在 T_2 加权成像上为高信号。不同位置的 icGCTs 也有其特异性 MRI 表现,例如,鞍区 icGCTs 常引起垂体柄增粗,垂体后叶短 T_1 信号消失,增强检查肿瘤显著强化,且为均匀强化;松果体区肿瘤 T_1WI 和 T_2WI 与脑灰质为等信号,松果体钙化增大且被包埋于肿块中[56,57]。术前常规 MRI 和弥散加权 MRI 有助于术者评估患者肿瘤情况,并且鉴别 GE 和 NGGCT。

对于血清学来说,icGCTs 有两个肿瘤标志物:AFP 和 β-hCG,在大多数恶性 NGGCT 患者中,这两种标志物升高明显;而在 GE 患者中,可能只有 β-hCG 轻度升高,AFP 正常,而且在脑脊液中检测上述指标比血清中更灵敏[58-59]。2013 年第 3 届国际中枢神经系统生殖细胞肿瘤研讨会(英国剑桥)(Delphi 共识)提出:具有影像学特征和 AFP 和(或)β-hCG升高的患者,无须手术后组织检查明确 icGCTs 诊断,可以根据临床诊断直接开始治疗,手术活检主要用于肿瘤标志物阴性患者[60]。因此在怀疑患有 icGCTs 的患者中,检测血清或脑脊液中的 AFP 和 β-hCG 是必不可少的。icGCTs 可能是目前唯一还推荐可以依靠肿瘤标志物确立临床诊断的肿瘤性疾病,这也从另一个角度说明,在一部分患者获取病理学诊断确实存在操作层面的困难。

本例患者为 17 岁男性,以口干、多饮、多尿、呕吐为初发症状就诊,尿比重低,符合尿崩症及颅压升高的表现。喉结、阴毛等第二性征发育不良,结合激素水平检查示多种垂体激素缺乏,但 β-hCG 和 AFP 水平均在正常范围内,考虑 GE 可能性更大。此时需要与垂体腺瘤、颅咽管瘤、蛛网膜囊肿、胶质瘤、脑膜瘤或转移性病变鉴别诊断,例如病例 2 中颅咽管瘤患者的表现就与之类似。此时 MRI 征象对于疾病诊断显得尤为重要,该患者 MRI 示鞍区漏斗部结节样强化影,另松果体区可见结节样强化影,考虑双部位的生殖细胞瘤可能性大,但是确诊仍需病理活检。由于各种原因,患者拒绝行鞍区病变穿刺活检术,无法进一步明确病理诊断。

icGCTs 的治疗包括手术治疗、放化疗及内分泌激素替代治疗。外科手术、放化疗均为治疗原发病的基础,但是两种治疗方案都易并发内分泌系统异常。一项研究随访了46 名接受放化疗的 icGCTs 患者,26 名需要激素替代治疗,其中 24 名均在确诊时就需要一种或多种激素替代治疗[61],这提示治疗前有垂体激素缺乏的患者放化疗后基本无改善,需要终身补充靶激素。全垂体功能减退的激素替代治疗已在病例 2 中详细讨论,该患者治疗方案遵循激素替代治疗原则,不再赘述。icGCTs 手术前后、放疗后还可能出现性早熟。肌内注射促性腺激素释放激素激动剂(gonadotropin-releasing hormone agonist,GnRHa)是当前治疗性早熟的首选,目前常用制剂有曲普瑞林和亮丙瑞林的缓释 GnRHa 剂。治疗疗程为 1 ~2 年,需要根据患者年龄、身高预期值及生长速度共同决定。

(四)病例 4

1. 病史摘要

患者男性,46 岁,以“烦渴、多饮、多尿 2 个月余,恶心 3 d”为主诉于 2022 年 6 月 13 日入院。

现病史:2 个月余前无明显诱因出现烦渴、多饮、多尿,全天饮水量约 10000 mL,尿量约 9000 mL,无头晕、头痛,无恶心、呕吐,无四肢活动障碍及感觉异常,未行特殊治疗。3 d 前出现恶心,无呕吐、发热等,就诊于当地医院行 MRI 示:垂体柄增粗,增强扫描明显强化,建议至上级医院就诊。今为求进一步诊疗来我院,门诊以“尿崩症待查:鞍区肿物?”为诊断收住我院神经外科。发病以来,神志清,精神尚可,食欲减退、睡眠差,尿量明显增多,大便正常,体重无明显变化。

既往史、个人史:“双小腿静脉曲张”病史 2 年,已行手术治疗;余无特殊。

婚育史:已婚,配偶体健,育有 1 男、1 女。

家族史:父亲有“脑梗死”病史,母亲体健;1 弟 2 妹均体健;1 子 1 女均体健。家族中无类似疾病发生,否认家族性遗传病史。

2. 入院查体

体温 36.8 ℃,脉搏 80 次/min,呼吸 20 次/min,血压 125/80 mmHg,身高 164 cm,体重 70 kg,BMI 26.1 kg/m^2。神志清,精神一般,认知功能正常,双侧瞳孔等圆等大,对光反射灵敏,粗测视野正常。左侧乳突后淋巴结肿大。心肺腹查体无异常。四肢肌力、肌张力正常,双侧病理征阴性。阴毛、腋毛分布正常,阴茎、睾丸正常。

3. 实验室检查

(1)尿比重 1.005(参考值 1.003 ~1.030)。

(2)ANA:1 ∶ 100 核仁型。

(3)血电解质:钾 4.42 mmol/L(参考值 3.50 ~5.50),钠 175 mmol/L(参考值 137 ~147),氯 101 mmol/L(参考值 99 ~110),钙 2.30 mmol/L(参考值 2.11 ~2.62)。

(4)ACTH、COR 节律结果详见表 12。

表 12 促肾上腺皮质激素、皮质醇节律

项目名称	8:00	16:00	24:00
促肾上腺皮质激素(pg/mL)	20.5（参考值 12.0~46.0）	22.0（参考值 6.0~23.0）	14.1
皮质醇(pg/mL)	7.96（参考值 6.70~22.60）	11.45（参考值 3.35~11.30）	1.71

(5)性激素结果详见表 13。

表 13 性激素

检查项目	检测值	参考值
卵泡刺激素(U/L)	12.4	1.3~19.3
黄体生成素(U/L)	6.25	1.20~8.60
催乳素(ng/mL)	9.96	2.64~13.13
雌二醇(ng/mL)	17.57	<53.00
孕酮(ng/mL)	0.24	0.10~0.84
睾酮(ng/mL)	2.97	1.75~7.81

(6)甲状腺功能结果详见表 14。

表 14 甲状腺功能

检查项目	检测值	参考值
游离三碘甲腺原氨酸(pmol/L)	5.06	3.10~6.80
游离甲状腺素(pmol/L)	15.05	12.00~22.00
促甲状腺素(μIU/mL)	3.20	0.27~4.20
甲状腺球蛋白抗体(IU/mL)	0.2	0~4.0
甲状腺过氧化物酶抗体(IU/mL)	2.4	0~9.0

4.影像学检查

(1)垂体 MRI 平扫+增强　垂体形态饱满，垂体高度约 0.5 cm，垂体柄增粗，直径约 0.5 cm，视交叉稍上移。考虑淋巴细胞性垂体炎可能，建议治疗后复查排除占位性病变可能(图 5B)。

(2)激素治疗 2 个月后复查垂体 MRI 平扫+增强　结合病史，鞍区术后，垂体形态可，信号欠均匀，垂体柄形态欠自然，稍右偏，右侧颅骨局部不连续，呈术后改变，术区右侧额颞部颅板下可见条状混杂稍长 T_2 信号，右侧额部颅板下可见液性信号影。双侧筛窦黏膜增厚，右侧下鼻甲肥大，鼻中隔偏曲（图 5C）。

（3）胸部、腹部 CT　①双肺少许陈旧性病变；②气管憩室；③肝钙化灶。

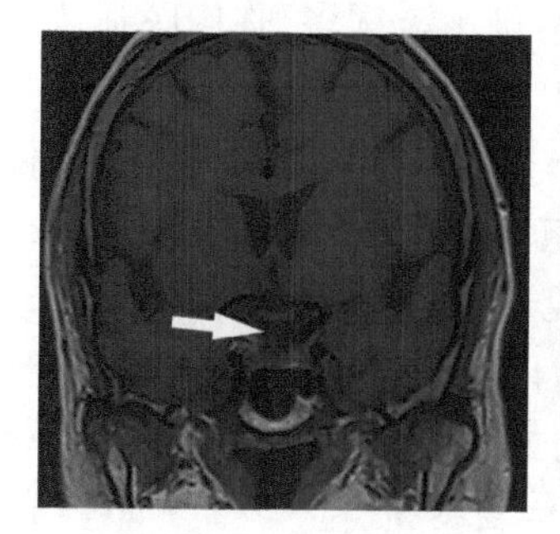

A. 正常对照垂体 MRI 平扫（垂体柄显影清楚）

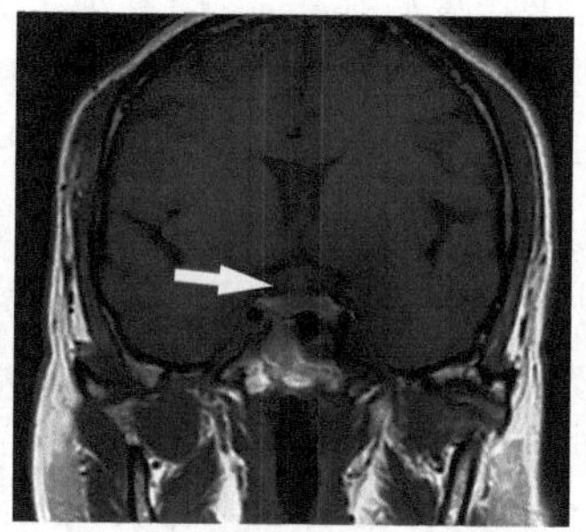

B. 病例 4 垂体 MRI 平扫（垂体柄增粗）

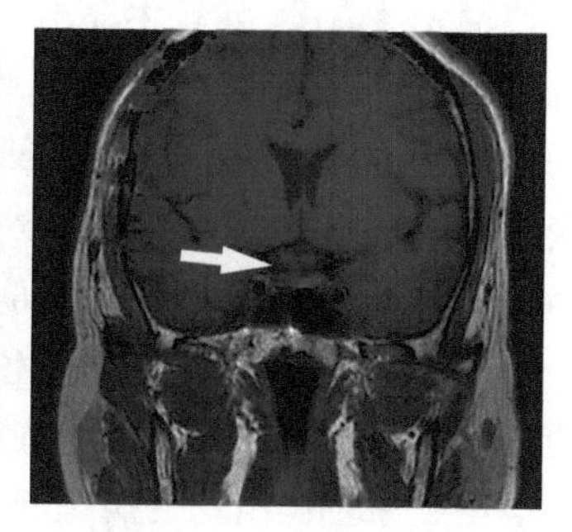

C. 病例 4 治疗后垂体 MRI 平扫（垂体柄缩小）

图 5　垂体 MRI 平扫

5. 病例特点

（1）男性，46 岁，已婚已育。

（2）烦渴、多饮、多尿 2 个月余，恶心 3 d。

（3）身高 164 cm，体重 70 kg，外生殖器正常，未见明显阳性体征。

（4）尿比重低，激素水平基本正常。

（5）垂体 MRI 示垂体形态饱满，垂体柄增粗，不排除垂体炎可能性。

（6）鞍区病变病理活检：符合炎性病变，伴淋巴组织反应性增生（B、T 淋巴细胞混合性增生），确诊淋巴细胞性垂体炎（彩图 2）。

6. 临床诊断

中枢性尿崩症（淋巴细胞性垂体炎）。

7. 诊断依据

（1）中年男性，临床症状以中枢性尿崩症状为主。

（2）头颅 MRI 可见垂体形态饱满，垂体柄增粗。

（3）垂体病理活检，符合炎性病变，伴淋巴细胞增生，确诊为淋巴细胞性垂体炎。

8. 治疗和随访

入院后完善相关检查，结合患者症状、体征、辅助检查，考虑诊断“中枢性尿崩症（淋巴细胞性垂体炎）”，结合垂体病理结果，淋巴细胞性垂体炎诊断明确。给予泼尼松片每次 10 mg，每日 3 次；醋酸去氨加压素片每次 0.1 mg，每日 3 次；并辅以补钙、抑酸护胃治疗预防激素不良反应。患者多饮、多尿症状较前稍好转，血钠恢复正常，复查垂体 MRI 示垂体柄较前明显缩小，继续随访中。

9. 讨论

淋巴细胞性垂体炎(lymphocytic hypophysitis,LYH)是淋巴细胞浸润引起的垂体组织破坏,伴有不同程度的垂体功能减退,是原发性垂体炎中最常见的类型,是一种自身免疫性相关疾病[62]。与其他自身免疫性疾病一样,LYH 更常见于女性,它最初被认为仅限于与妊娠女性有关,并且主要出现在妊娠后期[63]。随着报道案例逐渐增多,临床医师认识到该疾病可以发生在儿童、男性、绝经后女性等各类人群中[64]。LYH 根据受累部位分为:淋巴细胞性腺垂体炎(lymphocytic adeno hypophysitis,LAH)、淋巴细胞性漏斗神经垂体炎(lymphocytic infundibuloneuro hypophysitis,LINH)、淋巴细胞性全垂体炎(lymphocytic pan hypophysitis,LPH)。其中以尿崩症为主要表现的 LINH 更常见于男性或者儿童中[65]。

LYH 的本质是一种自身免疫性相关疾病,有以下几点可以支持:首先,它与其他自身免疫疾病频繁关联;其次,它在女性中的发病率较高,并且与妊娠有关;再次,尸检和活检标本中受累垂体组织的病理表现;最后,患者血清中存在垂体自身抗体。20% ~50% 的 LYH 病例伴有自身免疫性疾病,最常见的是甲状腺疾病,其中 75% 为慢性自身免疫性甲状腺炎(桥本氏甲状腺炎)[66]。其余还包括自身免疫性肾上腺炎、恶性贫血、1 型糖尿病、白癜风、系统性红斑狼疮和类风湿性关节炎等[67]。对于难诊断的患者,可进行垂体自身抗体检测,抗体效价高低可以鉴别垂体炎和垂体瘤,但目前垂体自身抗体还不具有特征性的诊断价值[68]。该患者 ANA 抗体阳性,不排除合并自身免疫性疾病可能性,但患者甲状腺球蛋白抗体和甲状腺过氧化物酶抗体均正常,不支持桥本氏甲状腺炎。

LYH 早期症状和影像学表现均缺乏特异性,而且没有特异性血清标志物,所以早期诊断有一定困难。LAH 的临床症状有以下 3 种。①头痛和颅内占位效应:研究显示 50% ~70% 的 LAH 会出现头痛,位置多在双侧额叶、眶后或颞叶,40% 的患者伴有视力障碍,最常见的是颞侧偏盲[68]。②腺垂体功能减退的症状:在 66% ~97% 的病例中发现部分或全部垂体功能减退,各类激素减少发生频率为 ACTH(60% ~65%)、TSH (47%)、促性腺激素(42.2%)、生长激素(growth hormone,GH)(36.7%) 和 催乳素(prolactin,PRL) (33.7%)[69]。腺垂体功能减退发生的顺序是皮质醇、甲状腺,最后是性腺,这与另一种继发性腺垂体功能减退(希恩综合征)发生顺序正好相反。③高催乳素血症:20% ~38% 的患者伴有高催乳素血症,可能的原因除了妊娠外,还有研究者提出 LYH 患者 PRL 刺激性抗体产生,类似 Graves 病机制[70]。单纯性 LINH 最先出现、最突出的表现则为尿崩症,垂体前叶功能基本不受累,因此整体上对生长发育影响相对较小。LPH 则兼有 LAH 和 LINH 的临床表现。在本病例中,患者为中年男性,每日尿量大于 8 L,低比重尿,符合中枢性尿崩症表现,电解质提示高钠血症,可能是饮水不足导致,当补充足量液体后高钠血症很快被纠正。垂体前叶激素水平未见明显异常,考虑 LINH 可能性大。

LYH 的影像学检查主要依靠垂体 MRI,一项临床研究对 32 名确诊为 LYH 患者的 MRI 表现进行回顾性分析,31 例垂体后叶短 T_1 信号消失,22 例垂体柄增粗,9 例垂体增大并垂体柄增粗,增强扫描均匀或不均匀强化均可出现[71]。该患者 MRI 示垂体柄增粗,垂体形态基本正常,需要与脑膜瘤、生殖细胞瘤、空泡蝶鞍综合征、肉芽肿性垂体炎等鉴别。鉴别诊断 LYH 的金标准仍为病理活检,其特征性表现是以弥漫性多克隆淋巴细胞浸润为主,特别是 CD4+细胞。散在的浆细胞、少量嗜酸性粒细胞、纤维化区域替代垂体腺泡也很常见[72]。电子显微镜显示炎症细胞与垂体细胞相互交叉，一些垂体细胞中存在溶酶体和嗜酸性细胞变化。该患者病变组织病理活检示：大量淋巴细胞浸润伴淋巴滤泡形成，散在小灶浆细胞及组织细胞浸润，符合 LYH 的病理学表现，可明确诊断。

LYH 的治疗手段有手术治疗、激素治疗、免疫治疗和靶向治疗，选择何种治疗方式取决于发病的快慢和临床症状的严重程度，目前尚无公认的垂体炎治疗指南。大多数情况下淋巴细胞性垂体炎有自限性，一段时间后部分患者鞍区受压的症状会自行改善，垂体功能部分恢复[73]。对于有症状的患者，部分学者推荐糖皮质激素作为一线治疗，尤其是激素冲击治疗对该病疗效明确。Hashimoto 等[66]回顾了 158 例 LYH 患者的治疗效果，发现 16 例接受药理剂量（泼尼松药效剂量≥10 mg/d）的患者中有 10 例（62.5%）显示垂体体积缩小；相比之下，36 名只接受生理剂量（泼尼松等效剂量≤7.5 mg/d）治疗的患者中只有 16 名（44.4%）垂体缩小。类似的研究还发现，大剂量甲基强的松龙（120 mg/d 持续 2 周）改善了 45% 患者的垂体前叶功能，以及所有患者的尿崩症[68]。但是糖皮质激素治疗也明显存在一些弊端：例如激素减量过程中或治疗后复发，再次应用激素治疗效果不明显；大剂量或长期应用糖皮质激素后引发全身并发症。当患者出现进行性加重的头痛、恶心、呕吐、视野缺损等颅内压升高症状，或者肾上腺皮质功能减退危象危及生命时，则需要外科手术切除病变，对治疗效果不佳者还可尝试环孢素、甲氨蝶呤、利妥昔单抗等[73]。该患者长期存在烦渴、多饮、多尿等中枢尿崩症症状，严重影响生活质量，单用去氨加压素治疗效果不佳，加用小剂量糖皮质激素后患者症状明显开始好转，影像学示垂体柄也开始缩小，提示糖皮质激素在治疗中的重要价值，即使不应用冲击疗法的剂量也有较好的治疗效果。另外，该患者已婚已育，随访过程中发现患者有性欲减退、勃起功能障碍，若不能自行恢复正常，可行性激素替代治疗，改善性生活质量。

（五）病例 5

1. 病史摘要

患者，男性，10 岁，以"（代）发现身材矮小 5 年余，多饮、多尿 2 个月余"为主诉于 2021 年 1 月 29 日入院。

现病史：5 年余前家属发现患儿身高较同龄同性别儿童矮，无智力、运动落后，无特殊面容，于外院完善相关检查提示生长激素部分缺乏（未见激发试验报告），诊断为"矮小症"，建议给予生长激素治疗，因家属拒绝未行治疗。2 个月余前无明显诱因出现多饮、多尿，全天饮水量 5000 mL，尿量 4000～5000 mL，无头痛、恶心、呕吐，无多食、体重下降等，至我院门诊查尿常规未见明显异常，垂体 MRI 示：垂体形态饱满，垂体高度约 0.73 cm，垂体柄增粗。今为求进一步诊疗来我院，门诊以"中枢性尿崩症：垂体占位?"为诊断收住我院。发病以来，神志清，精神可，食欲、睡眠可，小便量增多，大便正常，体重随年龄自然增长。

既往史：反复指甲化脓，四肢皮肤局部可见湿疹样改变，未引起重视。余无特殊。

个人史：第一胎第一产，胎龄 40^{+3} 周顺产娩出，出生时无窒息、产伤等。

家族史：父母体健，独子。家族中无类似疾病发生，否认家族性遗传病史。

2. 入院查体

体温 36.5 ℃，脉搏 80 次/min，呼吸 20 次/min，身高 130 cm，体重 29 kg，BMI 17.2 kg/m^2。发育落后，营养中等，正常面容，认知功能正常。心肺腹查体无异常。双手指甲有侵袭性损害，四肢皮肤局部可见湿疹样改变，关节正常。无喉结，童声，无腋毛、阴毛，阴茎长约 5 cm，双侧睾丸容积正常。

3. 实验室检查

（1）尿比重 1.004（参考值 1.003～1.030），尿渗透压 324 mOsm/kg · H_2O（参考值 600～1000）。

（2）甲状旁腺素　110 pg/mL（参考值 12～88）。

（3）25-羟维生素 D　15.49 pg/mL（参考值≥20.00）。

（4）血电解质　钾 4.15 mmol/L（参考值 3.50～5.50），钠 156 mmol/L（参考值 137～147），氯 116 mmol/L（参考值 99～110），钙 2.55 mmol/L（参考值 2.11～2.62）。

（5）性激素结果详见表 15。

表 15　性激素

检查项目	入院时检测值	1 年后复查值	参考值
卵泡刺激素（U/L）	0.59	1.27	0.37～9.20
黄体生成素（U/L）	<0.20	0.27	0.05～6.58
催乳素（ng/mL）	5.78	3.12	3.90～21.23
雌二醇（ng/mL）	<20	<15	0～41
孕酮（ng/mL）	1.49	0.27	0.05～1.40
睾酮（ng/mL）	0.2	<0.1	0～6.7

（6）甲状腺功能结果详见表 16。

表 16　甲状腺功能

检查项目	检测值	参考值
游离三碘甲腺原氨酸（pmol/L）	5.29	3.10～6.80
游离甲状腺素（pmol/L）	18.09	12.00～22.00
促甲状腺素（μIU/mL）	2.37	0.27～4.20

（7）ACTH、COR 节律结果详见表 17；1 年后复查结果详见表 18。

表 17　促肾上腺皮质激素、皮质醇节律

项目名称	8:00	16:00	24:00
促肾上腺皮质激素（pg/mL）	38.50 （参考值 12.00～46.00）	<5.00 （参考值 6.00～23.00）	10.50
皮质醇（pg/mL）	29.81 （参考值 6.70～22.60）	5.04 （参考值 3.35～11.30）	12.95

表 18　治疗 1 年后复查促肾上腺皮质激素、皮质醇节律

项目名称	8:00	16:00	24:00
促肾上腺皮质激素(pg/mL)	15.80 (参考值 12.00 ~ 46.00)	15.70 (参考值 6.00 ~ 23.00)	13.60
皮质醇(pg/mL)	5.90 (参考值 6.70 ~ 22.60)	3.36 (参考值 3.35 ~ 11.30)	4.91

(8)胰岛素样生长因子 118 ng/mL(参考值 115 ~ 307),生长激素联合激发试验结果详见表 19。

表 19　生长激素联合激发试验

检查项目	0 min	30 min	60 min	90 min	120 min
生长激素(ng/mL)	0.18 (参考值 0 ~ 10.00)	10.40	2.56	0.83	0.22

4. 影像学检查

(1)垂体 MRI 平扫+增强　垂体形态饱满,垂体高度约 6.4 mm,其内强化信号欠均匀,可见斑点状稍低信号,神经垂体显示不清,垂体柄增粗,考虑炎性病变可能,其他不除外(图 6B)。

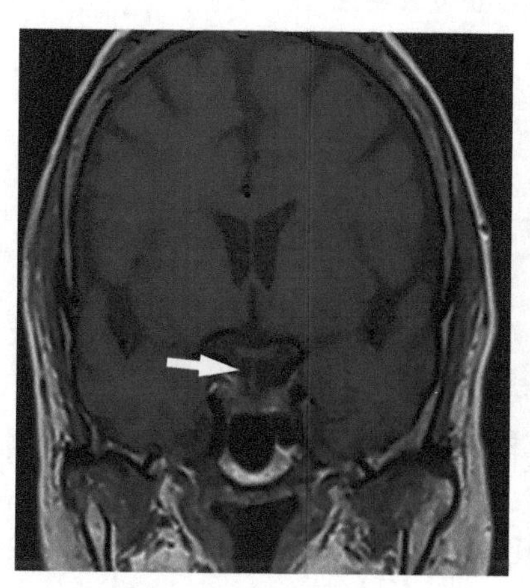

A. 正常对照垂体 MRI 平扫(冠状位)垂体柄显影清

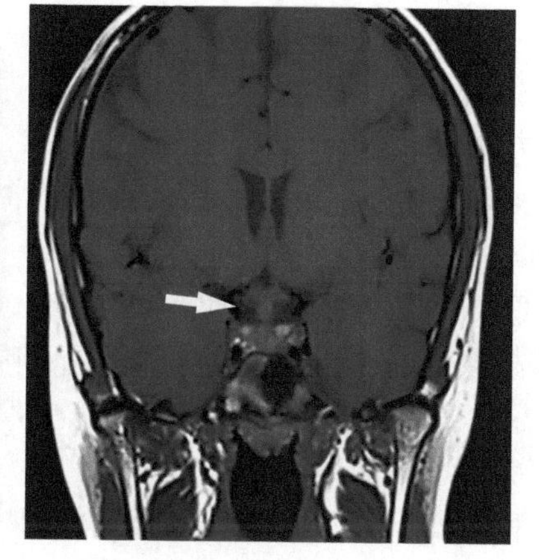

B. 病例 5 垂体 MRI 平扫(冠状位)垂体饱满,垂体柄增粗

图 6　垂体 MRI 平扫

(2)PET-CT　①左侧拇指、中指指尖区域软组织代谢轻微增高,结合病史可疑朗格汉斯组织细胞增多症活性病灶(彩图 3);②双侧大脑半球及小脑皮髓质形态及密度如常,放射性分布均匀,垂体高约 7 mm,放射性摄取增高,不除外朗格汉斯组织细胞增多症

累及,具体请结合 MRI 平扫+增强(彩图 4);③鼻咽顶后壁增厚,代谢增高,考虑炎性;④双侧咬肌、颞肌代谢对称性增高,多考虑生理性摄取;⑤双侧颈部、锁骨区、腋窝、腋前间隙、上纵隔、双侧前后膈脚、肾周棕色脂肪摄取;⑥儿童期胸腺;⑦双肾盂输尿管轻度扩张积水,右侧阴囊内代谢增高,考虑术后改变。余躯干及脑部 PET/CT 检查未见明显异常代谢征象。

(3)彩超　右侧睾丸大小约 18 mm×13 mm×10 mm,左侧睾丸大小约 16 mm×10 mm×12 mm,大小形态正常,轮廓清晰,内回声均匀,未见明显异常回声。CDFI:双侧睾丸血流信号未见明显异常。右侧睾丸可滑动至腹股沟区。超声提示:右侧滑动性睾丸。

(4)左手正位 X 射线　骨龄相当于 6~7 岁(实际年龄 10 岁),提示骨龄落后(图 7)。

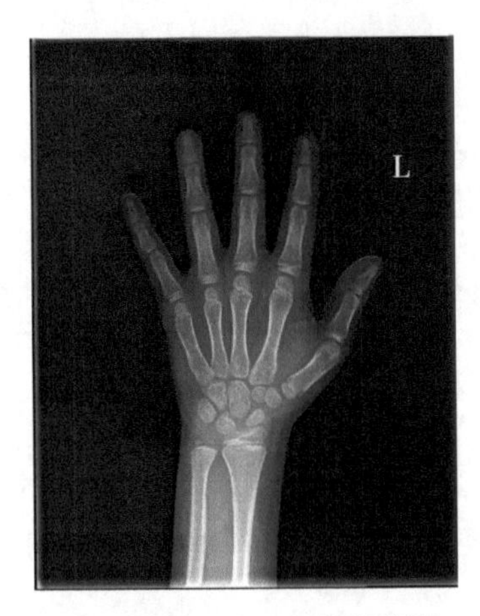

图 7　病例 5 左手正位 X 射线

5. 病例特点

(1)男性,10 岁。

(2)发现身材矮小 5 年余,智力发育正常,多饮、多尿 2 个月余。

(3)既往反复指甲化脓。

(4)身高 130 cm,体重 29 kg,正常面容,双手指甲部分有侵袭性损害,四肢皮肤局部可见湿疹样改变,关节正常,下肢无水肿,无喉结,童声,无腋毛、阴毛。

(5)尿比重低,尿渗透压低;ACTH-COR 轴节律异常,性腺轴尚未启动,甲状腺激素、生长激素无明显异常。

(6)垂体 MRI 示垂体形态饱满,垂体柄增粗,考虑垂体炎可能;PET-CT 示垂体高约 7 mm,代谢增高,不除外朗格汉斯组织细胞增多症累及;骨龄落后;彩超示右侧睾丸隐睾。

(7)皮肤病损处病理活检:真皮层及表面鳞状上皮内可见少量异型细胞,细胞核不规则或卵圆形,结合免疫组化结果,符合朗格汉斯细胞组织细胞增多症(彩图 5)。免疫组化:CD1a(+),Langerin(+),S-100(个别),CD68(+),CD163(+),ALK(-),Ki67(10%),CK(AE1/AE3)(-),CD138(灶状+),Mum-1(-),CD3(+),CD30(-),CD20(+),CD4(+),CD8(散在+),CD15(灶状+),CD(35+)。

(8)*BRAF* 基因未检测到 V600E 突变。

6. 临床诊断

(1)中枢性尿崩症(朗格汉斯细胞组织细胞增多症)。

(2)右侧滑动性隐睾。

7. 诊断依据

(1)青少年男性,生长迟缓,多饮、多尿,既往有反复发作的皮肤病损。

(2)尿量大,尿比重低,尿渗透压低。

(3)垂体 MRI 示垂体形态饱满,垂体柄增粗,考虑垂体炎可能;PET-CT 示垂体代谢增高,不除外朗格汉斯细胞组织细胞增多症累及。

(4)皮肤病损处病理活检:真皮层及表面鳞状上皮内可见少量异型细胞,免疫组化 CD1a(+),Langerin(+),可确诊朗格汉斯细胞组织细胞增多症。

8. 治疗和随访

患者皮肤病损处活检已证实朗格汉斯细胞阳性,结合病史、症状及体征可确诊"中枢性尿崩症(朗格汉斯细胞组织细胞增多症)"。给予地塞米松片每次 20 mg,每日 3 次;醋酸去氨加压素片每次 0.05 mg,每日 3 次;并辅以补钙、抑酸护胃治疗预防激素不良反应。患儿多饮、多尿症状较前好转,血钠恢复正常。症状稳定后转入血液内科行长春地辛+强的松(VP)方案化疗 8 个疗程,评估治疗效果欠佳。于 2021-08-27 开始行阿糖胞苷+克拉屈滨方案化疗,过程顺利,持续随访中。

9. 讨论

朗格汉斯细胞由德国病理学家 Langerhans 于 1868 年发现,来源于骨髓,存在于皮肤及淋巴结等部位,属于树突状细胞,具有抗原呈递作用。朗格汉斯细胞组织细胞增多症(Langerhans cell histiocytosis,LCH)是一种罕见的、原因未明的多系统疾病,以浸润病理性 CD1a+/CD207+树突状细胞为特征[74]。可累及皮肤、骨、骨髓、肝和/或脾等全身性多器官、多系统。据报告,LCH 的发病率为(3 ~5) /100000;大多数患者是 3 岁以下的儿童,成年人的发病率为(1 ~2) /100000 [75]。

至今,该疾病的发病机制尚不完全清楚,大部分学者支持与基因突变有关。2010 年,Badalian 等[76]首次发现超过一半的 LCH 病例中有 *BRAF-V600E* 突变,随后 Berres 等[77]在高危 LCH 患者外周血 CD11 c+/CD14+组分和骨髓 CD34+造血祖细胞中证实了 BRAF-V600E 突变。这一发现是研究 LCH 发病机制的重大进展,为 LCH 为反应性免疫疾病与肿瘤结合的假设提供了证据。BRAF 蛋白是丝氨酸/苏氨酸激酶 RAF 家族的成员之一,是 MAPK 信号通路(RAS-RAF-MEK-ERK-MAP)的关键组成部分,可激活与细胞生长和增殖有关的转录因子。*V600E* 是 *BRAF* 最常见的突变,是激活恶性肿瘤的主要驱动因素之一。LCH 中 *BRAF-V600E* 的频率为 25% ~65% [78]。有研究称 *BRAF-V600E* 在累及多系统的 LCH 患者中比在孤立性疾病患者中更常见[79],且与复发风险有关[77]。利用 PCR 技术从 LCH 患者外周血血浆中检测到 *BRAF-V600E* 突变是疾病早期诊断的有力工具,也被称为"液体活检"。由于 LCH 常累及一些不易进行活检的器官和组织,容易延误诊断,液体活检可以缓解这一困难,也有望成为高危 LCH 的潜在生物标志物。新一代测序分析(如全外显子组/基因组测序和靶向测序)的引入揭示了除 *V600E* 之外的几个 *BRAF* 突变,包括 V600D、T599A、β3-αC 缺失激酶结构域的环,以及外显子 12 末端的剪接突变

(R506_K507insLLR),这些突变的激酶活性尚未完全评估,但它们的功能可能与 *BRAF-V600E* 相似[80-82]。LCH 中第二个最常见的突变基因是 *MAP2K1*,它也是 MAPK 通路的成员。双特异性激酶 MAP2K1,位于 BRAF 下游,有助于激活 ERK1 和 ERK2。研究发现 *MAP2K1* 突变发生在约 50% 野生型 BRAF 的 LCH 患者中,表明 LCH 中的 *BRAF* 和 *MAP2K1* 突变可能是互斥的[83,84]。我们对该患者皮肤病损处 *BRAF* 基因也进行了测序,证实无 V600E 突变。

LCH 以累及的范围分为孤立性和播散性两大类,疾病的症状和体征在很大程度上取决于所浸润的器官。总体上最常受影响的器官是:骨骼(80%)、皮肤(33%)、垂体(25%)、肝(15%)、脾(15%)、造血系统(15%)、肺(15%)、淋巴结(5%～10%)和中枢神经系统(2%～4%)[85]。骨受累主要是单灶性的(75%),最常见的表现是肿胀或疼痛的软组织肿块,可累及任何骨骼,但是无论是成年还是儿童患者,最常受累的骨骼都是头骨[86]。影像学上,LCH 类似多发性骨髓瘤,表现为单个或多个溶骨性病变;然而,与多发性骨髓瘤相比,LCH 病变可能伴有骨膜反应[87]。皮肤是仅次于骨骼的第二大类受累系统,而且对小于 2 岁的患者来说,皮肤病损是最常见的表现[88]。当皮肤病变合并发热、肝大、脾肿大、骨损伤和肺损伤时,提示全身多系统受累[89]。我国一项关于 918 名 LCH 患者的回顾性研究发现,56% 的患者出现皮损,其中 12% 以皮肤症状为首发症状,典型表现为针尖红斑或皮肤色丘疹或脓疱[89]。

除了骨骼、皮肤等常见表现外,我们更关注内分泌系统受累表现。据报道,大约 25% 的 LCH 患者有中枢性尿崩症,最常见于全身多系统受累的患者[90]。虽然垂体后叶受累更为常见,但与 LCH 相关的其他内分泌缺陷包括生长激素缺乏、肾上腺功能不全、高催乳素血症或性腺功能减退,尿崩症与腺垂体功能减退同时发生率不足 5%[91]。有研究认为初步诊断时存在垂体病变会增加 LCH 相关神经变性的风险,LCH 相关神经变性是 LCH 最严重的并发症之一,表现为认知能力进行性下降[92]。基于上述临床表现,LCH 需要与淋巴瘤、结核病、骨骼系统疾病、皮肤病、遗传代谢性疾病鉴别诊断。本例患儿 10 岁,以生长迟缓、多饮、多尿为主诉入院,骨龄落后,彩超示右侧滑动性隐睾,提示病变已累及垂体前叶及后叶,继发生长激素缺乏、性腺发育不良及中枢性尿崩症。追溯病史,患儿既往反复出现指甲化脓,四肢皮肤局部可见湿疹样改变,但未引起重视,诊断时间较发病时间延迟,可见临床上 LCH 临床表现缺少特异性,病变早期临床症状较轻,常被延误诊断。

LCH 病变累及垂体柄和下丘脑时,受累范围大小不等,从垂体柄增粗到明显的下丘脑肿块,垂体柄增粗在 MRI 矢状位和冠状位上均可明确显示[93]。另外在尿崩症出现前,垂体后叶保留正常的 T_1WI 高信号,尿崩症出现后 T_1WI 上垂体后叶高信号消失[94]。但是,垂体柄增粗作为影像学表现不具备特异性,淋巴细胞性垂体炎、肉芽肿性垂体炎等均可出现类似表现。所以,LCH 确诊仍需依靠组织病理学活检,病理上以存在数量不等的朗格汉斯细胞异常增生、嗜酸粒细胞浸润为特点;电镜下胞质内有特征性杆状或网球拍状 Birbeck 颗粒,是嗜酸性肉芽肿诊断的重要依据。该患者垂体形态饱满,其内强化信号欠均匀,垂体柄增粗。单纯垂体 MRI 结果仍不能确诊,取皮肤病损处病理活检 Langerin 细胞阳性,可确诊 LCH。而 PET-CT 全面展示了病变累及部位,包括皮肤、垂体、肌肉。PET-CT 对 LCH 患者的分期和随访具有高度敏感性,且假阳性率极低,有利于改善预后,减少复发[95]。

LCH的治疗因其临床表现不同而有所不同,治疗方案基于器官受累程度。对于孤立的皮肤或骨骼受累的单系统LCH,建议进行局部治疗,包括手术切除病变部位、放疗、外用药物等。多系统LCH的治疗以化疗为一线治疗方案,化疗方案主要是长春碱联合泼尼松龙[92]。接受长春碱+泼尼松龙治疗的成年患者往往表现出比儿童更高的毒性,导致整体反应较差[96]。对于有中枢神经系统病变的患者,或复发/难治性病例,首选克拉屈滨和阿糖胞苷,因为它们可穿透血脑屏障[97]。异基因造血干细胞移植的成功为一些严重的侵袭性病例提供了新的治疗选择[98]。在此我们主要讨论累及垂体的LCH患者的激素替代治疗。既往研究表明,LCH患者在手术或放射治疗后,尿崩症均未获得改善[99],提示LCH累及垂体,尤其是神经垂体时需要终身激素替代治疗。但国内也有案例显示LCH患者规律化疗后,停用醋酸去氨加压素片,尿量控制尚可[94]。糖皮质激素类药物能抑制组织增生,降低毛细血管壁和细胞膜的通透性,减少炎性渗出,还能抑制组胺及其他物质的释放,并且还有较强的免疫抑制作用,对控制患者症状有较好的效果,可作为辅助用药。该患者病变累及垂体,拟行VP方案化疗,治疗前给予地塞米松、醋酸去氨加压素片替代治疗,尿崩症状部分缓解。但是随访结果显示,该患者行VP方案化疗效果欠佳,已调整为克拉屈滨+阿糖胞苷方案,继续随访中。患者空腹生长激素偏低,激发试验无明显异常,暂不需要补充生长激素,待病情稳定后考虑身高增长要求。继续动态监测性激素六项,若超过12岁性腺发育尚未启动,可考虑开始性激素替代治疗。

综上所述,我们汇总了5例可能导致AHH的病例——垂体柄阻断综合征、颅咽管瘤术后、颅内生殖细胞瘤、淋巴细胞性垂体炎以及朗格汉斯细胞组织细胞增多症。上述疾病发病率低,临床上大多数医生对其认识不足,诊断相对困难,治疗上需要内分泌科、神经外科、泌尿外科、血液内科等多学科共同协作,制定适合患者的个体化方案。我们希望通过对这5个病例的分析为广大临床医师提供更多的经验和线索,提高AHH的诊断率和治疗效果。

二、讨论

见各病例9.讨论。

参考文献

[1] GOOD D J. New gene targets in the study of hypogonadotropic hypogonadism[J]. Molecular and Cellular Endocrinology,2021,520:111077.

[2] SALONIA A, RASTRELLI G, HACKETT G, et al. Paediatric and adult-onset male hypogonadism[J]. Nature Reviews Disease Primers,2019,5(1):38.

[3] BARBER T M, KYROU I, KALTSAS G, et al. Mechanisms of central hypogonadism[J]. International Journal of Molecular Science,2021,22(15):8217.

[4] YOUNG J, XU C, PAPADAKIS G E, et al. Clinical management of congenital hypogonadotropic hypogonadism [J]. Endocrine Reviews,2019,40(2):669-710.

[5] BAKHSHESHIAN J, JIN D L, CHANG K E, et al. Risk factors associated with the surgi-

cal management of craniopharyngiomas in pediatric patients: analysis of 1961 patients from a national registry database[J]. Neurosurgical Focus, 2016, 41(6): E8.

[6] FUJISAWA I, KIKUCHI K, NISHIMURA, et al. Transection of the pituitary stalk: development of an ectopic posterior lobe assessed with MR imaging[J]. Radiology, 1987, 16(2): 487-489.

[7] 刘影,李传福,屈传强,等. 垂体柄阻断综合征1例报告[J]. 临床神经病学杂志, 2004, 17(6): 1.

[8] REYNAUD R, ALBAREL F, SAVEANU A, et al. Pituitary stalk interruption syndrome in 83 patients: novel HESX1 mutation and severe hormonal prognosis in malformative forms [J]. European Journal of Endocrinology, 2011, 164(4): 457-465.

[9] FERNANDEZ-RODRIGUEZ E, QUINTEIRO C, BARREIRO J, et al. Pituitary stalk dysgenesis-induced hypopituitarism in adult patients: prevalence, evolution of hormone dysfunction and genetic analysis[J]. Neuroendocrinology, 2011, 93(3): 181-188.

[10] WANG D, ZHANG M, GUAN H, et al. Osteogenesis imperfecta due to combined heterozygous mutations in both COL1A1 and COL1A2, coexisting with pituitary stalk interruption syndrome[J]. Frontiers Endocrinology (Lausanne), 2019, 10: 193.

[11] ZHANG W, QIAN F, LU G, et al. Pituitary stalk interruption syndrome: A rare case report and literaturereview[J]. Medicine (Baltimore), 2020, 99(50): e23266.

[12] BAR C, ZADRO C, DIENE G, et al. Pituitary stalk interruption syndrome from infancy to adulthood: clinical, hormonal, and radiological assessment according to the initial presentation[J]. PLoS One, 2015, 10(1): e0142354.

[13] YANG A, KIM J, CHO S Y, et al. A case of de novo 18 p deletion syndrome with panhypopituitarism[J]. Annals of Pediatric Endocrinology & Metabolism, 2019, 24(1): 60-63.

[14] WANG W, WANG S, JIANG Y, et al. Relationship between pituitary stalk (PS) visibility and the severity of hormone deficiencies: PS interruption syndrome revisited[J]. Clinical Endocrinology, 2015, 83(3): 369-376.

[15] DIWAKER C, THADANI P, MEMON S S, et al. Pituitary stalk interruption syndrome: phenotype, predictors, and pathophysiology of perinatal events [J]. Pituitary, 2022, 25(4): 645-652.

[16] MING J E, MUENKE M. Multiple hits during early embryonic development: digenic diseases and holoprosencephaly[J]. American Journal of Human Genetics, 2002, 71(5): 1017-1032.

[17] WANG C Z, GUO L L, HAN B Y, et al. Pituitary stalk interruption syndrome: from clinical findings to pathogenesis[J]. Journal of Neuroendocrinology, 2017, 29(1): 10.

[18] 吴伯栋,郭俊,程晓光. 垂体柄阻断综合征72例的MRI特征及临床表现[J]. 中国优生与遗传杂志, 2019, 27(7): 4.

[19] LIU W, HOU J, LIU X, et al. Causes and follow-up of central diabetes insipidus in children[J]. International Journal of Endocrinology, 2019, 1-9.

[20] VOUTETAKIS A. Pituitary stalk interruption syndrome [J]. Handbook of Clinical Neurology,2021,181:9-27.

[21] REYNAUD R,ALBAREL F,SAVEANU A,et al. Pituitary stalk interruption syndrome in 83 patients:novel HESX1 mutation and severe hormonal prognosis in malformative forms [J]. European Journal of Endocrinology,2011,164(4):457-465.

[22] WANG C Z,GUO L L,HAN B Y,et al. Growth hormone therapy benefits pituitary stalk interruption syndrome patients with short stature:A retrospective study of 75 Han Chinese [J]. International Journal of Endocrinology,2016,1-7.

[23] 邵为民,白文俊,陈益民,等. 微量泵脉冲输注戈那瑞林治疗垂体柄中断综合征性腺功能减退病例分析及文献回顾[J]. 北京大学学报(医学版),2014,46(4):4.

[24] WIJNEN M,VAN DEN HEUVEL-EIBRINK M M,JANSSEN J A M J L,et al. Very long-term sequelae of craniopharyngioma [J]. European Journal of Endocrinology,2017,176(6):755-767.

[25] OLSSON D S,ANDERSSON E,BRYNGELSSON I L,et al. Excess mortality and morbidity in patients with craniopharyngioma, especially in patients with childhood onset: a population-based study in Sweden [J]. Journal of Clinical Endocrinology& Metabolism,2015,100(2):467-474.

[26] CROTTY T B,SCHEITHAUER B W,YOUNG W F,et al. Papillary craniopharyngioma:a clinicopathological study of 48 cases [J]. Journal of Neurosurgery, 1995, 83 (2): 206-214.

[27] NIELSEN E H,FELDT-RASMUSSEN U,POULSGAARD L,et al. Incidence of craniopharyngioma in Denmark (n=189) and estimated world incidence of craniopharyngioma in children and adults [J]. Journal of Neuro-Oncology,2011,104(3):755-763.

[28] MÜLLER H L,MERCHANT T E,WARMUTH-METZ M,et al. Craniopharyngioma [J]. Nature Reviews Disease Primers,2019,5(1):75.

[29] MÜLLER H L,BUEB K,BARTELS U,et al. Obesity after childhood craniopharyngioma—German multicenter study on pre-operative risk factors and quality of life [J]. Klinische Padiatrie,2001,213(4):244-249.

[30] VISSER J,HUKIN J,SARGENT M,et al. Late mortality in pediatric patients with craniopharyngioma [J]. Journal of Neuro-Oncology,2010,100(1):105-111.

[31] KARAVITAKI N,BRUFANI C,WARNER J T,et al. Craniopharyngiomas in children and adults: systematic analysis of 121 cases with long-term follow-up [J]. Clinical Endocrinology,2005,62(4):397-409.

[32] ADAMSON T E, WIESTLER O D, KLEIHUES P, et al. Correlation of clinical and pathological features in surgically treated craniopharyngiomas [J]. Journal of Neurosurgery,1990,73(1):12-17.

[33] ERFURTH E M,HOLMER H,FJALLDAL S B. Mortality and morbidity in adult craniopharyngioma [J]. Pituitary,2013,16(1):46-55.

[34] MÜLLER H L, EMSER A, FALDUM A, et al. Longitudinal study on growth and body mass index before and after diagnosis of childhood craniopharyngioma[J]. Journal of Clinical Endocrinology & Metabolism, 2004, 89(7): 3298-3305.

[35] GUO Y, WANG Y, NI M, et al. Comparative evaluation of neuroendocrine dysfunction in children with craniopharyngiomas before and after mass effects are removed. Journal of Pediatric Endocrinology and Metabolism, 2019, 32(2): 127-133.

[36] 张帅. 颅咽管瘤切除术后常见并发症的临床分析[D]. 济南: 山东大学, 2009.

[37] 柳成荫, 石祥恩, 孙玉明, 等. 颅咽管瘤的影像学表现与临床分析[J]. 中国医师进修杂志, 2022, 45(8): 685-688.

[38] PRATHEESH R, SWALLOW D M, RAJARATNAM S, et al. Incidence, predictors and early post-operative course of diabetes insipidus in paediatric craniopharygioma: a comparison with adults[J]. Child's Nervous System, 2013, 29(6): 941-949.

[39] BOGUSZ A, MÜLLER H L. Childhood-onset craniopharyngioma: latest insights into pathology, diagnostics, treatment, and follow-up[J]. Expert Review of Neurotherapeutics, 2018, 18(10): 793-806.

[40] MONSON J. Long-term experience with GH replacement therapy: efficacy and safety[J]. European Journal of Endocrinology, 2003, 148(Suppl-2): S9-14.

[41] ALOTAIBI N M, NOORMOHAMED N, COTE D J, et al. Physiologic growth hormone-replacement therapy and craniopharyngioma recurrence in pediatric patients: A meta-analysis[J]. World Neurosurgery, 2018, 109: 487-496.

[42] 苗玉麒, 吴迪. 儿童颅咽管瘤术后内分泌评估及激素替代治疗[J]. 中国实用儿科杂志, 2020, 35(6): 446-450.

[43] ZENI D, RISSETTI G, ONGARATTI B, et al. Evaluation of treatment of central hypothyroidism versus primary hypothyroidism in relation to levothyroxine replacement dose[J]. Endocrine Practice, 2019, 25(7): 663-668.

[44] 朱岷. Turner综合征的卵巢功能评估和激素替代治疗[J]. 中国实用儿科杂志, 2021, 36(8): 613-616.

[45] 早发性卵巢功能不全的激素补充治疗专家共识[J]. 中华妇产科杂志, 2016, 51(12): 881-886.

[46] SOWITHAYASAKUL P, BOEKHOFF S, BISON B, et al. Pregnancies after childhood craniopharyngioma: results of Kraniopharyngeom 2000/2007 and review of the literature[J]. Neuroendocrinology, 2021, 111(1-2): 16-26.

[47] HOLMER H, POPOVIC V, EKMAN B, et al. Hypothalamic involvement and insufficient sex steroid supplementation are associated with low bone mineral density in women with childhood onset craniopharyngioma[J]. European Journal of Endocrinology, 2011, 165(1): 25-31.

[48] MCCARTHY B J, SHIBUI S, KAYAMA T, et al. Primary CNS germ cell tumors in Japan and the United States: an analysis of 4 tumor registries[J]. Neuro-Oncology, 2012, 14

(9):1194-200.

[49] JENNINGS M T, GELMAN R, HOCHBERG F. Intracranial germ-cell tumors: natural history and pathogenesis[J]. Journal of Neurosurgery, 1985, 63(2):155-167.

[50] BROMBERG J E, BAUMERT B G, DEVOS F, et al. Primary intracranial germ-cell tumors in adults: a practical review[J]. Journal of Neuro-Oncology, 2013, 113(2):175-183.

[51] WANG L, YAMAGUCHI S, BURSTEIN M D, et al. Novel somatic and germline mutations in intracranial germ cell tumours[J]. Nature, 2014, 511(7508):241-245.

[52] CRAWFORD J R, SANTI M R, VEZINA G, et al. CNS germ cell tumor (CNSGCT) of childhood: presentation and delayed diagnosis[J]. Neurology, 2007, 68(20):1668-1673.

[53] JORSAL T, RØRTH M. Intracranial germ cell tumours. A review with special reference to endocrine manifestations[J]. Acta Oncologica, 2012, 51(1):3-9.

[54] CESARIO S K, HUGHES L A. Precocious puberty: a comprehensive review of literature [J]. Journal of Obstetrics, Gynecology &Neonatal Nursing, 2007, 36(3):263-274.

[55] JANMOHAMED S, GROSSMAN A B, METCALFE K, et al. Suprasellar germ cell tumours: specific problems and the evolution of optimal management with a combined chemoradiotherapy regimen[J]. Clinical Endocrinology, 2002, 57(4):487-500.

[56] 谭晔,张旻,王妍焱,等. 颅内生殖细胞瘤的 CT 和 MRI 表现[J]. 中国神经免疫学和神经病学杂志, 2010, 23(4):874-876.

[57] WU C C, GUO W Y, CHANG F C, et al. MRI features of pediatric intracranial germ cell tumor subtypes[J]. Journal of Neuro-Oncology, 2017, 134(1):221-230.

[58] KIM A, JI L, BALMACEDA C, et al. The prognostic value of tumor markers in newly diagnosed patients with primary central nervous system germ cell tumors[J]. Pediatric Blood &Cancer, 2008, 51(6):768-773.

[59] ALLEN J, CHACKO J, DONAHUE B, et al. Diagnostic sensitivity of serum and lumbar CSF bHCG in newly diagnosed CNS germinoma[J]. Pediatric Blood & Cancer, 2012, 59(7):1180-1182.

[60] MURRAY M J, BARTELS U, NISHIKAWA R, et al. Consensus on the management of intracranial germ-cell tumours[J]. Lancet Oncology, 2015, 16(9):e470-e477.

[61] JINGUJI S, YOSHIMURA J, NISHIYAMA K, et al. Factors affecting functional outcomes in long-termsurvivors of intracranial germinomas: a 20-year experience in a single institution[J]. Journal of Neurosurgery: Pediatrics, 2013, 11(4):454-463.

[62] JABRE A, ROSALES R, REED J E, et al. Lymphocytic hypophysitis[J]. Journal of Neurology, Neurosurgery &Psychiatry, 1997, 63(5):672-673.

[63] THODOU E, ASA S L, KONTOGEORGOS G, et al. Clinical case seminar: lymphocytic hypophysitis: clinicopathological findings [J]. Journal of Clinical Endocrinology &Metabolism, 1995, 80(8):2302-2311.

[64] RIVERA J A. Lymphocytic hypophysitis: disease spectrum and approach to diagnosis and therapy[J]. Pituitary, 2006, 9(1):35-45.

[65] AHMED S R, AIELLO D P, PAGE R, et al. Necrotizing infundibulo-hypophysitis: a unique syndrome of diabetes insipidus and hypopituitarism [J]. Journal of Clinical Endocrinology & Metabolism, 1993, 76(6): 1499-1504.
[66] HASHIMOTO K, TAKAO T, MAKINO S. Lymphocytic adenohypophysitis and lymphocytic infundibuloneurohypophysitis[J]. Endocrine Journal, 1997, 44(1): 1-10.
[67] 赵劲松. 淋巴细胞性垂体炎的研究进展[J]. 医学综述, 2010, 16(12): 1854-1856.
[68] BERESSI N, BERESSI J P, COHEN R, et al. Lymphocytic hypophysitis. A review of 145 cases[J]. Annales de Medecine Interne (Pairs), 1999, 150(4): 327-341.
[69] FOYOUZI N. Lymphocytic adenohypophysitis[J]. Obstetrical & Gynecological Survey, 2011, 66(2): 109-113.
[70] TUǦCU B, GUNALDI O, POSTALCI L, et al. Lymphocytic hypophysitis: an underestimated disease affecting the sellar region[J]. Neurologia i Neurochirurgia Polska, 2011, 45(2): 174-179.
[71] 赵国峰, 娄昕, 马林, 等. 淋巴细胞性垂体炎的 MRI 诊断及鉴别诊断[J]. 中国医学影像学杂志, 2011, 19(3): 4.
[72] COSMAN F, POST K D, HOLUB D A, et al. Lymphocytic hypophysitis. Report of 3 new cases and review of the literature[J]. Medicine (Baltimore), 1989, 68(4): 240-256.
[73] GUBBI S, HANNAH-SHMOUNI F, STRATAKIS C A, et al. Primary hypophysitis and other autoimmune disorders of the sellar and suprasellar regions [J]. Reviews in Endocrine and Metabolism Disorders, 2018, 19(4): 335-347.
[74] EGELER R M, VAN HALTEREN A G, HOGENDOORN P C, et al. Langerhans cell histiocytosis: fascinating dynamics of the dendritic cell-macrophage lineage [J]. Immunological Reviews, 2010, 234(1): 213-232.
[75] SWERDLOW S H, CAMPO E, HARRIS N L, et al. WHO classification of tumours of haematopoietic and lymphoid tissues[S]. 4th ed. IARC: Lyon, 2017.
[76] BADALIAN-VERY G, VERGILIO J A, DEGAR B A, et al. Recurrent BRAF mutations in Langerhans cell histiocytosis[J]. Blood, 2010, 116(11): 1919-1923.
[77] BERRES M L, LIM K P, PETERS T, et al. BRAF-V600E expression in precursor versus differentiated dendritic cells defines clinically distinct LCH risk groups[J]. The Journal of Experimental Medicine, 2014, 211(4): 669-683.
[78] KOBAYASHI M, TOJO A. Langerhans cell histiocytosis in adults: Advances in pathophysiology and treatment[J]. Cancer Science, 2018, 109(12): 3707-3713.
[79] HAROCHE J, CHARLOTTE F, ARNAUD L, et al. High prevalence of BRAF-V600E mutations in Erdheim-Chester disease but not in other non-Langerhans cell histiocytoses [J]. Blood, 2012, 120 (13): 2700-2703.
[80] ROLLINS B J. Genomic alterations in langerhans cell histiocytosis [J]. Hematology/Oncology Clinics of North America, 2015, 29(5): 839-851.
[81] SATOH T, SMITH A, SARDE A, et al. BRAF mutant alleles associated with Langerhans

cell histiocytosis, a granulomatous pediatric disease[J]. PLoS One, 2012, 7(4): e33891.
[82]HÉRITIER S, HÉLIAS-RODZEWICZ Z, CHAKRABORTY R, et al. New somatic BRAF splicing mutation in Langerhans cell histiocytosis [J]. Molecular Cancer, 2017, 16 (1): 115.
[83]BROWN N A, FURTADO L V, BETZ B L, et al. High prevalence of somatic MAP2K1 mutations in BRAF-V600E-negative Langerhans cell histiocytosis [J]. Blood, 2014, 124(10): 1655-1658.
[84]CHAKRABORTY R, HAMPTON O A, SHEN X, et al. Mutually exclusive recurrent somatic mutations in MAP2K1 and BRAF support a central role for ERK activation in LCH pathogenesis[J]. Blood, 2014, 124(19): 3007-3015.
[85]HAUPT R, MINKOV M, ASTIGARRAGA I, et al. Langerhans cell histiocytosis (LCH): guidelines for diagnosis, clinical work-up, and treatment for patients till the age of 18 years[J]. Pediatric Blood & Cancer, 2013, 60(2): 175-184.
[86]TITGEMEYER C, GROIS N, MINKOV M, et al. Pattern and course of single-system disease in Langerhans cell histiocytosis data from the DAL-HX 83- and 90-study[J]. Medical and Pediatric Oncology, 2001, 37(2): 108-114.
[87]KHUNG S, BUDZIK J F, AMZALLAG-BELLENGER E, et al. Skeletal involvement in Langerhans cell histiocytosis[J]. Insights Imaging, 2013, 4(5): 569-579.
[88]KROOKS J, MINKOV M, WEATHERALL A G. Langerhans cell histiocytosis in children: History, classification, pathobiology, clinical manifestations, and prognosis[J]. Journal of the American Academy of Dermatology, 2018, 78(6): 1035-1044.
[89]LI Z, YANQIU L, YAN W, et al. Two case report studies of Langerhans cell histiocytosis with an analysis of 918 patients of Langerhans cell histiocytosis in literatures published in China[J]. International Journal of Dermatology, 2010, 49(10): 1169-1174.
[90] YAVROPOULOU M P, TSOLI M, KALTSAS G. Neuroendocrine manifestations of Langerhans cell histiocytosis[J]. Handbook of Clinical Neurology, 2021, 181: 127-135.
[91]RODRIGUEZ-GALINDO C, ALLEN C E. Langerhans cell histiocytosis[J]. Blood, 2020, 135(16): 1319-1331.
[92]GULATI N, ALLEN C E. Langerhans cell histiocytosis: Version 2021 [J]. Hematology Oncology, 2021, (Suppl 1): 15-23.
[93]ZHOU W, RAO J, LI C. Isolated Langerhans cell histiocytosis in the hypothalamic-pituitary region: a case report[J]. BMC Endocrine Disorders, 2019, 19(1): 143.
[94]王燎，侯淑玲，王刚刚，等. 以尿崩症为首发表现的朗格汉斯细胞组织细胞增生症一例报告及文献复习[J]. 中华血液学杂志, 2016, 37(10): 2.
[95]JESSOP S, CRUDGINGTON D, LONDON K, et al. FDG PET-CT in pediatric Langerhans cell histiocytosis[J]. Pediatric Blood & Cancer, 2020, 67(1): e28034.
[96]CANTU M A, LUPO P J, BILGI M, et al. Optimal therapy for adults with Langerhans cell histiocytosis bone lesions[J]. PLoS One, 2012, 7(8): e43257.

[97] SAVEN A, BURIAN C. Cladribine activity in adult langerhans-cell histiocytosis[J]. Blood, 1999, 93 (12): 4125-4130.
[98] INGRAM W, DESAI S R, GIBBS J S, et al. Reduced-intensity conditioned allogeneic haematopoietic transplantation in an adult with Langerhans' cell histiocytosis and thrombocytopenia with absent radii[J]. Bone Marrow Transplant, 2006, 37(7): 713-715.
[99] 邵明玮,刘艳霞,赵霖,等. 以中枢性尿崩为首发表现的朗格汉斯细胞组织细胞增生症的临诊应对[J]. 中华内分泌代谢杂志,2021,37(3):5.

第二节 青春期发育迟缓伴或不伴有嗅觉减退
——特发性低促性腺激素性性腺功能减退症(4 例)

李旭晴 郑瑞芝
河南省人民医院

性腺的发育受性激素调控,性激素的产生和分泌受下丘脑、垂体前叶的调节。特发性低促性腺激素性性腺功能减退症,又被称为先天性低促性腺激素性性腺功能减退症(congenital hypogonadotropic hypogonadism,CHH),是指由特发性因素导致的下丘脑 GnRH 神经元功能异常,致 GnRH 合成、分泌和作用障碍引起相应的促性腺激素(卵泡刺激素、黄体生成素)及性激素(睾酮、雌二醇)减少,造成性腺发育不全的疾病。主要临床表现为青春期不发育或第二性征发育不全,伴或不伴有嗅觉减退。根据有无嗅觉异常可分为伴有嗅觉缺失或减退的卡尔曼综合征(Kallmann syndrome,KS)和嗅觉完全正常的低促性腺激素性性腺功能减退症(normosmic idiopathic hypogonadotropic hypogonadism,nIHH)[1]。该疾病具有显著的遗传、临床异质性,其总体发病率为(1 ~ 10)/10 万,男性较为多见,男女比例约为 5 : 1,国内尚无明确流行病学调查[1-2]。

随着分子遗传学研究的不断进展,发现 IHH 是一类遗传缺陷性疾病,病因可分自发性和遗传性,大部分是散发病例,约有 1/3 有家族史[3]。目前已报道的 IHH 遗传方式有 X 连锁隐性遗传(10%)、常染色体显性遗传(65%)和常染色体隐性遗传(25%),每种遗传方式所对应的致病基因不同[4]。然而仍有半数以上 IHH 患者未检测出相关致病基因[5],文献报道一些 KS 患者为复合基因突变,突变基因可全为 KS 相关基因(如:*FGFR*1 + *PROKR*2),也可是 KS 相关基因和其他 IHH 基因共同突变(如:*PROKR*2 + *GNRHR*)[6]。除此之外,根据致病基因不同,还可能伴有其他发育异常,如中线缺陷(即唇/腭裂)、单侧肾缺如、单侧或双侧隐睾、双手联带运动(或镜像运动)、并指(趾)畸形或其他骨骼异常、听力损失、牙缺失等[7-9]。本文重点探讨 KS、nIHH 典型病例和 1 个 KS 家系的临床特点、基因表型。

一、病例资料及诊治过程

(一)病例 1

1. 病史摘要

患者社会性别男性,28 岁,以“第二性征不发育伴嗅觉障碍 15 年”为主诉于 2021 年 4 月 23 日入院。

现病史:15 年前发现第二性征不发育伴有嗅觉障碍,阴茎、睾丸无增大,无胡须、阴毛、腋毛生长,无喉结增大、变声,无晨勃、遗精,遂至我院诊治,给予绒促性素应用(具体不详),用药后发育情况好转,后间断就诊于我院应用绒促性素,阴茎、睾丸较前增大,与正常成年男性相比仍偏小。有阴毛、腋毛生长,无胡须,有喉结增大、变声,有晨勃、遗精,有求偶欲望。现为进一步诊治至我院。门诊以“嗅觉缺失-性腺功能减退症(卡尔曼综合征)”为诊断收入我科。自发病来，神志清楚，精神可，睡眠可，饮食可，体重近期无明显变化。

既往史：12 年前在当地医院行“阑尾切除术”。

个人史：无特殊。

婚育史：未婚未育。

家族史：父母体健，非近亲婚配，独生子，家族中无类似病史。

2. 入院查体

体温 36.5 ℃，脉搏 112 次/min，呼吸 18 次/min，血压 120/64 mmHg，身高 174 cm，体重 68 kg，BMI 22.5 kg/m^2。无肘外翻、无胡须，有腋毛，有喉结，嗅觉减退，心肺腹查体无异常，双侧乳房 Tanner 0 期，少量阴毛，阴茎长约 5 cm，睾丸约蚕豆大小。

3. 实验室检查

(1)性激素六项结果详见表 1。

表 1　性激素

项目名称	检测结果	参考值
卵泡刺激素(U/L)	0.29	1.30～19.30
黄体生成素(U/L)	0.52	1.20～8.60
催乳素(ng/mL)	11.15	2.64～13.13
雌二醇(pg/mL)	20	<53
孕酮(ng/mL)	0.61	0.10～0.84
睾酮(ng/mL)	0.71	1.75～7.81

(2)GnRH 兴奋试验结果详见表 2。

表 2　GnRH 兴奋试验

检查项目	0 min	30 min	60 min	90 min	120 min
卵泡刺激素(U/L)	0.30 (参考值 1.30～19.30)	1.17	1.23	1.68	1.74
黄体生成素(U/L)	0.26 (参考值 1.20～8.60)	3.61	3.94	3.45	3.17

(3)空腹生长激素和胰岛素样生长因子-1 结果详见表 3。

表3　空腹生长激素和胰岛素样生长因子-1

检查项目	检测值	参考值
空腹生长激素(ng/mL)	0.24	0~10.00
胰岛素样生长因子-1(ng/mL)	292	115~307

(4)甲状腺功能结果详见表4。

表4　甲状腺功能及抗体

项目名称	检测结果	参考值
游离三碘甲腺原氨酸(pmol/L)	5.45	3.10~6.80
游离甲状腺素(pmol/L)	20.0	12.0~22.0
促甲状腺素(μIU/mL)	1.40	0.27~4.20
甲状腺球蛋白抗体(IU/mL)	<0.17	0~4.00
甲状腺过氧化物酶抗体(IU/mL)	<0.25	<0.25

(5)ACTH、COR 结果详见表5。

表5　8:00 促肾上腺皮质激素、皮质醇

项目名称	检测结果	参考值
促肾上腺皮质激素(pg/mL)	27.8	12.0~46.0
皮质醇(μg/dL)	14.38	6.70~22.60

(6)骨标志物结果详见表6。

表6　骨标志物

项目名称	检测结果	参考值
25-羟维生素 D(ng/mL)	17.39	≥20.00
骨钙素(ng/mL)	36.17	24.00~70.00
总Ⅰ型前胶原氨基端延长肽(ng/mL)	116.20	16.89~65.49
β-胶原特殊序列(ng/mL)	1.100	≤0.584

(7)甲状旁腺素 43.5 ng/mL(参考值 12.0~88.0)。

(8)空腹胰岛素 7.31 μU/mL(参考值 1.90~23.00),糖化血红蛋白 5.6%(参考值 4.0~6.5)。

(9)血尿常规、肝肾功能、血脂、电解质均正常。

(10)染色体核型分析:46,XY;Y 染色体上性别决定区基因(sex-determining region on the Y chromosome,SRY)(+)。

4. 影像学检查

(1)彩超　心脏、肾脏无异常。前列腺:大小 41 mm×21 mm×29 mm,形态正常,内回声均匀。睾丸:双侧睾丸体积小,右侧大小约 25 mm×11 mm×16 mm,左侧大小约 24 mm×10 mm×16 mm,形态正常,轮廓清晰,内回声均匀,未见明显异常回声。CDFI:双侧睾丸血流信号未见明显异常。双侧附睾形态正常,轮廓清晰,内回声均匀,未见明显异常回声。双侧精索静脉:未见明显曲张。结论:双侧睾丸体积小。

(2)胸部 CT　未见异常。

(3)垂体 MRI　垂体形态尚可,垂体高度约 0.4 cm,其内信号均匀,垂体柄欠清,视交叉形态自然,余未见异常(图 1)。

(4)骨密度　腰椎正常,*Z* 值-0.9;股骨低骨量,*Z* 值-1.9。

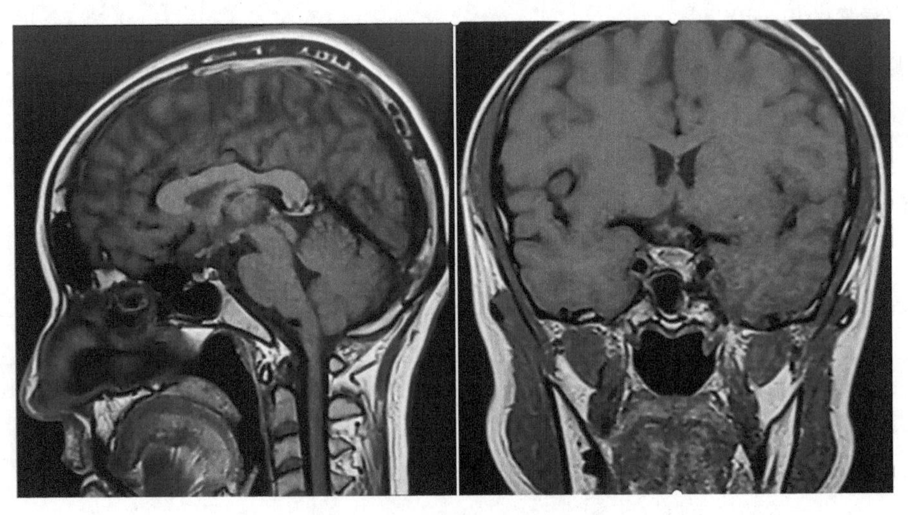

图 1　病例 1 垂体 MRI 平扫

5. 病史特点

(1)28 岁青年男性,病史长,起病缓。

(2)青春期后出现的性腺不发育,伴有明显嗅觉缺失。

(3)促性腺激素水平低,符合低促性腺激素性性腺功能减退。

(4)染色体核型分析 46,XY;SRY(+)。

(5)骨密度:股骨低骨量。25-羟维生素 D 17.39 ng/mL。

6. 临床诊断

(1)46,XY 性发育异常(卡尔曼综合征)。

(2)低骨量。

(3)维生素 D 缺乏。

7. 诊断依据

(1)患者 28 岁,社会性别男,以“第二性征不发育伴嗅觉障碍 15 年”为主诉入院。

(2)身高 174 cm,体重 68 kg,BMI 22.5 kg/m²。无胡须,有少量阴毛、腋毛,有喉结,嗅觉减退,阴茎短,睾丸小。

(3)促性腺激素、睾酮水平低。彩超:双侧睾丸体积小。骨密度:股骨低骨量。25-羟维生素 D 17.39 ng/mL。

(4)染色体核型分析:46,XY;SRY(+)。

8. 基因诊断

患者和父亲均存在 FGF8 NM_033163 c.C616T(p.Arg206Trp)杂合突变(彩图6)。

9. 治疗和随访

患者出院后停用绒促性素针,改为 GnRH 泵治疗,促进睾丸发育及诱导精子产生。患者骨密度提示股骨低骨量,与性激素缺乏和维生素 D 缺乏有关,给予每日补充碳酸钙 1200 mg 和普通维生素 D 800 IU。近期电话随访,患者自述阴茎、睾丸较前增长,阴毛、腋毛生长较前浓密。

(二)病例 2

1. 病史摘要

患者社会性别男性,25 岁,以"第二性征发育迟缓 12 年,乳房增大 3 年"为主诉于 2021 年 5 月 28 日入院。

现病史:12 年前自觉阴茎较同龄人小,睾丸小,无嗅觉障碍,无通贯掌、肘外翻、皮肤菲薄、色素沉着等,无胡须、阴毛、腋毛生长,全身毛发稀疏,喉结不明显,未变声。至当地医院治疗,诊断为"青春期发育迟缓",给予雄激素治疗(具体不详),阴茎、睾丸稍增长。3 年前因上述症状改善不佳,伴有乳腺发育,就诊于当地市医院,查性激素:卵泡刺激素 1.06 U/L,黄体生成素 0.92 U/L,催乳素 201.85 mIU/mL,孕酮 3.32 ng/mL,睾酮 1.22 ng/mL,雌二醇 31.02 pg/mL。睾丸体积偏小,左侧 38 mm×20 mm×17 mm,右侧 39 mm×23 mm×17 mm,诊断为"低促性腺激素性性腺功能减退症"。给予绒促性素针每次 2000 U,每周 2 次,尿促性素针每次 75 U,每周 2 次肌内注射治疗至今。自觉症状改善,可见腋毛、胡须生长,喉结出现,已变声,全身毛发稀疏,阴毛分布正常。阴茎长度及睾丸大小发育正常,双侧乳房发育,嗅觉基本正常。为进一步治疗来我院,门诊以"低促性腺激素性性腺功能减退症"为初步诊断收住院。自发病以来,患者神志清,精神可,饮食睡眠可,大小便正常,近期体重无明显变化。

既往史、个人史:无特殊。

婚育史:未婚未育。

家族史:父母体健,非近亲婚配,1 弟体健,家族中无类似疾病发生,否认家族性遗传病史。

2. 入院查体

体温 36.2 ℃,脉搏 76 次/min,呼吸 19 次/min,血压 116/76 mmHg,身高 188 cm,体重 84 kg,BMI 23.8 kg/m²,胡须、腋毛稀疏,喉结基本正常,声线正常,心肺腹未见异常。双侧乳房 Tanner 2 期,阴茎长度约 12 cm,双侧睾丸大小基本正常。

3. 实验室检查

(1)性激素结果详见表 7。

表7 性激素

项目名称	检测结果	参考值
卵泡刺激素(U/L)	2.19	1.30～19.30
黄体生成素(U/L)	1.09	1.20～8.60
催乳素(ng/mL)	18.02	2.64～13.13
雌二醇(pg/mL)	29.41	<53.00
孕酮(ng/mL)	1.54	0.10～0.84
睾酮(ng/mL)	4.92	1.75～7.81

(2)GnRH兴奋试验结果详见表8。

表8 GnRH兴奋试验

检查项目	0 min	30 min	60 min	90 min	120 min
卵泡刺激素(U/L)	2.19 (参考值1.30～19.30)	3.86	5.10	6.26	6.69
黄体生成素(U/L)	1.09 (参考值1.20～8.60)	10.66	17.32	18.89	17.19

(3)甲状腺功能及抗体结果详见表9。

表9 甲状腺功能及抗体

项目名称	检测结果	参考值
游离三碘甲腺原氨酸(pmol/L)	5.17	3.10～6.80
游离甲状腺素(pmol/L)	15.73	12.00～22.00
促甲状腺素(μIU/mL)	1.43	0.27～4.20
甲状腺球蛋白抗体(IU/mL)	0.4	0～4.0
甲状腺过氧化物酶抗体(IU/mL)	<0.25	<0.25

(4)ACTH、COR结果详见表10。

表10 8:00促肾上腺皮质激素、皮质醇

项目名称	8:00	参考值
促肾上腺皮质激素(pg/mL)	54.6	12.0～46.0
皮质醇(μg/dL)	21.41	6.70～22.60

(5)骨标志物及甲状旁腺素结果详见表11。

表11 骨标志物及甲状旁腺素

项目名称	检测结果	参考值
25-羟维生素 D(ng/mL)	8.09	≥20.00
骨钙素(ng/mL)	32.26	24.00~70.00
总Ⅰ型前胶原氨基端延长肽(ng/mL)	149.10	16.89~65.49
β-胶原特殊序列(ng/mL)	1.220	≤0.584
甲状旁腺素(ng/mL)	48.2	12.0~88.0

(6)空腹胰岛素2.17 μU/mL(参考值1.90~23.00),糖化血红蛋白5.1%(参考值4.0~6.5)。

(7)血尿常规、肝肾功能、血脂、电解质:无异常。

(8)染色体核型:46,XY;SRY(+)。

4.影像学检查

(1)彩超 ①乳腺:双侧乳头后方可探及腺体样回声,右侧厚约8.8 mm,左侧厚约9.5 mm,双侧腋窝未见明显肿大淋巴结。②肾输尿管:双肾大小正常,形态正常,轮廓清晰,包膜光滑,左肾可见多个囊性回声,其一大小约18 mm×17 mm,右肾未见明显异常回声,双肾集合系统未见明显异常分离。③前列腺:前列腺大小37 mm×26 mm×25 mm,形态正常,内回声不均匀。④睾丸:右侧大小约42 mm×18 mm×26 mm,左侧大小约43 mm×19 mm×28 mm,大小形态正常,轮廓清晰,内回声不均匀,内可见多个点状强回声。CDFI:双侧睾丸血流信号未见明显异常。⑤附睾:双侧附睾大小形态正常,轮廓清晰,内回声均匀,未见明显异常回声。⑥双侧精索静脉:左侧精索静脉平静呼吸时内径约2.4 mm,瓦氏动作后内径约2.7 mm,瓦氏动作后可见反流信号,反流时间可持续整个瓦氏动作周期,右侧精索静脉未见明显反流信号。结论:①双侧乳头后方腺体样回声(考虑男性乳腺发育);②左肾囊肿;③前列腺回声不均匀;④双侧睾丸多发微结石;⑤左侧精索静脉曲张。

(2)左手X射线片 骨骺已闭合。

(3)垂体MRI 垂体平扫未见异常。

(4)胸部CT 胸部平扫未见明显异常。

(5)骨密度 腰椎低骨量,*Z*值-1.4;股骨正常,*Z*值-0.8。

5.病史特点

(1)患者25岁,社会性别男性,逾青春期后性腺不发育,第二性征缺失,3年前出现乳腺发育,均属于性腺发育异常。

(2)当地医院查促性腺激素、睾酮水平低,符合低促性腺激素性性腺功能减退,嗅觉正常。

(3)染色体核型:46,XY;SRY(+)。

6. 临床诊断

(1)46,XY 性发育异常(低促性腺激素性性腺功能减退)。

(2)男性乳腺发育。

(3)左肾囊肿。

(4)睾丸微石症。

(5)维生素 D 缺乏。

(6)低骨量。

7. 诊断依据

(1)患者 25 岁,社会性别男性,以“第二性征发育迟缓 12 年,乳房增大 3 年”为主诉入院。

(2)身高 188 cm,体重 84 kg,BMI 23.8 kg/m^2。有胡须、腋毛、喉结,已变声,双侧乳房 Tanner 2 期,阴茎长度约 12 cm,双侧睾丸容积正常,无嗅觉障碍。

(3)25-羟维生素 D 8.09 ng/mL。彩超:双侧乳腺发育,左肾多发囊肿,双侧睾丸多发微结石。骨密度提示腰椎低骨量。

(4)染色体核型分析:46,XY;SRY(+)。

8. 基因诊断

未见与 IHH 相关基因突变。

9. 治疗和随访

入院后完善各项检查,应用绒促性素针每次 2000 IU,每周 2 次肌内注射维持性腺功能,尿促性素针(human menopausal gonadotropin,HMG)75 U,每周 2 次肌内注射促进生精。患者低骨量,与性激素缺乏、维生素 D 缺乏有关,补充碳酸钙 1200 mg/d,普通维生素 D 胶囊 800 IU/d,增加骨量,改善维生素 D 缺乏。1 年后随访,患者乳腺未进一步增大,有求偶欲望和晨勃。性激素六项:卵泡刺激素 4.24 U/L、黄体生成素 7.3 U/L、血清催乳素 17.41 ng/mL、雌二醇 37.79 pg/mL、孕酮 1.12 ng/mL、睾酮 5.93 ng/mL。但精液常规检查结果显示仍无精子。

(三)病例 3

1. 病史摘要

患者社会性别男性,15 岁,以“生长发育迟缓 3 年”为主诉于 2021 年 7 月 9 日入院。

现病史:3 年前被家人发现身高低于同龄人,有嗅觉障碍,无变声,睾丸偏小,无体力减退、色盲、唇裂、腭裂,饮食正常,无偏食,睡眠正常,记忆力、智力正常,学习成绩可。就诊于我院查彩超示:双侧阴囊内空虚,双侧腹股沟内类似睾丸样回声。诊断为“隐睾症”。于当地医院行手术治疗。现为进一步诊治来我院,门诊以“生长发育迟缓查因”收住我科,发病以来,饮食可,大小便正常,体重随年龄正常增加。

既往史:3 年前因“双侧隐睾”于当地医院行“睾丸固定术”,术后恢复可。

个人史:无特殊。

婚育史:未婚未育。

家族史:父母非近亲婚配,父亲体健,母亲有嗅觉减退,月经不规律。1 兄 1 姐有嗅觉减退,都患有卡尔曼综合征(其姐见病例 4)。

2. 入院查体

体温 36.6 ℃，脉搏 95 次/min，呼吸 22 次/min，血压 108/70 mmHg，身高 150 cm，体重 45 kg，BMI 20 kg/m^2。喉结不明显，无变声，嗅觉减退，心肺腹无异常，双侧乳房 Tanner 0 期，无阴毛、腋毛，阴茎长约 2.5 cm，双侧睾丸约花生米大小。

3. 实验室检查

(1)性激素结果详见表 12。

表 12 性激素

项目名称	检测结果	参考值
卵泡刺激素(U/L)	<0.2	1.3～19.3
黄体生成素(U/L)	<0.2	1.2～8.6
催乳素(ng/mL)	6.26	2.64～13.13
雌二醇(pg/mL)	15.0	<53.0
孕酮(ng/mL)	0.10	0.10～0.84
睾酮(ng/mL)	0.35	1.75～7.81

(2)GnRH 兴奋试验结果详见表 13。

表 13 GnRH 兴奋试验

检查项目	0 min	30 min	60 min	90 min	120 min
卵泡刺激素(U/L)	0.17 (参考值 1.30～19.30)	2.06	2.49	3.00	3.32
黄体生成素(U/L)	<0.01 (参考值 1.20～8.60)	0.61	0.61	0.63	0.70

(3)甲状腺功能及抗体结果详见表 14。

表 14 甲状腺功能及抗体

项目名称	检测结果	参考值
游离三碘甲腺原氨酸(pmol/L)	7.18	3.10～6.80
游离甲状腺素(pmol/L)	17.78	12.00～22.00
促甲状腺素(μIU/mL)	0.437	0.270～4.200
甲状腺球蛋白抗体(IU/mL)	<0.17	0～4.00
甲状腺过氧化物酶抗体(IU/mL)	<0.25	<0.25

(4)空腹生长激素,胰岛素样生长因子-1结果详见表15。

表15　空腹生长激素和胰岛素样生长因子-1

检查项目	检测值	参考值
空腹生长激素(ng/mL)	0.19	0～10.00
胰岛素样生长因子-1(ng/mL)	123	115～307

(5)血尿常规、肝肾功能、血脂、电解质:无异常。

(6)染色体核型分析:46,XY;SRY(+)。

4.影像学检查

(1)彩超　①前列腺彩超:大小正常,形态正常,内回声均匀。②睾丸彩超:右侧大小约5 mm×10 mm×6 mm,左侧大小约6 mm×12 mm×5 mm,体积小,形态失常,轮廓清晰,内回声均匀。结论:双侧睾丸体积明显减小。

(2)左手X射线片　左侧腕部可见8枚骨化核,诸组成骨骨骺线未见闭合。骨龄约14岁左右(实际年龄15岁)(图2)。

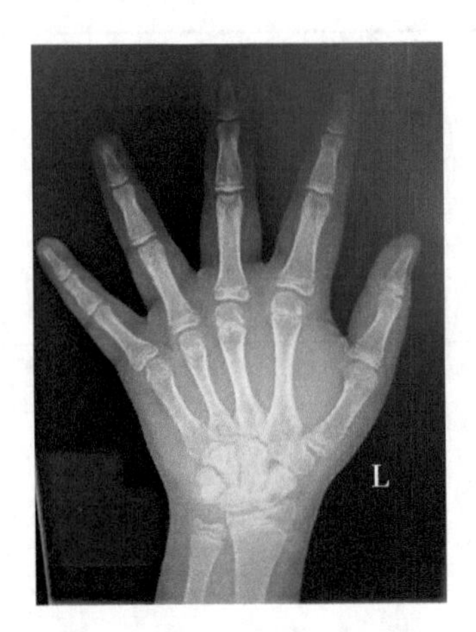

图2　病例3左手X射线片

(3)垂体MRI:垂体平扫未见异常。

5.病史特点

(1)患者青少年男性,既往"隐睾症",青春期后出现性腺发育迟缓,双侧睾丸体积明显小,属于性腺发育异常。

(2) 有卡尔曼综合征家族史。

(3)促性腺激素、睾酮水平低,GnRH兴奋试验后促性腺激素呈低弱反应,伴有嗅觉障碍,符合KS。

(4)染色体核型46,XY;SRY(+)。

6. 临床诊断

46,XY 性发育异常(卡尔曼综合征)。

7. 诊断依据

(1)患者,社会性别男性,15 岁,以“生长发育迟缓 3 年”为主诉入院。有卡尔曼综合征家族史。

(2)身高 150 cm,体重 45 kg,BMI 20 kg/m^2,男性外观,无喉结,无变声,无阴毛、腋毛,伴有嗅觉异常。阴茎长约 2.5 cm,双侧睾丸约花生米大小。

(3)双侧睾丸体积明显减小。促性腺激素、睾酮水平低于正常。

(4)染色体核型分析 46,XY;SRY(+)。

8. 基因诊断

该家系中存在 3 个基因突变,家系图如下(图 3)。

(1)父亲、病例 3 和病例 4(病例 3 异卵双生姐姐)均存在 *PROKR*2 基因(NM_144773)的 c.533G>C,p.W178S 杂合突变。

(2)父亲、哥哥、病例 3 和病例 4 均存在 *PCSK*1 基因(NM_000439)的 c.2104G>A,p.E702K杂合突变。

(3)母亲、哥哥、病例 3 和病例 4 均存在 *FGFR*1 基因(NM_023110)的 c.1471C>T,p.Q491X杂合突变。

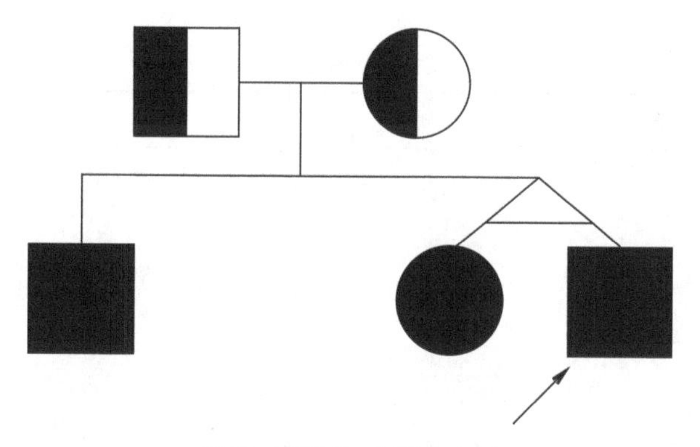

图 3　病例 3、病例 4 家系

注:□男性,○女性,■●患者,◧◐携带者,↗先证者

9. 治疗和随访

入院后完善检查,给予绒毛膜促性腺激素针每次 2000 IU,每周 2 次,肌内注射,促进睾丸和第二性征发育。嘱患者定期复查彩超、性激素等。

(四)病例 4

1. 病史摘要

患者社会性别女性,15 岁,与病例 3 为异卵双生姐弟关系,以“生长发育迟缓 6 年”为主诉于 2021 年 7 月 9 日入院。

现病史:6 年前被家人发现身高低于同龄人,体形消瘦,伴有嗅觉障碍,智力正常,学习成绩可,无体力减退、色盲、唇裂、腭裂,无面部畸形、肘外翻等,无激素类药物、食物摄入史。3 年前因乳房未发育,月经未来潮,无阴毛、腋毛,就诊于我院完善检查后诊断为“生长激素缺乏性矮小症、卡尔曼综合征”,给予重组人生长激素皮下注射治疗(具体不详)。2 年前自行停用生长激素。半年前就诊于我院门诊后开始口服补佳乐每次 0.5 mg,每日 1 次,乳房无明显发育。现为进一步诊治来我院,门诊以“生长发育迟缓查因”收住我科,发病以来,神志清、精神可,饮食、睡眠可,大小便正常,体重未随年龄正常增加。

既往史、个人史:无特殊。

婚育史:未婚未育。

月经史:月经未来潮。

家族史:父母非近亲婚配,父亲体健,母亲有嗅觉减退,月经不规律。1 兄 1 弟有嗅觉减退,都患有“卡尔曼综合征”(其弟见病例 3)。

2. 入院查体

体温 36.5 ℃,脉搏 90 次/min,呼吸 23 次/min,血压 99/42 mmHg,身高 153 cm,体重 39 kg,BMI 16.6 kg/m^2。嗅觉障碍,心肺腹无异常。双侧乳房 Tanner 0 期,无阴毛、腋毛,外阴呈女性幼稚型。

3. 实验室检查

(1)性激素结果见表 16。

表 16　性激素

项目名称	检测结果	参考值
卵泡刺激素(U/L)	0.44	4.60～8.60
黄体生成素(U/L)	0.02	1.50～7.00
催乳素(ng/mL)	6.70	3.34～26.72
雌二醇(pg/mL)	3.55	<63.00
孕酮(ng/mL)	0.05	0.31～1.52
睾酮(ng/mL)	<0.01	<0.75

(2)GnRH 兴奋试验结果见表 17。

表 17　GnRH 兴奋试验

检查项目	0 min	30 min	60 min	90 min	120 min
卵泡刺激素(U/L)	0.22	2.40	3.57	4.36	4.44
黄体生成素(U/L)	<0.01	1.51	1.54	1.38	1.52

（3）甲状腺功能及抗体结果详见表 18。

表 18　甲状腺功能及抗体

项目名称	检测结果	参考值
游离三碘甲腺原氨酸（pmol/L）	6.97	3.10～6.80
游离甲状腺素（pmol/L）	16.35	12.00～22.00
促甲状腺素（μIU/mL）	1.27	0.27～4.20
甲状腺球蛋白抗体（IU/mL）	<0.17	0～4.00
甲状腺过氧化物酶抗体（IU/mL）	1.31	<0.25

（4）空腹生长激素、胰岛素样生长因子-1 详见表 19。

表 19　空腹生长激素和胰岛素样生长因子-1

检查项目	检测值	参考值
空腹生长激素（ng/mL）	6.76	0～10.00
胰岛素样生长因子-1（ng/mL）	338	115～307

（5）血尿常规、肝肾功能、血脂、电解质：未见异常。

（6）染色体核型：46，XX；SRY（-）。

4. 影像学检查

（1）左手 X 射线片　左侧腕部可见 7 枚骨化核，诸组成骨骨骺线未见闭合。骨龄约 13 岁（实际年龄 15 岁）（图 4）。

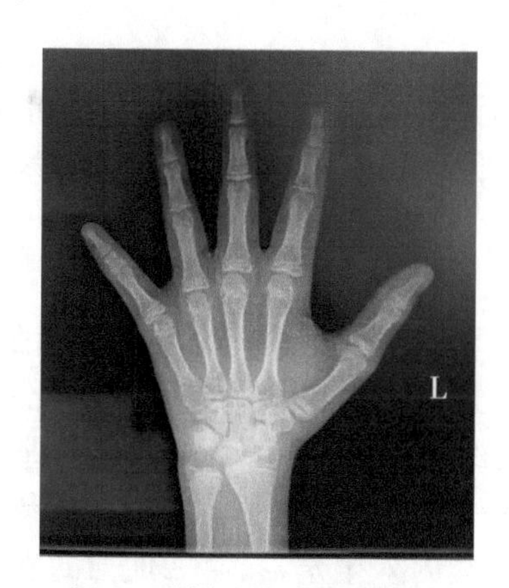

图 4　病例 4 左手 X 射线片

（2）彩超　①乳腺及腋窝淋巴结：双侧乳头后方未探及明显腺体样回声。双侧腋窝均可见多个淋巴结样回声，皮髓质界线清。②子宫：宫体大小 22 mm×11 mm×16 mm，宫颈长约 24 mm,厚约 10 mm,形态正常,轮廓清晰,肌壁回声均匀,内膜可见,厚 1 mm,居中。右侧卵巢大小约 15 mm×8 mm,左侧卵巢大小约 15 mm×10 mm。结论:①双侧乳头后方未探及明显腺体样回声;②双侧颈部、腋窝淋巴结可见;③幼稚子宫。

(3)头颅 MRI　头颅平扫未见异常。

5. 病史特点

(1)患者青少年女性,青春期后出现性腺不发育、第二性征发育不良,属于性腺发育异常。

(2)有卡尔曼综合征家族史。

(3)促性腺激素、雌二醇水平低,符合低促性腺激素性性腺功能减退;伴有嗅觉障碍,符合卡尔曼综合征。

(4)染色体核型:46,XX;SYR(-)。

(5)骨龄落后,双侧乳房 Tanner 0 期,幼稚子宫。

6. 临床诊断

46,XX 性发育异常(卡尔曼综合征)。

7. 诊断依据

(1)患者 15 岁,社会性别女,以“生长发育迟缓 6 年”为主诉入院。有卡尔曼综合征家族史。

(2)身高 153 cm,体重 39 kg,BMI 16.6 kg/m^2,无阴毛、腋毛,双侧乳房 Tanner 0 期,有嗅觉障碍。

(3)促性腺激素低,雌二醇低,GnRH 兴奋试验后促性腺激素呈低弱反应。彩超:①双侧乳头后方未探及明显腺体样回声;②幼稚子宫。

(4)染色体核型:46,XX;SYR(-)。

8. 基因诊断

突变基因详见病例 3。

9. 治疗和随访

入院后完善检查,给予补佳乐(戊酸雌二醇)由每次 0.5 mg 每日 1 次,增加至每次 1 mg 每日 1 次,口服,以促进子宫、卵巢和乳腺发育。嘱患者定期复查彩超、性激素等。

二、讨论

在人类胚胎发育阶段,GnRH 神经元起源于神经嵴和外胚层细胞,发育过程中与嗅神经元一起沿着轴突通过筛板迁移至嗅球,最后定植在下丘脑视前区发出轴突到正中隆起,形成一个独特的神经网络结构。通过一系列神经调节进行脉冲式释放 GnRH,传递至垂体门脉系统,诱导垂体相关受体释放促性腺激素,继续传递至性腺受体产生类固醇激素完成性腺轴的功能,促进人类内外生殖器、第二性征的发育以及调控生殖生育[10-11]。在新生儿早期因兴奋性神经递质的作用 GnRH 神经元处于短期激活状态,之后的 8～9 年(儿童期)一直处于抑制状态,在此期间随着抑制性神经递质的逐渐减少以及兴奋性神经递质的逐渐增加,GnRH 神经元在青春期阶段再次被激活完成下丘脑-垂体-性腺轴(HPGA)功能。在男性体内促进睾丸生精小管及间质细胞的产生,完成男性化特征发育,例如胡须、毛发增多、声音低沉、喉结出现、肌肉力量增加等，同时维持性功能产生精子。在女性体内促进卵巢产生卵泡及类固醇激素，维持女性第二性征及生殖生育[3]。GnRH神经元若不能正常发挥功能及作用，HPGA也将出现功能失调。

IHH即GnRH神经元在迁徙过程中出现障碍，不能完成顺利迁徙并形成神经脉络网，其脉冲式分泌促性腺激素释放激素受限，无法到达垂体受体发挥相应作用，部分患者在婴儿期表现为隐睾和小阴茎就诊，部分患者在青春期或成年期未出现第二性征发育就诊。由于从胚胎形成到胎儿期就存在促性腺激素分泌不足，所以男婴出生时就可出现小阴茎、隐睾症。正常情况下血清FSH、LH和睾酮水平在出生后第2周增加，在4～10周时达到最大值，在6个月左右下降到低水平，直到青春期发育开始时再次升高；但女婴出生时的性腺没有特异性表现。为避免延误病情，若父母为已确诊的IHH患者，其生育的女婴应检测相关激素，如FSH、LH等。在女婴中，血清FSH和LH以及不稳定的雌二醇（estradiol，E_2）升高可持续2～3年，儿童期FSH、LH、E_2分泌虽然存在，但水平较低。故在男孩从出生到6个月左右（女孩在2岁左右），有机会确诊IHH[12-13]，这也提示了在微小青春期或青春早期监测促性腺激素（FSH和LH）、睾酮（testosterone，T）（男）、E_2（女）的必要性。因胚胎发育时GnRH神经元和嗅觉神经元同步迁移，故部分IHH患者会出现嗅觉缺失或减退，影像学表现为嗅球、嗅束、嗅沟的发育不全或缺如。根据是否有嗅觉障碍将IHH分为两种类型：KS和nIHH），据国外研究报道，在IHH患者中30%～50%存在嗅觉减退或嗅觉障碍，符合KS诊断[14]。根据致病基因不同，还可能伴有其他发育异常，如中线缺陷（即唇/腭裂）、单侧肾缺如、单侧或双侧隐睾、双手联带运动（或镜像运动）、并指（趾）畸形或其他骨骼异常、听力损失、牙缺失等[7-9]。本文中KS、nIHH和IHH家系中的患者均存在青春期后性腺不发育、第二性征发育不良，起病时FSH、LH、T或E_2水平低下，未见面部畸形、肾缺如、镜像运动、并指（趾）畸形或其他骨骼异常镜面运动等异常。

约有不到50%的IHH患者可以检测到基因异常[2]。近年来已发现30多种基因突变与该病相关，如*KAL*1、*GNRHR*、*FGFR*1、*FGF*8、*FGF*17、*IL*17*RD*、*DUSP*6、*PROKR*2、*PROK*2、*TAC*3、*CHD*7、*WDR*11、*SEMA*3、*SOX*10、*DAX*1、*HESX*1、*FEZF*1、*FGF*17、*SEMA*7*A*、*NSMF*、*AXL*、*LEP*、*LEPR*、*PCSK*1、*DMXL*2、*RNF*216、*OTUD*4、*PNPLA*6、*NR*0*B*1等[15-17]。成纤维细胞生长因子（fibroblast growth factor，FGF）及其受体FGFR所构成的复杂又庞大的信号分子家族，已被证明在有或无脊椎动物的胚胎发育中，对组织稳态、血管生成、伤口愈合等多方面都发挥着关键作用[18]。IHH患者携带*FGFR*1突变的发病率约10%，遗传模式是常染色体显性遗传（Autosomal dominant inheritance，AD）[19]。*FGFR*1在嗅基板和嗅球发育、GnRH迁移通路、下丘脑GnRH神经元及其投射中均有表达[20]。

Falardeau等[19]报告了6例IHH先证者携带FGF8错义杂合突变，患者们具有不同程度的嗅觉表型和GnRH缺陷，包括罕见的成人型IHH。在*FGF*8/*FGFR*1突变的IHH中，发现30%的患者出现腭裂，还有些患者伴有耳部或鼻部的软骨异常和个数异常等现象[21]。Miraoui[22]在对3884例先天性IHH患者进行*FGF*8相关基因筛查时，发现有些患者携带*FGF*17、1*L*17*RD*、*DUSP*6、*SPRY*4和*FLRT*3突变。*HS*6*ST*1基因是一种关键的细胞外基质成分，被认为是最佳的细胞-细胞通信所必需的，可特异性或非特异性地修饰硫酸乙酰肝素。例如在嗅觉、神经元迁移和配体-受体相互作用过程中，在anosmin-1和FGF

中作为激活 FGFR 的配体等均发挥重要作用[23]。此外,Tornberg 等[23]已在 7 个KS/nIHH 的家系中鉴定出了 *HS6ST*1 基因突变。在胚胎发育过程中,NELF(NSMF)在嗅觉感觉细胞和 GnRH 细胞中表达,可作为整个鼻腔嗅轴突和 GnRH 神经元的共同指导分子[24]。在 nIHH 和 KS 患者中发现 *NELF* 基因突变,其中一些患者还携带其他 IHH 致病基因,包括 *FGFR*1、*HS6ST*1、*KAL*1 和 *TACR*3 等[25-26]。这些发现表明 *NELF* 单独突变可导致 IHH,也可能与其他致病基因的突变结合在一起而导致此疾病[26-27]。如果父母 IHH 且存在基因突变,则需对婴儿进行基因检测[1,12]。

病例 1 患者基因检测结果提示存在 *FGF*8 基因突变。*FGF*8 基因位于染色体 10q24,编码成纤维细胞生长因子 8,是 FGF 家族中的一员,FGFR1 的配体,FGF 家族成员具有广泛的促有丝分裂和细胞存活活性,参与胚胎发育、细胞生长、形态发生、组织修复、肿瘤生长和侵袭等多种生物学过程。该基因的致病性变异可导致伴或不伴嗅觉丧失的促性腺激素功能减退症。*FGF*8 遵循常染色体显性遗传。近期,*FGF*8 基因的杂合突变、纯合突变在 KS、nIHH、成人迟发 IHH 中均有发现,患者临床症状也表现出不完全显性。研究发现 *FGFR*1 基因突变时,受体对 *FGF*8 的亲和力显著降低,从而推测出 *FGF*8 是 GnRH 神经元产生过程中 *FGFR*1 信号通路最关键的配体[8]。此外,在动物实验中亦已证实 *FGF*8 基因的重要作用,Chung 等[28]的实验结果清楚表明仅有 *FGF*8 基因杂合突变的小鼠即可以对 GnRH 神经元的发育产生严重影响。*FGFR*1 或 *FGF*8 基因突变患者,也可合并较特异的非生殖系统非嗅觉表型:25% ~30% 合并有唇/腭裂,其他较特异性的症状包括有鼻软骨缺失、听力受损、肢体异常及牙齿发育不全[29]。

本文 KS 家系中存在 *PROKR*2、*FGFR*1、*PCSK*1 基因突变,这 3 种基因突变,均与已报道的 IHH 相关基因有关。前激动素 2(*PROKR*2)基因位于人类染色体 20 p12.3,编码 PROK2 的受体。*PROK*2 在视交叉上核、弓状核和下丘脑视前内侧区表达,通过 G 蛋白偶联受体(PROKR1/ PROKR2)传递信号,动员 Ca^{2+} 及磷酸肌醇翻转[6],其突变影响 GnRH 神经元向嗅球的迁徙,到达下丘脑的 GnRH 神经元数量减少、脉冲式分泌减少,导致性腺功能减退。在一项纳入了 107 例 IHH 患者的研究中,从健康对照中也鉴定出了 *PROK*2 和 *PROKR*2 的杂合突变,这表明 *PROKR*2 单独杂合突变可能不足以引起 KS 或 nIHH[30]。但是在 IHH 患者中频繁发现 *PROKR*2 的杂合突变,这表明 *PROKR*2 突变可能与其他尚未发现的相关致病基因结合在一起共同导致 IHH[31]。由于携带 *PROK*2 和 *PROKR*2 突变的 IHH 常常存在不同程度的嗅觉和生殖功能障碍,因此在所有伴有嗅觉缺失或减退的 GnRH 缺陷病例中应筛查这两个基因[30,32]

人类枯草溶菌素转化酶 1(*PCSK*1)基因:位于人类 5 号染色体,激素前转化酶 1/3 是一种丝氨酸内蛋白酶,由 *PCSK*1 基因编码,参与多种前体肽和前体激素的加工。在 PCSK1 突变的纯合子或复合杂合子患者表现为多种症状的综合征,如肥胖、吸收不良性腹泻、卡尔曼综合征、甲状腺和肾上腺功能改变、血浆葡萄糖水平的调节受损与循环胰岛素原-胰岛素比率升高等[5,11,14]。

本文 KS 家系中 3 例患者临床表现均表现为青春期后性腺不发育,有嗅觉障碍,无染色体异常,实验室检查提示促性腺激素(FSH、LH)和性激素(T、E_2)水平低下,睾丸、子宫等性腺发育不良,影像学未见嗅球发育异常。该家系中 3 例患者的 *PROKR*2、*PCSK*1 基因突变来自父亲，*FGFR*1 基因突变来自母亲。父亲身高和性腺发育正常，无嗅觉障碍，母亲身高正常，嗅觉减退，18 岁时月经初潮，月经周期不规律，1～2 次/年，先证者病例 3 的哥哥为自然受孕后出生，病例 3 和病 4 为异卵双胞胎，为其母亲借助辅助生育技术受孕，自第 2 次生育后月经未再来潮，绝经年龄 30 岁。病例 3 的哥哥存在 *PCSK*1 和 *FGFR*1 两个基因突变，确诊 KS，长期应用 *hCG*+HMG 治疗。病例 3 和病例 4 均存在 *PROKR*2、*FGFR*1、*PCSK*1 基因突变。病例 3 表现为隐睾、青春期性腺不发育。病例 4 表现为生长激素部分缺乏性矮小、青春期性腺不发育，均有嗅觉障碍，同一家系中表现出遗传异质性和临床异质性，与表观遗传学改变等因素有关。

并非所有 IHH 病例均存在基因突变，有半数以上 IHH 患者未检测出相关致病基因[5]，亦有家系中基因突变携带者未发病病例，比如病例 1 父亲携带致病基因，但性腺发育未见异常，与表观遗传学改变等因素有关。病例 2 根据临床表现及实验室检查结果，可明确诊断为 IHH，但基因检测结果未见与 IHH 相关基因突变，应用 hCG+hMG 治疗后患者雄性激素水平在正常范围，已有胡须、喉结等正常男性外观，阴茎、睾丸发育也已达到正常水平，但存在雌激素水平升高、男性乳房发育、睾丸微石症等异常。

IHH 的典型临床表现为，青春期第二性征不发育，在男性表现为无喉结、无变声、无阴毛和腋毛生长、睾丸体积小或隐睾、小阴茎、无精子生成；女性表现为乳腺不发育、无阴毛和腋毛生长、幼稚外阴和原发性闭经。身体上部量/下部量<1，指尖距>身高，因缺乏性激素，影响骨成熟，多有骨龄落后、骨骺闭合延迟，易出现低骨量或骨质疏松[33-34]。一项为了评估睾酮缺乏对男性骨量的影响的研究，测定了 23 例 IHH 患者的骨密度，并与正常对照组进行了比较，结果显示骨量减少在骨龄未成熟和成熟的男性 IHH 患者中同样严重，IHH 患者峰值骨量低于正常值，骨折发生风险增加[35]。雄激素可影响成骨细胞的活性，包括增殖、生长因子、细胞因子和骨基质蛋白的产生[34,36]。雌激素可与成骨细胞上的雌激素受体相结合后促进成骨；此外，在雌激素缺乏状态下，破骨细胞对甲状旁腺素的敏感性将增高，导致骨吸收增强。上述两种原因导致雌激素减少时骨丢失会增多，从而导致骨质疏松发生风险增加[37]。应对 IHH 患者进行早期诊断和激素替代治疗，必要时补充钙剂和维生素 D，以增加患者的峰值骨密度，防止严重的骨质流失和相关骨骼疾病的发病率增加。

诊断 IHH 需完善的辅助检查。

1. 血尿常规、肝肾功能等一般检查，排除慢性系统性疾病或营养不良导致青春期发育延迟。

2. 影响生长发育的其他相关激素检查，如 FT_4/TSH 、GH/IGF-1、PRL、ACTH/皮质醇、24 h 尿游离皮质醇、AMH、inhibin B。

3. 基础性激素包括 FSH、LH、睾酮（T）、雌二醇（E_2）、孕酮（P）水平。治疗前基线 LH 水平：LH 0～0.7 U/L，提示 IHH；LH≥0.7 U/L，提示青春发育延迟或部分性 IHH。

4. GnRH 兴奋试验，戈那瑞林兴奋试验：静脉注射戈那瑞林 100 μg，测定 0 和 60 min LH 水平。在男性，LH 60 min≥8 U/L，提示下丘脑-垂体-性腺轴启动或青春发育延迟；曲普瑞林兴奋试验：肌内注射曲普瑞林 100 μg，测定 0 和 60 min LH 水平。对男性，LH 60 min≥12 U/L 提示下丘脑-垂体-性腺轴完全启动或青春发育延迟；LH 60 min≤4 U/L

提示性腺轴未启动，可诊断 IHH。LH 60 min 在 4～12 U/L，提示性腺轴功能部分受损，需随访其变化；对女性，LH 60 min≥18 U/L，提示性腺轴功能完全启动；LH 60 min≤6 U/L 提示性腺轴未启动，可诊断 IHH；LH 60 min 在 6～18 U/L，提示性腺轴功能部分受损。

5. 影像学检查：脑或垂体 MRI，以除外各种垂体和下丘脑病变如垂体前叶发育不良、垂体柄中断综合征、下丘脑肿瘤等，评估嗅球、嗅束、视神经、内耳发育情况。左手 X 射线片：正常男性骨龄达到 12 岁时，青春发育自然启动。IHH 患者或暂时性青春发育延迟者，骨龄一般落后生物学年龄 2～3 年。暂时性青春发育延迟者，骨龄达到 12 岁时就会开始青春发育；如骨龄>12 岁甚至骨骺闭合时仍无青春发育迹象，且 LH、FSH 和 T 水平低下，可确诊 IHH。双能 X 射线骨密度：IHH 多伴有骨质疏松或骨量减少。超声：检查乳腺、子宫和卵巢、睾丸、前列腺、精索静脉、肾脏、心脏等发育情况。

6. hCG 兴奋试验，用来评价睾丸间质细胞（Leydig 细胞）功能，T≥100 ng/dL 提示存在睾丸间质细胞，T≥300 ng/dL 提示间质细胞功能良好。因性腺轴未启动时存在"惰性"，该试验可能存在假阴性，应慎重评估试验结果，必要时重复试验或试验性促性腺激素治疗 3 个月，观察 T 水平变化。

7. 嗅觉测试，若不能鉴别酒精、白醋、水和香波的气味，考虑诊断为 KS，若嗅觉正常，考虑诊断为 nIHH。

8. 基因诊断、染色体核型分析、微阵列分析评估是否有染色体数量及大片段异常，检测是否存在微缺失及微重复以排除连续基因综合征。

IHH 的诊断标准：男性骨龄>12 岁或生物年龄>14 岁尚无第二性征出现和睾丸体积增大，T 水平低（≤100 ng/dL）且促性腺激素（FSH 和 LH）水平低或正常范围内偏低。女性>14 岁无第二性征发育和月经来潮，促性腺激素水平（FSH 和 LH）和 E_2 水平低或正常范围内偏低，且找不到明确病因者，拟诊断本病。因青春发育是一个连续变化的动态过程，因此 IHH 的诊断需综合考虑年龄、第二性征、性腺体积、激素水平和骨龄等诸多因素。14 岁尚无青春发育的男性，应进行青春期发育相关检查，对暂时难以确诊者，应随访观察，或短期应用睾酮等诱导青春期启动，以明确最终诊断。

IHH 应与以下疾病相鉴别。

1. 体质性青春期延迟：是一种良性的生长和青春发育延迟，最终可获得正常的性成熟和正常人的身高。IHH 与体质性青春期延迟两者在临床上均存在青春期延迟，后者为短暂性，所以在延迟进入青春期后会出现追赶性生长，部分患者可在 15 岁时出现自发性青春期发育，但 IHH 患者表现为永久性青春期延迟。早期在临床上我们很难将两者区分开来，对于 14～16 岁的疑似青春期延迟男性患者，我们可对其进行观察或短期的睾酮治疗，直至 16～17 岁，对其进行再次评估或停止治疗，若出现睾丸容积、阴茎的生长，FSH、LH、T 水平的升高，应考虑为体质性青春期延迟。

2. 先天性睾丸发育不全综合征：又称克氏综合征，主要病因是染色体数目异常，即患者较正常多一条或一条以上的 X 染色体，如 47，XXY、48，XXXY 等。典型表现为身材高，下肢细长，皮肤细白，阴毛、腋毛及胡须稀少，睾丸体积小，生殖器发育障碍、不育等。患者外生殖器呈男性表现，约有 1/3 患者存在男性乳房发育。克氏综合征为高促性腺激素性性腺功能减退，实验室检查提示 FSH、LH 升高、T 降低、对 GnRH 兴奋试验反应性强。

3. 多种垂体前叶激素分泌障碍：除下丘脑－垂体－性腺轴功能受损外，同时存在一种或多种其他垂体前叶激素分泌缺陷。因此需筛查 PRL、GH－IGF－1 轴、TSH－FT_4 轴、ACTH－F 轴功能。垂体前叶发育不良、垂体柄中断综合征、垂体和下丘脑肿瘤以及其他鞍区病变，均可致垂体前叶多种激素分泌不足。

4. 神经性厌食：多见于年轻女性，常因容貌焦虑，过于严格控制饮食以达到减肥目的，逐渐发展为厌食、腹胀、呕吐、精神抑郁，月经稀少或闭经，出现乳房萎缩等第二性征减退，还有乏力、畏寒、消瘦等。内分泌功能检查除性腺功能减退外，其余激素测定基本正常。

5. Tuner 综合征：又称先天性卵巢发育不全综合征，是指染色体异常导致性腺发育不全，引起原发性闭经。多有染色体缺失，最常见的染色体异常为 45，XO。与女性的 Kallmann 综合征临床表现相似，青春期有原发性性腺功能减退的典型表现，但性激素检查提示高促性腺激素、低雌激素、闭经、基始子宫，卵巢输卵管呈条索状或发育不良，多数患者身材矮小，有后发际低、颈蹼、肘外翻等典型表现。

IHH 的治疗，可大致分为两类，一是维持第二性征发育、促进身高生长、促进骨骼发育；二是进行诱导生育治疗。

IHH 男性确诊后若患者暂无生育需求，补充十一酸睾酮的替代治疗可促进第二性征发育、促进身高增长和骨骼发育。通常用药 6 个月后即可有明显男性化表现，2 ~ 3 年后可接近正常成人男性化水平。如睾丸体积有进行性增大，应停药观察下丘脑－垂体－性腺轴功能是否有逆转为正常的可能。

IHH 男性确诊后若有生育需求，应首选脉冲式 GnRH 泵治疗，适合垂体前叶存在足够数量的功能完整的促性腺激素细胞，以及大部分先天性垂体前叶激素缺陷症患者。GnRH 泵通过微小泵脉冲式皮下注射 GnRH，模拟下丘脑生理性 GnRH 释放，促进垂体分泌促性腺激素，进而促进睾丸发育和精子生成。因此，垂体前叶存在足够数量功能完好的促性腺激素细胞是治疗成功的前提。通常 GnRH 泵治疗 6 ~ 9 个月后就可能有精子生成。治疗过程中，睾丸体积逐渐增大提示预后良好。

hCG/hMG 联合治疗适合有生育需求又因经济因素等未选择 GnRH 泵治疗的 IHH 男性患者。70% ~ 85% 患者可在 hCG/hMG 联合治疗半年至 2 年内产生精子。如治疗 2 年期间睾丸体积无进行性增大，治疗过程中睾酮水平均低于 100 ng/dL 或精液中不能检测到精子，可考虑加大药量或改为脉冲式 GnRH 泵治疗。当有大量精子生成时，如患者暂无生育需求，可行精子冻存；如长期治疗仅少量精子生成，且长时间妻子不能自然妊娠者，需借助辅助生育技术提高妊娠机会；如精液中未检测到精子，可尝试附睾或睾丸穿刺取精。成功生育后，如患者无再次生育计划，可切换到睾酮替代治疗方案。

IHH 女性若有生育需求，可行促性腺激素促排卵治疗或脉冲式 GnRH 泵治疗。无生育需求时，予周期性雌孕激素联合替代治疗，促进第二性征发育，维持第二性征。治疗起始先应用雌孕激素联合替代治疗，亦应模拟正常青春发育过程循序渐进补充。

本文中 IHH 患者治疗后随访情况，病例 1 为 KS 患者，应用 GnRH 泵治疗，半年后通过电话随访，患者自述阴茎、睾丸较前增长，阴毛、腋毛生长较前增多。病例 2 为 nIHH 患者，应用 hCG 每次 2000 IU，每周 2 次肌内注射，hMG 每次 75 U，每周 2 次，肌内注射，通过电话随访，患者自述乳房未进一步增大，有求偶欲望和晨勃，但精液常规检查未见精子。病例3、病例4为KS家系，其中病例3应用hCG治疗，在治疗1年后复查阴茎长度和睾丸容积有所增加，病例4应用补佳乐（戊酸雌二醇片）治疗，1年后复查乳房开始发育，子宫卵巢增大。病例3和病例4的哥哥亦为KS患者，在应用hCG+hMG治疗4年后阴茎长度和睾丸发育情况接近正常水平，顺利生育1男婴，新生儿的外生殖器未见异常，目前尚未进行基因检测。

综上所述，对于第二性发育迟缓，伴或不伴嗅觉障碍的患者，要想到该病的可能，以期早期诊治，促进患者第二性征发育，提高患者生育能力，防治相关并发症如骨质疏松、糖代谢异常、肥胖等。

参考文献

[1] BOEHM U, BOULOUX P, DATTANI M, et al. Expert consensus document: European consensus statement on congenital hypogonadotropic hypogonadismpathogenesis, diagnosis and treatment[J]. Nat Rev Endocrinol, 2015, 11(9): 547564.

[2] 中华医学会内分泌学分会性腺学组. 特发性低促性腺激素性性腺功能减退症诊治专家共识[J]. 中华内科杂志, 2015, 54(8): 739744.

[3] PITTELOUD N, ACIERNO J, MEYSING A. Mutations in fibroblast growth factor receptor 1 cause both Kallmann syndrome and normosmic idiopathic hypogonadotropic hypogonadism[J]. Proc Natl Acad Sci USA, 2006, 103(16): 6281-6286.

[4] HARRINGTON J, PALMERT M. Clinical review: Distinguishing constitutional delay of growth and puberty from isolated hypogonadotropic hypogonadism: critical appraisal of available diagnostic tests[J]. J Clin Endocrinol Metab, 2012, 97(9): 3056-3067.

[5] TOPALOǦLU A. Update on the Genetics of Idiopathic Hypogonadotropic Hypogonadism[J]. J Clin Res Pediatr Endocrinol, 2017, 9(2): 113-122.

[6] SARFATI J, GUIOCHON-MANTEL A, RONDARD P, et al. A comparative phenotypic study of kallmann syndrome patients carrying monoallelic and biallelic mutations in the prokineticin 2 or prokineticin receptor 2 genes[J]. J Clin Endocrinol Metab, 2010, 95(2): 659-669.

[7] COSTA-BARBOSA F A, BALASUBRAMANIAN R, KEEFE K, et al. Prioritizing genetic testing in patients with Kallmann syndrome using clinical phenotypes[J]. J Clin Endocrinol Metab, 2013, 98(5): E943-E953.

[8] PITTELOUD N, ACIERNO J, MEYSING A, et al. Reversible Kallmann syndrome, delayed puberty, and isolated anosmia occurring in a single family with a mutation in the fibroblast growth factor receptor 1 gene[J]. J Clin Endocrinol Metab, 2005, 90(3): 1317-1322.

[9] BAILLEUL-FORESTIER I, GROS C, ZENATY D, et al. Dental agenesis in Kallmann syndrome individuals with FGFR1 mutations[J]. Int J Paediatr Dent, 2010, 20: 305.

[10] WIERMAN M, KISELJAK-VASSILIADES K, TOBET S. Gonadotropin-releasing hormone

(GnRH) neuronmigration:initiation,maintenance and cessation as critical steps to ensure normal reproductive function[J]. Front Neuroendocrinol,2011,32(1):43-52.

[11] BALASUBRAMANIAN R, CROWLEY J. Isolated GnRH deficiency: a disease model serving as a unique prism into the systems biology of the GnRH neuronal network[J]. Mol Cell Endocrinol,2011,346(1-2):4-12.

[12] GRUMBACH M. A window of opportunity: the diagnosis of gonadotropin deficiency in the male infant[J]. Journal of Clinical Endocrinology & Metabolism, 2005, 90(5): 3122-3127.

[13] HOWARD S R, DUNKEL L. Management of hypogonadism from birth to adolescence[J]. Best Pract Res Clin Endocrinol Metab,2018,32(4):355-372.

[14] BHAGAVATH B, PODOLSKY R, OZATA M, et al. Clinical and molecular characterization of a large sample of patients with hypogonadotropic hypogonadism[J]. Fertil Steril,2006, 85(3):706-713.

[15] KOTAN D, HUTCHINS I, OZKAN Y, et al. Mutations in FEZF1 Cause Kallmann Syndrome[J]. American Journal of Human Genetics,2014,95(3):326-331.

[16] TOPALOGLU A, KOTAN L. Genetics of hypogonadotropic hypogonadism[J]. Endocr Dev,2016,29:3649.

[17] YOUNG J, XU C, PAPADAKIS G E, et al. Clinical management of congenital hypogonadotropic hypogonadism[J]. Endocr Rev,2019,40(2):669-710.

[18] KIM S H, HU Y, CADMAN S, et al. Diversity in Fibroblast Growth Factor Receptor 1 Regulation: Learning from the Investigation of Kallmann Syndrome[J]. Journal of Neuroendocrinology,2008,20(2):141-163.

[19] FALARDEAU J, CHUNG W C J, BEENKEN A, et al. Decreased FGF8 signaling causes deficiency of gonadotropin-releasing hormone in humans and mice[J]. Journal of Clinical Investigation,2008,118(8):2822-2831.

[20] PITTELOUD N, MEYSING A, QUINTON R, et al. Mutations in fibroblast growth factor receptor 1 cause Kallmann syndrome with a wide spectrum of reproductive 61 phenotypes [J]. Molecular and Cellular Endocrinology,2006,254-255:60-69.

[21] TSAI P S, GILL J C. Mechanisms of Disease: insights into X-linked and autosomal-dominant Kallmann syndrome[J]. Nature Clinical Practice Endocrinology & Metabolism, 2006,2(3):160-171.

[22] MIRAOUI H. Mutations in FGF17, IL17RD, DUSP6, SPRY4, and FLRT3 are identified in individuals with congenital hypogonadotropic hypogonadism[J]. American Journal of Human Genetics,2013,92(5):725-743.

[23] TORNBERG J, SYKIOTIS G P, KEEFE K, et al. Heparan sulfate 6-O-sulfotransferase 1, a gene involved in extracellular sugar modifications, is mutated in patients with idiopathic hypogonadotrophic hypogonadism[J]. Proceedings of the National Academy of Sciences, 2011,108(28):11524-11529.

[24] LIMA AMATO G, LATRONICO C, GONTIJO SILVEIRA F. Molecular and Genetic Aspects of Congenital Isolated Hypogonadotropic Hypogonadism[J]. Endocrinology and Metabolism Clinics of North America,2017,46(2):283-303.

[25] XU N,KIM G,BHAGAVATH B,et al. Nasal embryonic LHRH factor (NELF) mutations in patients with normosmic hypogonadotropic hypogonadism and Kallmann syndrome[J]. Fertility & Sterility,2011,95(5):1613-1620.

[26] MIURA K,ACIERNO J,SEMINARA S. Characterization of the human nasal embryonic LHRH factor gene, NELF, and a mutation screening among 65 patients with idiopathic hypogonadotropic hypogonadism (IHH)[J]. Journal of Human Genetics,2004,49(5):265-268.

[27] TORNBERG J,SYKIOTIS P,KEEFE K,et al. Heparan sulfate 6-O-sulfotransferase 1,a gene involved in extracellular sugar modifications, is mutated in patients with idiopathic hypogonadotrophic hypogonadism[J]. Proceedings of the National Academy of Sciences, 2011,108(28):11524-11529.

[28] CHUNG W, MOYLE S, TSAI P. Fibroblast growth factor 8 signaling through fibroblast growth factor receptor 1 is required for the emergence of gonadotropin-releasing hormone neurons[J]. Endocrinology,2008,149(10):4997-5003.

[29] DODÉ C, HARDELIN J. Kallmann syndrome[J]. Eur J Hum Genet, 2009, 17(2):139-146.

[30] ABREU A,TRARBACH E,DE CASTRO M,et al. Loss-of-Function Mutations in the Genes Encoding Prokineticin-2 or Prokineticin Receptor-2 Cause Autosomal Recessive Kallmann Syndrome[J]. Journal of Clinical Endocrinology & Metabolism,2008,93(10):4113-4118.

[31] MATSUMOTO S, YAMAZAKI C, MASUMOTO K, et al. Abnormal development of the olfactory bulb and reproductive system in mice lacking prokineticin receptor PKR2[J]. Proceedings of the National Academy of Sciences of the United States of America,2006, 103:4140-4145.

[32] PITTELOUD N, ZHANG C, PIGNATELLI D, et al. Loss-of-function mutation in the prokineticin 2 gene causes Kallmann syndrome and normosmic idiopathic hypogonadotropic hypogonadism[J]. Proceedings of the National Academy of Sciences of the United States of America,2007,104(44):17447-17452.

[33] 田冀雯,徐又佳,吴绍花,等.女性特发性低促性腺激素性性腺功能减退症合并骨密度异常2例报告并文献复习[J].中华骨质疏松和骨矿盐疾病杂志,2013,6(2):174-177.

[34] LUBUSHITZKY R, FRONT D, IOSILEVSKY G, et al. Quantitative bone SPECT in young males with delayed puberty and hypogonadism: implications for treatment of low bone mineral density[J]. J Nucl Med,1998,39(1):104-107.

[35] FINKELSTEIN S,KLIBANSKI A,NEER M,et al. Osteoporosis in men with idiopathic hy-

pogonadotropic hypogonadism[J]. Ann Intern Med,1987,106(3):354-361.
[36]DE ROSA M,PAESANO L,NUZZO V,et al. Bone mineral density and bone markers in hypogonadotropic and hypergonadotropic hypogonadal men after prolonged testosterone treatment[J]. J Endocrinol Invest,2001,24(4):246-252.
[37]马晓莉,毋义明,张耀,等. 女性特发性低促性腺激素性性腺功能减退症合并骨质疏松症一例[J]. 中华内科杂志,2009,48(1):57-58.

第二章 肾上腺疾病

第一节 高雄激素血症、肾上腺增生
——21-羟化酶缺陷症(3 例)

袁倩 郑瑞芝 赵志刚 汪艳芳 王遂军 苏永
王丽敏 虎子颍 任琢琢 田睿 袁慧娟
河南省人民医院

(本文部分已发表于《中华内科杂志》2013 年第 52 卷第 9 期,收录时有改动)

先天性肾上腺皮质增生(congenital adrenal hyperplasia,CAH)是一组由肾上腺皮质类固醇合成通路各阶段各类催化酶的缺陷,引起皮质类固醇合成障碍为主的常染色体隐性遗传性疾病[1]。其中 21-羟化酶缺陷症(21 hydroxylase deficiency,21-OHD)最常见,约占 CAH 的 95%[2]。本症可导致致命的肾上腺失盐危象和高雄激素血症。我们对 3 位 21-OHD 患者的临床表型和 CYP21A2 基因突变进行分析,以期提高此病的诊治水平。

一、病例资料及诊治过程

(一)病例 1

1. 病史摘要

患者社会性别男性,33 岁,以"发现左侧肾上腺、双侧睾丸占位 1 d"为主诉入院。

现病史:患者因婚后不育就诊于我院生殖中心,查 FSH 0.148 U/L、LH<0.100 U/L、T 4.26 ng/mL。彩超:左侧肾上腺区混合性团块,右侧肾上腺体积增大(先天性肾上腺皮质增生?),双侧睾丸纵隔旁高回声(考虑肾上腺残余组织),双侧睾丸微石症。精液分析:精液量 2.3 mL、精液 pH 值 7.5、精子总数 0。无睾丸疼痛、肉眼血尿、排尿困难、血精,无血压升高、阵发性四肢软瘫等。为求进一步治疗来我院,门诊以"肾上腺占位、睾丸占位"为诊断收入我院泌尿外科。自发病以来神志清、精神可,饮食、睡眠无异常,体重无明显减轻。

既往史:患者儿童期较同龄人有生长过快史,皮肤较黑,停止生长早于同龄人(具体不详)。9 年前有"睾丸炎"病史。否认高血压、心脏病、糖尿病史。

个人史:无特殊。

婚育史:30 岁结婚,配偶体健,夫妻关系和睦,未育。

家族史:父母体健,1 兄 1 妹体健,各育有 2 子,家族中无类似疾病发生,否认家族性遗传病史。

2. 入院查体

体温 36 ℃，脉搏 78 次/min，呼吸 18 次/min，血压 100/87 mmHg，身高 146 cm，体重 51 kg，BMI 23.9 kg/m^2，营养良好，正常面容，自主体位，神志清楚。全身肤色较黑。心肺腹查体无异常。阴毛及阴茎发育无异常，尿道外口无红肿及异常分泌物，左侧睾丸体积明显偏小，大小约 6 mL，右侧睾丸体积大小正常，双侧睾丸及附睾质硬。四肢肌力、肌张力未见异常。

3. 实验室检查

（1）ACTH 及 COR 节律结果详见表 1。

表 1　促肾上腺皮质激素、皮质醇节律

项目名称	8:00	16:00	24:00
促肾上腺皮质激素（pg/mL）	365.00 （参考值 12.00～46.00）	99.50 （参考值 6.00～23.00）	54.00
皮质醇（μg/dL）	4.43 （参考值 6.70～22.60）	3.87 （参考值 3.35～11.30）	0.55

（2）性激素结果详见表 2。

表 2　性激素

项目名称	检测结果	参考值
卵泡刺激素（U/L）	0.19	1.30～19.30
黄体生成素（U/L）	0.05	1.20～8.60
催乳素（ng/mL）	19.27	2.64～13.13
雌二醇（pg/mL）	86.19	<53.00
孕酮（ng/mL）	19.72	0.10～0.84
睾酮（ng/mL）	6.23	1.75～7.81
硫酸脱氢表雄酮（ng/mL）	5927.79	1060.00～4640.00
雄烯二酮（ng/mL）	>10.0	0.6～3.1
17-羟孕酮（ng/mL）	226.50	0.31～2.01

（3）肾素-血管紧张素-醛固酮立卧位试验结果详见表 3。

表3 肾素-血管紧张素-醛固酮立卧位试验

项目名称	卧位	立位
肾素活性[ng/(mL·h)]	3.70(参考值0.15~2.33)	10.60(参考值0.10~6.56)
血管紧张素Ⅱ(pg/mL)	54.4(参考值5.0~60.0)	53.7(参考值50.0~120.0)
醛固酮(pg/mL)	121(参考值30~160)	137(参考值70~300)

(4)血电解质:钾3.99 mmol/L(参考值3.50~5.30),钠140 mmol/L(参考值137~147),氯104 mmol/L(参考值99~110),钙2.06 mmol/L(参考值2.11~2.52),磷1.14 mmol/L(参考值0.85~1.51)。

(5)口服葡萄糖耐量试验及胰岛素释放试验结果详见表4。

(6)血常规、尿常规、粪常规、肝肾功能、凝血功能、血脂、甲状腺功能:无异常。

(7)染色体:46,XY;SRY(+)。

(8)精液分析:精液量2.3 mL、精液pH值7.5、精子总数0。

表4 口服葡萄糖耐量试验及胰岛素释放试验

项目名称	0 min	30 min	60 min	120 min	180 min
血糖(mmol/L)	3.3	8.3	7.6	6.4	5.8
胰岛素(μU/mL)	5.50(参考值1.90~23.00)	106.58	33.34	18.58	16.88

4.影像学检查

(1)心电图　部分导联T波异常。

(2)彩超　①肾上腺:左侧肾上腺可见大小约57 mm×48 mm×70 mm混合性团块,边界清,形态不规则,呈分叶状,部分区域呈低回声,部分区域可见无回声,内透声差。CDFI:低回声内可见丰富血流信号,右侧肾上腺体积增大,大小约42 mm×14 mm,内回声均匀,CDFI:腺体内显示血供丰富。②睾丸、附睾、精索静脉:双侧睾丸纵隔旁高回声,左侧大小约29 mm×16 mm×14 mm,右侧大小约43 mm×27 mm×17 mm,边界清,形态不规则,内回声不均匀,后方回声衰减。CDFI:高回声内可见丰富血流信号,其旁均可见少量正常睾丸组织,内均可见多个点状强回声,其一直径约0.4 mm,双侧附睾大小形态正常,轮廓清晰,内回声均匀,未见明显异常回声,双侧精索静脉未见明显反流信号。③前列腺:大小约41 mm×33 mm×34 mm,形态饱满,内回声不均匀,右侧精囊腺内可见一大小约13 mm×8 mm囊性回声。结论:①左侧肾上腺区混合性团块;②右侧肾上腺体积增大(先天性肾上腺皮质增生?);③双侧睾丸纵隔旁高回声(考虑肾上腺残余组织);④双侧睾丸微石症;⑤前列腺体积大并回声不均;⑥右侧精囊腺囊肿。

(3)垂体MRI平扫+动态增强　未见明显异常。

(4)肾上腺CT平扫+增强(图1、图2)　左侧肾上腺内侧支处见软组织团块影,内见钙化灶及脂肪密度影。肾上腺增强扫描可见局部强化;双侧肾上腺区可见多发团块影,较大者位于左侧,部分与肾上腺分界不清,增强扫描可见明显不均匀强化。结论:①左侧肾上腺内侧支血管平滑肌脂肪瘤;②双侧肾上腺区多发团块影;③双侧肾上腺增粗。

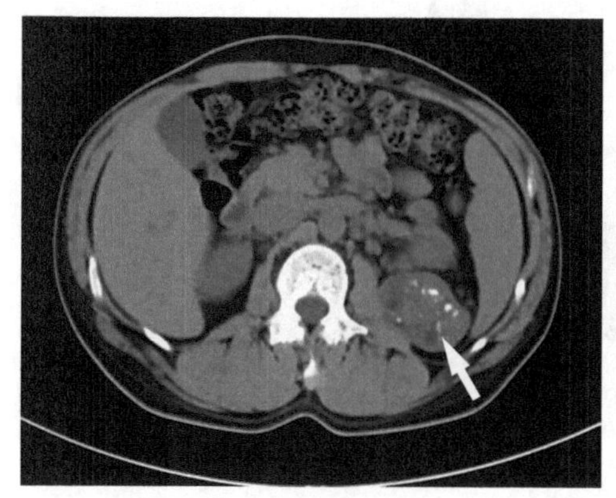

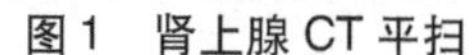

图1　肾上腺 CT 平扫

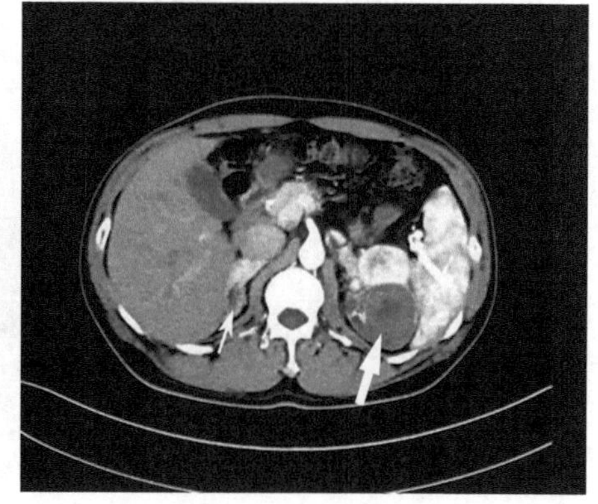

图2　肾上腺 CT 增强

5. 病史特点

(1)患者社会性别男性,33 岁,发现“左侧肾上腺、双侧睾丸占位 1 d”入院。

(2)婚后不育,无精子,否认高血压、低血钾病史。

(3)血压 100/87 mmHg,身高 146 cm,体重 51 kg,BMI 23.9 kg/m^2,肤色较黑。左侧睾丸体积明显偏小,大小约 6 mL,右侧睾丸体积大小正常,双侧睾丸及附睾质硬。

(4)17-羟孕酮(17-hydroxyprogesterone,17-OHP)水平升高,无精子,ACTH 升高,COR 偏低,FSH、LH 低,雄烯二酮、硫酸脱氢表雄酮水平升高,醛固酮水平正常,肾素偏高,无低钾血症。CT:①左侧肾上腺内侧支血管平滑肌脂肪瘤;②双侧肾上腺区多发团块影;③双侧肾上腺增粗。超声:双侧睾丸占位。

6. 临床诊断

(1)46,XY 性发育异常(21-羟化酶缺陷症)。

(2)双侧睾丸占位。

7. 诊断依据

(1)患者社会性别男性,33 岁,46,XY,SRY(+)。

(2)身材矮小,无精子,左侧睾丸体积明显偏小,双侧睾丸及附睾质硬。

(3)雄激素增高,17-OHP,FSH、LH 低,ACTH 升高,COR 偏低,CT 示双侧肾上腺增生,超声示双侧睾丸占位。

8. 基因诊断

患者存在 *CYP21A2* c.1069C>T(p.R357W)纯合突变(彩图 7)。

父母均携带 *CYP21A2* c.1069C>T(p.R357W)杂合突变(彩图 8、彩图 9),患者家系图如下(图 3)。

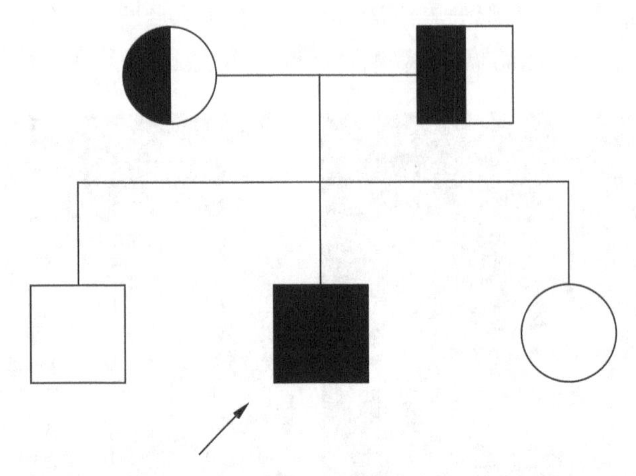

注:□男性,○女性,■患者,◐◧携带者,↗先证者

图3 患者家系

9.治疗和随访

患者入院后完善相关检查,在全身麻醉下行“双侧睾丸占位切开取活检术”。术中发现:左侧睾丸体积明显偏小,大小约6 mL,右侧睾丸体积大小正常;双侧睾丸及附睾质硬。手术后病理(彩图10):(左侧睾丸)镜下示少量生精小管组织,见生精细胞及支持细胞,未见精子细胞及成熟精子,间质纤维组织增生,厚壁不规则扩展血管可见。(右侧睾丸)结合免疫组化考虑间质细胞瘤样增生。免疫组化结果显示:-B1:CD10(-),CD117(-),CD163(散在+),CD68(+),CR (-),Inhibina(+),Ki67(+1%),OCT4(-),PLAP(-),SALL4(-),Vimentin (+)。结合病史及检验结果,为进一步明确诊断,在征得患者及其父母知情同意后,我们对该患者及其父母进行了基因检测。经PCR产物纯化并直接测序发现,患者存在 *CYP21A2* c.1069C>T(p. R357W)纯合突变,患者父母均携带该杂合突变。诊断明确后,给予强的松早晨5 mg、下午2.5 mg治疗。定期监测血压、体重、17-OHP、雄激素、血糖、电解质、骨密度、睾丸超声等变化。

(二)病例2

1.病史摘要

患者社会性别女性,5岁,以“发现外阴异常5年,再发半年”为主诉入院。

现病史:患者系第2胎第2产,足月顺产,母亲孕期无“黄体酮”等药物接触史,无异常食物、放射性物质接触史,无感冒史,母亲孕期无阴道出血,患者出生时哭声响亮,阿氏评分不详,出生时身长50 cm,体重3.4 kg,出生时家人即发现其肤色较黑及外阴异常,有1~2 cm阴茎,尿液从其根部排出。母乳喂养1年,按时添加辅食,3个月会翻身,6个月会坐,1岁会走路。1岁半时会叫“爸爸、妈妈”,智力与同龄人相仿。2岁时于当地医院查染色体:46,XX。3岁后患者身高较同龄人明显增高,生长迅速,每年身高增长约14 cm,阴茎也随之增长。4岁时在当地医院住院治疗,查肾上腺MRI:双侧肾上腺增生。性激素:LH 0.2 U/L,FSH 0.16 U/L,T 8.87 ng/mL,PRL 249.03 mIU/mL,在全身麻醉下行“两性畸形整形术+阴茎切除术”,术后送检组织病理学示:可见较多海绵体样组织。术后未服用激素等药物治疗。半年前小阴茎再次长出，逐渐增大，长3～4 cm。为进一步治疗来我院，门诊以“21-羟化酶缺陷症”为诊断收住入院。自发病以来，精神好，食欲食量、睡眠情况无异常，体重无明显变化，大、小便正常。

既往史、个人史：无特殊。

家族史：父母健在，1姐1妹，均体健。否认家族性遗传病史，家族中无类似疾病。

2. 入院查体

体温36.3 ℃，脉搏80次/min，呼吸20次/min，血压68/47 mmHg，身高128 cm（大于同一地区同一种族同龄女童身高2个标准差），体重29 kg，BMI 17.7 kg/m^2，正常面容，表情自如，自主体位，神志清楚，查体合作。皮肤色较黑。无鼻梁低平、眼距增宽，无听力粗试障碍，嗅觉正常，无通贯手。心肺腹查体无异常，腹股沟区未触及包块。阴蒂增大如小阴茎状，长3～4 cm，阴道口不可明视。

3. 实验室检查

（1）ACTH及COR节律结果详见表5。

表5　促肾上腺皮质激素、皮质醇节律

项目名称	8:00	16:00	24:00
促肾上腺皮质激素（pg/mL）	>1250.00（参考值12.00～46.00）	50.80（参考值6.00～23.00）	26.40
皮质醇（μg/dL）	8.70（参考值6.70～22.60）	4.10（参考值3.35～11.30）	2.26

（2）4岁性激素结果详见表6，5岁性激素结果详见表7。

表6　性激素（4岁）

项目名称	检测结果	参考值
卵泡刺激素（U/L）	0.16	2.50～11.40
黄体生成素（U/L）	0.2	1.2～12.7
催乳素（mIU/mL）	249.03	51.00～580.00
睾酮（ng/mL）	8.87	0～2.00

表7　性激素（5岁）

项目名称	检测结果	参考值
卵泡刺激素（U/L）	0.51	0～15.00
黄体生成素（U/L）	0.17	0～15.00
催乳素（ng/mL）	13.45	0～25.00

续表 7

项目名称	检测结果	参考值
雌二醇(pg/mL)	61.78	0～50.00
孕酮(ng/mL)	14.17	0～1.20
睾酮(ng/mL)	2.32	<0.03
硫酸脱氢表雄酮(μg/dL)	52.5	35.0～430.0
17-羟孕酮(ng/mL)	30.29	0.07～1.53

(3)卧位肾素-血管紧张素-醛固酮结果详见表 8。

表 8　肾素-血管紧张素-醛固酮(卧位)

项目名称	检测结果	参考值
肾素活性[ng/(mL·h)]	47.30	0.15～2.33
血管紧张素Ⅰ37 ℃(ng/mL)	59.1	
血管紧张素Ⅰ4 ℃(ng/mL)	11.8	
血管紧张素Ⅱ(pg/mL)	74.5	25.0～60.0
醛固酮(pg/mL)	417	30～160

(4)血电解质:钾 3.67 mmol/L(参考值 3.50～5.30),钠 141 mmol/L(参考值 137～147),氯 100 mmol/L(参考值 99～110),钙 2.13 mmol/L(参考值 2.11～2.52),磷 1.10 mmol/L(参考值 0.85～1.51)。

(5)甲状腺功能结果详见表 9。

表 9　甲状腺功能

项目名称	检测结果	参考值
游离三碘甲腺原氨酸(pmol/L)	6.40	3.50～6.50
游离甲状腺素(pmol/L)	14.28	11.50～22.70
促甲状腺素(μIU/mL)	1.561	0.640～6.270

(6)空腹生长激素和胰岛素样生长因子-1 结果详见表 10。

表 10　空腹生长激素和胰岛素样生长因子-1

检查项目	检测值	参考值
空腹生长激素(ng/mL)	13.9	0～10.0
胰岛素样生长因子-1(ng/mL)	316	50～286

(7)血常规、尿常规、粪常规、肝肾功能、血糖、血脂、凝血功能:无异常。

(8)染色体核型分析:46,XX;SRY(-)。

4.影像学检查

(1)胸片及心电图　无异常。

(2)肝、胆、胰、脾、肾、心脏、甲状腺超声　无异常。

(3)肾上腺 MRI　双侧肾上腺增生;壶腹型肾盂。

(4)妇科超声　盆腔可见一范围约 23 mm×7 mm 子宫样回声,内膜线显示不清,双侧腹股沟区未见明显异常回声,双侧大阴唇回声不均。

(5)左手 X 射线(5 岁)　骨龄提前(约 13 岁)(图 4)。

(6)垂体 MRI 平扫　垂体高度约 0.49 cm,其内无明显异常信号,垂体柄无偏移、增粗,视交叉自然。

(7)肾上腺 CT 平扫　双侧肾上腺增粗,实质密度均匀,双侧肾上腺与周围组织结构分界清晰,腹膜后未见淋巴结肿大(图 5)。

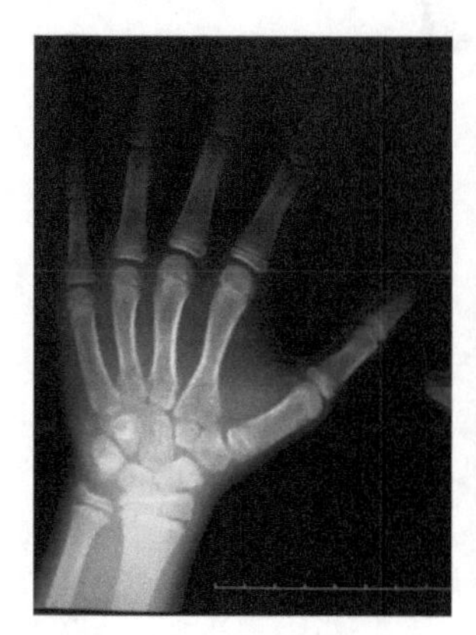

图 4　左手 X 射线

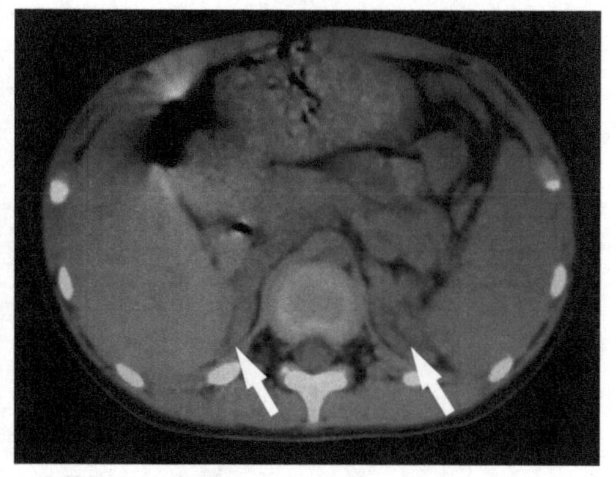

图 5　肾上腺 CT 平扫

5.病史特点

(1)患者社会性别女性,5 岁,以"发现外阴异常 5 年,再发半年"入院。

(2)出生时阴蒂肥大如小阴茎状,4 岁时曾行"两性畸形整形术+阴茎切除术",术后送检组织病理学:可见较多海绵体样组织。

(3)血压 68/47 mmHg,身高 128 cm,体重 29 kg,BMI 17.7 kg/m^2,皮肤色较黑。阴蒂肥大如小阴茎状,长 3 ~ 4 cm,手术瘢痕不明显,阴道口不可明视,腹股沟区未触及包块。

(4)17-OHP、ACTH、T 升高,COR 正常,FSH、LH 低,血钾、血钠正常。

(5)肾上腺 CT 双侧肾上腺增粗;垂体 MRI 平扫未见异常;妇科超声盆腔可见一范围约 23 mm×7 mm 子宫样回声,内膜线显示不清。

(6)染色体核型分析:46,XX;SRY(-)。

6.临床诊断

46,XX 性发育异常(21-羟化酶缺陷症)。

7.诊断依据

(1)患儿5岁,社会性别女性,46,XX,SRY(-)。

(2)出生时有明显阴蒂肥大,4岁时行手术治疗,伴幼时生长过速,无高血压、低血钾。

(3)皮肤色较黑,术前阴蒂肥大如小阴茎状,阴道口不可明视。

(4)17-OHP、ACTH、T升高,COR正常,FSH、LH低,血钾、血钠正常。

(5)CT平扫:双侧肾上腺增粗。

8.基因诊断

患者存在*CYP21A2* c.293-13C>G杂合突变和c.518T>A(p.I173N)杂合突变,患者父亲存在*CYP21A2* c.293-13C>G杂合突变,患者母亲存在c.518T>A(p.I173N)杂合突变,患者姐姐存在*CYP21A2* c.293-13C>G杂合突变,患者家系图如下(图6)。

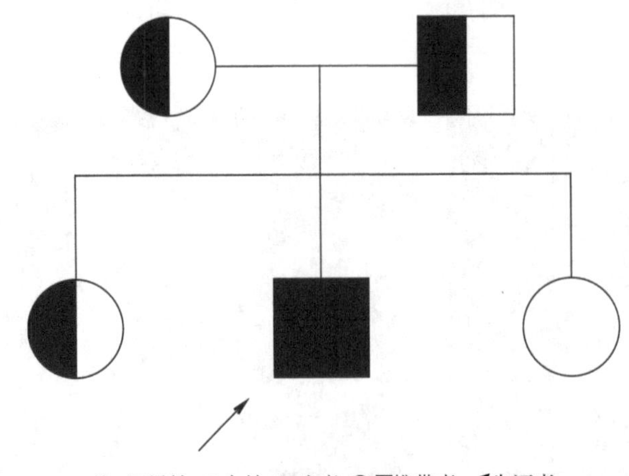

注:□男性,○女性,■患者,◐ ◧携带者,↗先证者

图6 患者家系

9.治疗和随访

患者明确诊断后,给予氢化可的松每次5 mg,每日3次治疗。建议患者在发热性疾病(>38.5 ℃)、胃肠炎伴脱水、大手术伴全身麻醉、重大创伤等情况,增加氢化可的松用量。监测体重、血压变化,定期复查17-OHP、雄烯二酮、电解质、肾素、醛固酮,17-OHP、雄烯二酮应控制在稍高于年龄相应参考范围正常上线。每年监测骨龄并进行体格检查,评估生长速度。

(三)病例3

1.病史摘要

患者社会性别女性,31岁,以“月经量减少1年”为主诉入院。

现病史:1年前无明显诱因出现月经量少,周期尚正常,在我院生殖科就诊诊断为“不孕症”,拟行辅助生殖技术受孕。查睾酮3.522 ng/mL。肾上腺CT:双侧肾上腺皮质增生。输卵管造影:左宫角梗阻,右输卵管通畅。无毛发增多、面部痤疮,无血压升高、阵发性四肢软瘫,门诊以“先天性肾上腺皮质增生症21-羟化酶缺陷症”收住入院。病程中,饮食、睡眠无异常,体重无明显改变。

既往史:6 年前因意外流产行清宫术 1 次。对青霉素、头孢类药物过敏。

个人史:患者自幼无明显外阴畸形,无肤色变黑、生长发育过速史。

月经婚育史:16 岁,(5 ~6) d/28 d,G_1P_0。

家族史:父母非近亲婚配,1 哥 1 姐均体健,家系成员中无类似疾病。

2. 入院查体

体温 36.2 ℃,脉搏 78 次/min,呼吸 20 次/min,血压 96/64 mmHg,身高 156 cm,体重 56 kg,BMI 23.01 kg/m^2,女性容貌,营养中等,神志清楚,智力正常。全身皮肤肤色正常,无面部痤疮,腋窝及四肢体毛无明显增多。双侧乳房 Tanner 5 期,心肺腹查体无异常。阴毛呈女性分布,阴蒂无明显肥大,阴道通畅。双下肢无水肿。

3. 实验室检查

(1)ACTH 及 COR 节律结果详见表 10。

表 10　促肾上腺皮质激素、皮质醇节律

项目名称	8:00	16:00	24:00
促肾上腺皮质激素(pg/mL)	102.7 (参考值 7.2 ~63.3)	14.8 (参考值 4.0 ~32.0)	7.3
皮质醇(μg/dL)	14.86 (参考值 4.30 ~22.40)	8.69 (参考值 3.09 ~16.60)	3.13

(2)ACTH 兴奋试验结果详见表 11。

表 11　ACTH 兴奋试验(50 μg)

项目名称	兴奋前	兴奋后
皮质醇(μg/dL)	14.86(参考值 4.30 ~22.40)	14.44
孕酮(ng/mL)	8.65(参考值 10.31 ~18.60)	29.45
睾酮(ng/mL)	3.14(参考值 < 0.75)	3.51

(3)中剂量地塞米松抑制试验结果详见表 12。

表 12　中剂量地塞米松抑制试验

项目名称	抑制前	抑制后
8:00 皮质醇(μg/dL)	14.83(参考值 4.30 ~22.40)	0.93
孕酮(ng/mL)	20.29(参考值 10.31 ~18.60)	5.83
睾酮(ng/mL)	3.02(参考值 < 0.75)	0.55
17-羟孕酮(ng/mL)	76.71(参考值 0.07 ~1.53)	1.86
硫酸脱氢表雄酮(μg/dL)	89(参考值 35 ~430)	149

(4)性激素结果详见表13。

表13　性激素

项目名称	检测结果	参考值(黄体期)
卵泡刺激素(U/L)	5.2	1.7～7.7
黄体生成素(U/L)	3.1	1.0～11.4
催乳素(ng/mL)	25.35	3.90～29.50
雌二醇(pg/mL)	78	40～261
孕酮(ng/mL)	20.29	1.50～22.60
睾酮(ng/mL)	3.14	0.06～0.82
硫酸脱氢表雄酮(μg/dL)	89	35～430
17-羟孕酮(ng/mL)	36.73	0.07～1.53

(5)肾素-血管紧张素-醛固酮立卧位试验结果详见表14。

表14　肾素-血管紧张素-醛固酮立卧位试验

项目名称	卧位	立位
肾素活性[ng/(mL·h)]	4.10(参考值0.15～2.33)	7.50(参考值0.10～6.56)
血管紧张素Ⅱ(pg/mL)	153(参考值25～60)	246(参考值50～120)
醛固酮(pg/mL)	117(参考值30～160)	207(参考值70～300)

(6)口服葡萄糖耐量试验及胰岛素释放试验结果详见表15。

表15　口服葡萄糖耐量试验及胰岛素释放试验

项目名称	0 min	30 min	60 min	120 min	180 min
血糖(mmol/L)	4.26	8.46	4.61	5.24	4.61
胰岛素(μU/mL)	10.11 (参考值1.90～23.00)	90.02	71.51	47.62	5.41

(7)血常规、尿常规、肝肾功能、甲状腺功能、电解质无异常。

(8)染色体核型为46,XX;SRY(-)。

4.影像学检查

(1)肾上腺增强CT示　双肾上腺增生(图7)。

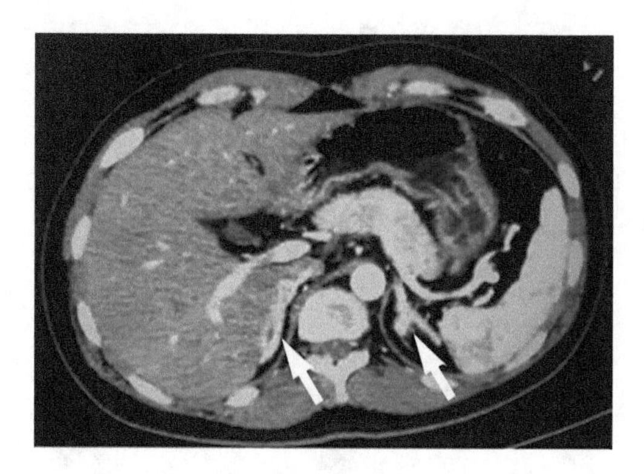

图7　肾上腺增强 CT

（2）垂体 MRI　无明显异常。

（3）妇科超声　子宫及附件无明显异常。

（4）输卵管造影示　左宫角梗阻，右输卵管通畅。

5. 病史特点

（1）患者社会性别女性，31 岁，以“月经量减少 1 年”入院。

（2）患者自幼无明显外阴畸形，无肤色变黑、生长发育过速，无高血压、低血钾史。16 岁月经初潮。25 岁因意外流产行清宫术 1 次。1 年前出现月经量少。

（3）血压 96/64 mmHg，身高 156 cm，体重 56 kg，BMI 23.01 kg/m^2，全身皮肤肤色正常，无痤疮，无毛发增多，双侧乳房 Tanner 5 期，阴毛呈女性分布，阴蒂无明显肥大，阴道通畅。

（4）ACTH 偏高、COR 正常，FSH、LH 偏低，T 增高，17-OHP 增高。肾上腺 CT：双肾上腺增生。垂体 MRI：无明显异常。

（5）染色体核型为 46，XX；SRY（-）。

6. 临床诊断

46，XX 性发育异常（21-羟化酶缺陷症）。

7. 诊断依据

（1）患者社会性别女性，31 岁，染色体核型为 46，XX，SRY（-）。

（2）有月经量减少，不孕。

（3）ACTH 偏高、COR 正常，FSH、LH 偏低，T 增高，17-OHP 增高。肾上腺 CT：双肾上腺增生。

8. 基因诊断

CYP21A2 Arg341Trp 错义杂合突变和 Gln318X 无义杂合突变，家系图如下（图 8）。

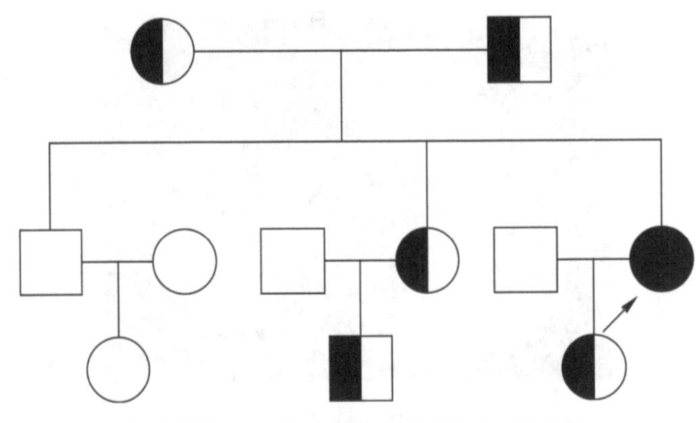

注:□男性,○女性,●患者,◐◨携带者,↗先证者

图8　患者家系

9.治疗和随访

患者明确诊断后,因有生育需求,给予氢化可的松早晨15 mg、下午10 mg治疗。监测血压、体重、BMI变化,定期复查17-OHP、T、雄烯二酮、硫酸脱氢表雄酮、血糖、骨密度。经随访患者通过体外受精-胚胎移植成功受孕,成功娩出一外观正常女婴(携带Gln318X杂合无义突变)。

二、讨论

1.21-OHD的发病机制及临床特点

21-羟化酶缺陷症是因编码21-羟化酶(P450c21)的*CYP21A2*基因突变所导致肾上腺皮质激素合成障碍的一种先天性常染色体隐性遗传疾病。国际报道在新生儿筛查中的发病率为1/14000～1/18000[2],国内报道的发病率为1/18795[3]。

*CYP21A2*基因位于染色体6p21.3区域,编码的21-羟化酶可分别催化17-OHP转化成11-脱氧皮质醇,P转化成11-脱氧皮质酮,11-脱氧皮质醇是COR的前体,11-脱氧皮质酮是醛固酮的前体,发病机制如下(图9)。21-羟化酶的功能下降引起COR和醛固酮的合成减少。COR合成受损,通过负反馈致使ACTH分泌增多,进而刺激肾上腺皮质细胞增生。醛固酮合成受损可激活肾素、血管紧张素分泌增加,同时因为中间产物(17-OHP、P)的蓄积,造成性激素合成的底物异常增多,肾上腺皮质合成的性激素主要是雄激素,导致高雄激素血症。依据患者临床表现的严重程度,21-OHD可分为经典型和非经典型(nonclassical,NC),其中前者包括失盐型(salt-wasters,SW)和单纯男性化型(simple virilizing,SV)[1]。

失盐型患者醛固酮、COR两种合成通路都受损。约75%的经典型患者有醛固酮缺乏症状,有低血钠、高血钾、生长发育迟缓以及可能致命的血容量不足和休克。新生儿女童的外生殖器呈男性化。出生后可出现COR缺乏症状:无力、恶心、呕吐及喂养困难,出现腹泻、慢性脱水和皮肤色素沉着及生长发育迟缓等。应激状态可诱发严重低钠血症、高钾血症和低血容量休克,也可伴有低血糖症。严重的低钠血症可引起抽搐等中枢神经系统症状,严重的高血钾可导致致命心律失常,如未及时救治可引起夭折[4]。

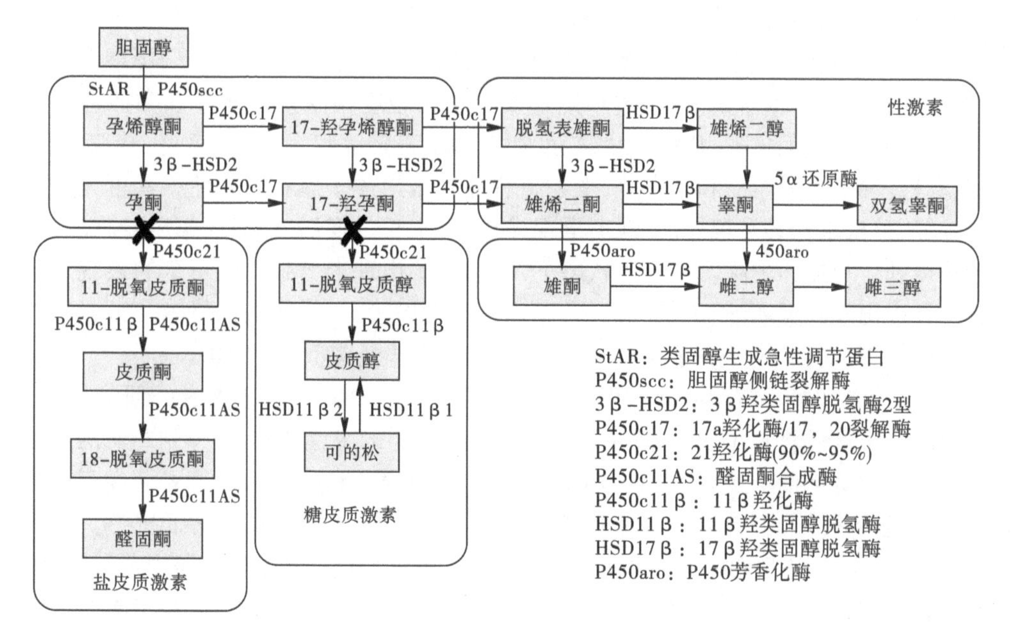

图9　21-羟化酶缺陷症发病机制

单纯男性化型约占21-OHD的25%[1]。在胚胎期，雄激素的前体物质（包括硫酸脱氢表雄酮、雄烯二酮等）堆积，超出了胎盘芳香化酶的转化能力，使胎儿循环睾酮水平显著增加。男性可出现阴茎异常增大。在女性，如这种情况在妊娠12周以前出现，则可致阴唇融合、阴蒂肥大，严重者阴唇完全融合，泌尿生殖道同一开口，在12周以后出现则仅表现为阴蒂肥大。出生后女孩和男孩都会出现生长加速，出现骨龄提前、毛发增多和肌肉发达，伴有音调低沉、面部痤疮。女童缺少女性青春期改变，无月经来潮，多数患者育龄期出现不孕。男童可出现外周性早熟，婴儿期可出现勃起，可有肌肉发达，垂体促性腺激素受抑，睾丸及促性腺激素（FSH、LH）停留在青春期前状态，睾丸体积小，无精液及精子。由于雄激素水平较高，在芳香化酶作用下，雌激素继发升高，导致男童和女童的骨骺闭合都较早，患者最终身材矮小。COR合成障碍负反馈引起ACTH、促黑素细胞激素合成过多可导致皮肤色素沉着。成年期男性的性腺功能减退，由于高雄激素长期抑制LH和FSH的分泌，睾丸不能发育成熟，表现为阴茎正常或增大而睾丸细小、坚硬，前列腺发育不良。如果睾丸亦增大，应警惕睾丸肾上腺组织残余肿瘤或睾丸肿瘤可能，两者的鉴别是在使用糖皮质激素后，随着肾上腺的萎缩，睾丸亦缩小能证明为残留肾上腺组织；否则为睾丸肿瘤[5]。病例1患者儿童期较同龄人有生长过快史，肌肉发达，因骨骺闭合较早而导致最终身材矮小，婚后不育，检查发现无精子，睾丸体积小，质地偏硬，垂体促性腺激素（FSH、LH）受抑制，存在睾丸间质细胞瘤样增生，治疗后应密切监测睾丸超声变化。病例2出生即存在肤色较黑和外阴异常，阴蒂增大如男性阴茎状，有共通的尿道阴道口，超声提示存在子宫，无附睾和输精管，提示患者在胎龄12周前发病，身高和体重超过同一地区同一种族同龄女童2个标准差，骨龄提前，相当于13岁水平。病例1和病例2符合单纯男性化型21-羟化酶缺陷症。

非经典型患者的21-羟化酶活性保存20% ~50%，发病时间较晚（多见于年长儿童或青春期），因肾上腺过度增生代偿皮质醇不足，同时出现轻度的雄激素分泌增多。出生时，女性患者的外生殖器正常；在童年期或成年期因轻度雄激素过多症状和体征而被诊断。童年期可有性毛早现、痤疮、生长轻度加速和阴蒂轻度肥大；青春期或成年期可有多毛症、囊性痤疮、月经紊乱和不育等，少数患者无雄激素过多症状。男性患者可无症状或症状较轻，可出现青春发育提前、性毛早现、痤疮和生长轻度加速，但成年后身材较矮，伴生精障碍和生育能力下降。在应激状态下，一般也不出现肾上腺功能不全的表现[5]。病例3患者因出现月经紊乱、不孕而就诊，无明显毛发增多、面部痤疮，无外生殖器异常，临床症状较轻，有COR轻度缺乏和高雄激素血症，符合非经典型21-OHD。

病例1和病例3都存在不同程度的胰岛素增多。一项对儿童患者的研究表明[6]，21-OHD患儿体脂增加，体重指数高于对照组。约一半的患者超重，16% ~25%的患者存在肥胖。在青春期前的经典型21-OHD儿童中，血清瘦素和胰岛素浓度显著高于健康儿童。在未经治疗的非经典型21-OHD患者中可以检测到细微的胰岛素抵抗[7]。一项研究报告称，与年龄相匹配的对照组相比，接受糖皮质激素治疗的青春期前患者组甘油三酯水平较高[8]。成年女性妊娠糖尿病患病率高达20%[9]。21-OHD患者应调整饮食结构、控制体重，定期随访血糖、胰岛素、血脂变化。

*CYP21A2*基因包括活性CYP21A2和无活性21-羟化酶假基因（CYP21P），二者有高度的同源性（外显子区域98%和非编码区96%），串联在位于HLAⅢ型区域的6p21.3上，相隔有30 kb。CYP21A1P的失活是由于其编码区出现部分位点突变，这些突变可在减数分裂或有丝分裂时通过基因间重组转移至有功能的CYP21A2，导致21-OHD[10]。迄今为止已报道300个罕见突变[2]。基因型-临床表型有较好的相关性，所以基因的检测可以提供有价值的诊断和预后信息[10]。Finkielstain等[11]通过对213位患者的调查研究发现，79%的患者存在复合杂和突变。失盐型、单纯男性化型和非经典型的基因型-临床表型的预测值分别是90.5%、85.1% 及97.8%。单个等位基因的纯和突变与复合杂和突变基因型有相似的临床表现[11]。Khajuria等[12]对55例印度21-OHD患者进行分子缺陷的调查，结果显示致病突变等位基因占96.4%（106/110），其中IVS2-13 A>G的变异最为常见（20%），其次为p.R356W（14.5%），第3外显子8-bp和p.I172N的缺失突变占12.7%，p.Q318X（9%），p.V281L（3.6%）和大型基因缺失（3.6%）。病例1是c.1069C>T（p.R357W）纯合变异，病例2是IVS2-13 A>G剪接位点突变（杂合），这两个位点突变是文献报道中比较常见突变位点。病例3是Arg341Trp错义杂合突变和Gln318X无义杂合突变，Barbaro等[13]报道一例非经典型21-羟化酶缺陷症患者存在Arg341Trp突变，突变蛋白的残余酶活性高于5%。

2.21-OHD需完善的实验室检查

需要完善的实验室检查有以下几项。①17-OHP：17-OHP水平升高是21-OHD特异性的诊断指标和主要的治疗监测指标。17-OHP反应ACTH被抑制的状态。一般情况下，17-OHP水平越高，酶的缺陷程度越重。②血COR和ACTH：经典型21-OHD患者COR降低、ACTH升高。部分患者也出现COR在正常范围，ACTH水平升高，需结合ACTH兴奋试验结果综合判断。③雄激素：各种雄激素测定值需依照性别、年龄建立正常的参照值来判断。雄烯二酮和17-OHP相关性较好,诊断和监测意义最佳。硫酸脱氢表雄酮在多囊卵巢综合征患者中亦可有升高。④血肾素浓度或肾素活性、血管紧张素Ⅱ、醛固酮:SW型患者的肾素水平升高,部分非失盐型患者的肾素也可升高,肾素水平是盐皮质激素替代治疗中重要的监测指标。醛固酮水平的低下进一步支持SW型的诊断。⑤染色体:染色体可用于鉴别性发育异常疾病。⑥影像学:肾上腺B超和CT等检查有利于肾上腺肿瘤或其他肾上腺疾病的鉴别。2岁以后需要检查骨龄;女性患者应完善子宫、附件超声检查;男性患者3岁以后,尤其是围青春期,应每年行睾丸B超检查。⑦基因诊断:基因检测对疾病的诊断和鉴别诊断十分重要,并且能诊断杂合子的携带者,对遗传咨询也是非常重要的[14]。

3. 21-OHD的鉴别诊断

需要与21-OHD相鉴别的疾病有以下4种。

(1)11β-羟化酶缺陷症,是CAH中第二大类型,由*CYP*11*B*1基因突变导致,可存在同21-OHD类似的高雄激素血症,出生时很少有失盐症状,同样存在17-OHP、雄激素(T、硫酸脱氢表雄酮、雄烯二酮)、P、ACTH水平升高,COR降低或正常低限,肾上腺增生,区别在于由于其中间产物如11-脱氧皮质酮等盐皮质激素增多,有类似醛固酮作用,引起钠水潴留,导致低钾血症和血压升高等。但部分患者的血压可正常,特别是儿童,必要时进行二代测序筛查先天性肾上腺增生症相关基因,以免漏诊。

(2)17α-羟化酶缺陷症,在CAH中相对罕见,由*CYP*17*A*1基因突变导致,此酶还有17,20-裂链酶活性,临床多表现为盐皮质激素增多症状,如低钾血症、血压升高及性激素缺乏表现,如女性青春发育的缺失,男性女性化表现,不同于21-OHD、11β-羟化酶缺陷,出现雄激素过高导致高雄激素血症表现,基因检测可明确诊断。

(3)肾上腺皮质肿瘤,肾上腺皮质肿瘤多首先出现高雄激素血症的临床表现,伴或不伴皮质醇增多症,甚至出现17-OHP水平显著升高,但ACTH明显降低,影像学提示占位性病变。

(4)多囊卵巢综合征,对于存在月经失调或高雄激素血症的患者,NCCAH的临床表现可与多囊卵巢综合征有部分重叠,多囊卵巢综合征患者亦可存在硫酸脱氢表雄酮水平升高,可通过中剂量地塞米松抑制试验相鉴别,必要时行*CYP*21*A*2基因检测以排除。

4. 21-OHD的治疗

应依据21-OHD不同的类型来制定治疗目标。治疗的目标包括替代生理剂量的糖皮质激素,同时抑制高雄激素血症,尽可能使生长发育恢复正常,达到理想的最终身高,改善远期的生殖健康。

(1)糖皮质激素治疗　糖皮质激素治疗是基本用药,需要终生替代治疗。未停止生长者,建议用氢化可的松替代治疗。达到成年身高后,可以应用半衰期相对较长的制剂,如泼尼松或地塞米松[1]。替代治疗的剂量和方案应该结合年龄和发育情况的个体化设定,尽可能控制在最低的有效剂量,避免用药过量对生长产生抑制和出现医源性库欣综合征。在应激状态时或疾病时需对糖皮质激素的剂量进行相应的调整。本文3例患者确诊后都相应补充糖皮质激素。

(2)盐皮质激素治疗　SW应在糖皮质激素应用的基础上联合应用盐皮质激素,可以减少糖皮质激素的用量。氟氢可的松是目前唯一的盐皮质激素制剂,用药剂量应依据年龄变化规律来设置,根据监测水平进行剂量调节,避免医源性高血压出现。

(3)其他方面　过多的糖皮质激素应用可能会导致骨密度的降低或骨质疏松,因此对此类患者在调整药物剂量的同时,应适当应用维生素 D 和钙以及负重运动[15]。电解质紊乱及高雄激素血症可对身体、大脑和性别相关行为产生影响,导致患者产生焦虑并给其父母带来挑战,建议对患者及其父母进行行为/心理健康咨询和评估,必要时给予及时干预[2]。

在治疗过程中应密切观察患者症状,定期随访及时调整治疗方案。①糖皮质激素应用的监测和剂量调节:对于未停止生长者应定期监测身高、体重和骨龄,判断线性生长速度;当生长轨迹有偏离时需及时判断原因。密切监测 17-OHP、雄烯二酮变化。②盐皮质激素应用的监测和剂量调节:定期监测血压、电解质、血浆肾素,低肾素、高钠血症和(或)低钾血症、血压升高,提示盐皮质激素替代过量,反之提示不足。③并发症监测:监测体重、BMI、糖脂代谢、骨密度等是否存在医源性库欣综合征;完善肾上腺 CT 或 MRI,评估是否存在肾上腺占位性病变;3 岁后,尤其是围青春期,每年行睾丸 B 超检查,监测是否存在睾丸内肾上腺残余瘤,早期诊治可避免睾丸内肾上腺残余瘤对睾丸不可逆的损害[1,16]。

总之,21-OHD 的临床表型与基因型密切相关,诊断需综合考虑包括 17-OHP 在内的各种相关激素检测指标和必要的基因检测。*CYP21A2* 的基因筛查有助于 21-OHD 的早诊断、早治疗。激素替代治疗的目标是防止肾上腺危象、保证正常生长发育和保护远期的生殖健康。替代治疗剂量和方案应结合患者年龄和发育时期制定个体化方案,尽可能控制在最低的有效剂量,避免出现生长抑制和医源性库欣综合征。定期监测并发症,尤其是睾丸残余瘤,保证患者成年生育健康。

参考文献

[1]中华医学会儿科学分会内分泌遗传代谢病学组. 先天性肾上腺皮质增生症 21-羟化酶缺陷诊治共识[J]. 中华儿科杂志,2016,54(8),569-576.

[2]SPEISER P W, ARLT W, AUCHUS R J, et al. Congenital Adrenal Hyperplasia Due to Steroid 21-Hydroxylase Deficiency: An Endocrine Society Clinical Practice Guideline[J]. J Clin Endocrinol Metab, 2018, 103(11): 4043- 4088.

[3]田国力,朱伟明,王燕敏,等. 新生儿先天性肾上腺皮质增生症筛查的初步报告[J]. 检验学,2010,25(2),86-88.

[4]PARSA A, NEW M. Steroid 21-hydroxylase deficiency in congenital adrenal hyperplasia [J]. J Clin Endocrinol Metab, 2017, 165(Pt A): 2-11.

[5]廖二元,莫朝辉,张红,等. 内分泌代谢病学[M]. 3 版. 北京:人民卫生出版社,2012.

[6]VOLKL T, SIMM D, KORNER A, et al. Does an altered leptin axis play a role in obesity among children and adolescents with classical congenital adrenal hyperplasia due to 21-hydroxylase deficiency? [J]. Eur J Endocrinol, 2019, 160: 239-247.

[7]VOLKL T, SIMM D, DOTSCH J, et al. Altered 24-hour blood pressure profiles in children and adolescents with classical congenital adrenal hyperplasia due to 21-hydroxylase

deficiency[J]. J Clin Endocrinol Metab,2021,91:4888-4895.
[8]BOTERO D,ARANGO A,DANON M,et al. Lipid profile in congenital adren hyperplasia [J]. Metabolism,2000,49:790-793.
[9] FALHAMMAR H, FILIPSSON H, HOLMDAHL G, et al. Metabolic profile and body composition in adult women with congenital adrenal hyperplasia due to 21-hydroxylase deficiency[J]. J Clin Endocrinol Metab,2007,92(1):110-116.
[10]FALHAMMAR H,WEDELL A,MORDENSTRO A. Biochemical and genetic diagnosis of 21-hydroxylase deficiency[J]. Endocrine,2015,50(2):306-314.
[11]FINKIELSTAIN G P,CHEN W Y,MEHTA S P,et al. Comprehensive genetic analysis of 182 unrelated families with congenital adrenal hyperplasia due to 21-hydroxylase deficiency[J]. J Clin Endocrinol Metab,2011,96(1):E161-172.
[12]KHAJURIA R,WALIA R,BHANSALI A,et al. The spectrum of CYP21A2 mutations in Congenital Adrenal Hyperplasia in an Indian cohort[J]. Clin Chim Acta,2017,464:189-194.
[13] BARBARO M,SOARDI F C,ÖSTBERG L J,et al. In vitro functional studies of rare CYP21A2 mutations and establishment of an activity gradient for nonclassic mutations improve phenotype predictions in congenital adrenal hyperplasia[J]. Clin Endocrinol (Oxf),2015,82(1):37-44.
[14]马定远,孙云,陈玉林,等.21-羟化酶缺陷症基因诊断方法的建立及应用[J].中华医学遗传学志,2013,30(1):49-54.
[15] KRONE N, DHIR V, IVISON H, et al. Congenital adrenal hyperplasia and P450 oxidoreductase deficiency[J]. Clin Endocrinol (Oxf),2007,66:162-172.
[16]TOMOHIRO I,KENICHI K,NAOKO A,et al. Clinical guidelines for the diagnosis and treatment of 21-hydroxylase deficiency (2021 revision)[J]. Clin Pediatr Endocri,2022,31(3):116-143.

第二节　多毛、肾上腺增生
——11β-羟化酶缺陷症(2 例)

袁倩　郑瑞芝　汤莎莎　刘亚雷　杨俊朋　杨雪丽　马跃华　陈奕錡　袁慧娟
河南省人民医院

11β-羟化酶缺陷症(11-beta hydroxylase deficiency,11β-OHD)是以低肾素性高血压、低钾血症、高雄激素血症为临床特征,因位于染色体 8q21-q22 的 *CYP*11*B*1 基因突变导致的常染色体隐性遗传病,占 CAH 的 5% ~8%[1]。在非近亲结婚的人群中,新生儿的发病率是 1/100000[2]。在摩洛哥的犹太后裔中,该病在新生儿中的发病率高达1/7000 ~ 1/5000[3]。

一、病例资料及诊治过程

(一)病例 1

1. 病史摘要

患者社会性别男性,6 岁,以"身高增长过快 6 年"为主诉入院。

现病史:6 年前患儿出生以来身高增长快于同龄儿,年身高增长为 7 ~8 cm,阴茎、睾丸均较同龄儿大,家属未予重视,未予特殊处理。1 年前至外院门诊,查 ACTH>278 pmol/L、COR 81.41 nmol/L、FSH 0.8 U/L、LH 0.1 U/L、T 3.33 nmol/L、雄烯二酮>35.00 nmol/L、硫酸脱氢表雄酮 1.34 μmol/L。肾上腺 B 超:左侧肾上腺形态增大。以"先天性肾上腺皮质增生症?"入当地医院。入院后检查:17-OHP 9.57 ng/mL,血钾 2.9 mmol/L。左手 X 射线:骨龄相当于男性 12 ~13 岁水平。肾上腺 CT:双侧肾上腺增生。给予氢化可的松和补钾治疗,服药后第 4 天复查激素水平:ACTH>278.00 pmol/L,COR 55.81 nmol/L,E_2 87.97 pmol/L,PRL 10.10 ng/mL,T 2.67 nmol/L,人绒毛膜促性腺激素<2.00 mIU/mL,硫酸脱氢表雄酮 1.07 μmol/L,行 GnRH 兴奋试验,LH 峰值为 9.3 U/L,LH/FSH>0.6,考虑为"中枢性性早熟"。垂体 MRI 平扫及增强未见明显异常,脑室、脑池系统扩张积水。应用氢化可的松 1 周后复查激素水平:COR 416.52 nmol/L、ACTH 71 pmol/L、T 1.18 nmol/L、雄烯二酮 20.40 nmol/L、硫酸脱氢表雄酮 1.16 μmol/L。行 *CYP*21*A*2 基因突变筛查结果阴性,进一步行 *CYP*11*B*1 基因突变筛查,结果示:CYP11b1 c.593A>G p.Glu198Gly 杂合型、c.594A>T p.Glu198 Asp 杂合型、c.1157 C>T p.Ala386Val 纯合型。诊断为"先天性肾上腺皮质增生症 11β-羟化酶缺陷症",给予氢化可的松、曲普瑞林治疗。今为随访来我院门诊。病程中患儿神志清,精神反应可,饮食、睡眠无异常。

既往史、个人史:无特殊。

家族史:父母健在,独子,否认家族性遗传病史,家族中无类似疾病。

2. 入院查体

体温36.4 ℃，脉搏75次/min，呼吸20次/min，血压130/80 mmHg，身高141 cm（大于同一地区同一种族同龄男童身高两个标准差），体重39 kg（大于同一地区同一种族同龄男童体重两个标准差），BMI 19.6 kg/m^2，神志清，营养中等。皮肤黏膜色较黑，无满月脸及水牛背，无面部痤疮，无皮肤紫纹。双侧乳腺无发育。心肺腹无异常。无阴毛、腋毛，阴茎长约6 cm，双侧睾丸直径约3 cm，四肢肌力、肌张力无异常。

3. 实验室检查

院外检查：

（1）氢化可的松治疗前后激素变化结果详见表1。

表1　氢化可的松治疗前后激素变化

项目名称	治疗前	治疗后4 d	治疗后1周	参考值
卵泡刺激素（U/L）	0.80	3.30		0.26～3.00
黄体生成素（U/L）	0.11	1.60		0.02～0.30
催乳素（ng/mL）		10.1		2.1～17.7
雌二醇（pg/mL）		87.97		0～73.40
人绒毛膜促性腺激素（mIU/mL）		<2		<10
睾酮（ng/mL）	3.33	2.67	1.18	0～0.70
雄烯二酮（nmol/L）	>35.0	>35.0	20.4	1.0～11.5
硫酸脱氢表雄酮（μmol/L）	1.34	1.07	1.16	2.17～15.20
促肾上腺皮质激素（pmol/L）8:00	>278.0	>278.0	71.0	2.2～17.6
皮质醇（nmol/L）8:00	81.41	55.81	416.52	118.60～618.00

（2）GnRH兴奋试验结果详见表2。

表2　GnRH兴奋试验

项目名称	0 min	30 min	60 min	90 min	120 min
卵泡刺激素（U/L）	3.30	4.30	5.61	5.81	7.21
黄体生成素（U/L）	1.60	8.39	9.30	7.99	8.61

（3）卧位肾素-血管紧张素-醛固酮结果详见表3。

表3 卧位肾素-血管紧张素-醛固酮

项目名称	检测结果	参考值
肾素活性[ng/(mL·h)]	0.52	普食卧位0.15~2.33
血管紧张素Ⅰ(37 ℃)(ng/mL)	1.06	
血管紧张素Ⅰ(4 ℃)(ng/mL)	0.36	
醛固酮(pg/mL)	78.99	普食卧位12.00~150.00
醛固酮/肾素	15.19	0~30.00

(4)17-OHP:7.01 nmol/L(参考值<40.00)。

(5)甲状腺功能结果详见表4。

表4 甲状腺功能

项目名称	检测结果	参考值
游离三碘甲腺原氨酸(pmol/L)	6.91	3.50~6.50
游离甲状腺素(pmol/L)	14.38	11.50~22.70
促甲状腺素(μIU/mL)	4.98	0.64~6.27

(6)血气+电解质分析:酸碱度(pH):7.370(参考值7.310~7.410),PCO_2:5.52 kPa(参考值5.45~5.99),氧分压:8.87 kPa,钾:2.87 mmol/L(参考值3.40~5.70),葡萄糖:5.20 mmol/L(参考值4.10~5.90),剩余碱:-1.8 mmol/L,阴离子间隙:17.7 mmol/L(参考值8.0~16.0)。

(7)血钙2.19 mmol/L(参考值2.19~2.29),血磷1.92 mmol/L(参考值1.29~1.94),血镁0.88 mmol/L (参考值0.70~1.00)。

(8)空腹血糖4.16 mmol/L(参考值3.50~5.70),空腹胰岛素11.21 μU/mL(参考值3.00~25.00)。

(9)血常规、尿常规、粪常规、肝肾功能、血脂、空腹生长激素、AFP、CEA:无异常。

(10)基因测序:CYP21A2测序:未发现可引起氨基酸改变的基因突变。*CYP*11*b*1测序:CYP11b1基因c.593A>G p.Glu198Gly杂合型、c.594A>T p.Glu198Asp杂合型、c.1157C>T p.Ala386Val纯合型、c.593A>G与c.594A>T如不是复合杂合型突变,氨基酸的改变为:p.Glu198Gly。

我院检查:

治疗1年后激素变化结果详见表5。

表5　治疗1年后激素变化

项目名称	检测结果	参考值
硫酸脱氢表雄酮(ng/mL)	<0.01	1060.00～4640.00
睾酮(ng/mL)	<0.01	0.45～2.66
孕酮(ng/mL)	<0.15	0～1.20
皮质醇(μg/dL) 8:00	8.8	6.7～22.6
促肾上腺皮质激素(pg/mL)8:00	8.37	12.00～46.00

4.影像学检查(院外检查)

(1)肝胆胰脾超声、心脏超声、肾输尿管及膀胱超声:未见明显异常。

(2)腹部核磁平扫+增强:双侧肾上腺增生。

(3)乳房超声:双侧乳房可见乳腺组织。

(4)左手X射线(5岁):骨龄提前(12～13岁)(图1)。

(5)垂体MRI平扫+增强:①垂体平扫及增强扫描未见明显异常;②脑室、脑池系统扩张积水。

(6)心电图:窦性心动过缓,不定型心室内传导阻滞。

(7)CT:双肾结合部稍大,以左侧稍明显,密度均匀,边缘清晰,未见钙化,增强扫描双侧肾上腺均匀强化,强化稍显著。结论:考虑双侧肾上腺增生。

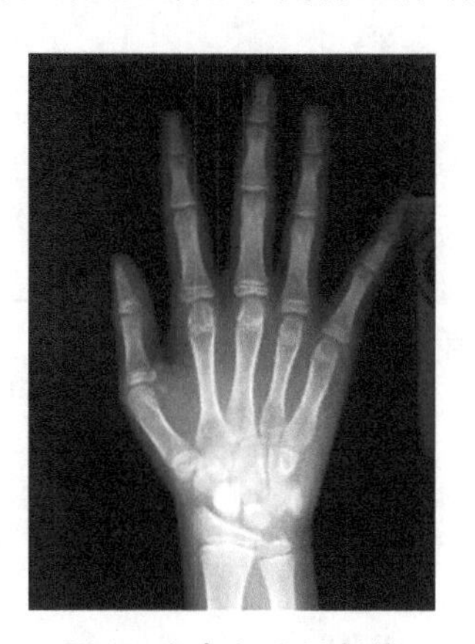

图1　患者左手X射线

5.病史特点

(1)患者5岁,社会性别男性,以"身高增长过快6年"为主诉入院。

(2)自出生以来身高增长快于同龄儿,阴茎、睾丸均较同龄儿大,无乏力、阵发性四肢软瘫,无头痛、心悸、多汗。

(3)无明显血压升高,身高、体重均大于同一地区同一种族同龄男童两个标准差,皮肤黏膜色较黑,阴茎长约6 cm,双侧睾丸直径约3 cm。无满月脸及水牛背,无面部痤疮,无皮肤紫纹。

(4)低钾血症,ACTH 增高、COR 低,肾素、醛固酮无异常,T、雄烯二酮升高,GnRH 兴奋试验考虑为中枢性性早熟。应用氢化可的松后 ACTH、COR、T、雄烯二酮结果明显下降。肾上腺 CT:双侧肾上腺增生。骨龄明显提前。乳房超声:双侧乳房见乳腺组织。

(5)基因测序:*CYP*21*A*2 测序:未发现可引起氨基酸改变的基因突变。*CYP*11*b*1 测序:*CYP*11*b*1 c. 593A>G p. Glu198Gly 杂合型、c. 594A>T p. Glu198Asp 杂合型、c. 1157C>T p. Ala386Val 纯合型。c. 593A>G 与 c. 594A>T 如不是复合杂合型突变,氨基酸的改变为:p. Glu198Gly。

6. 临床诊断

46,XY 性发育异常(11β-羟化酶缺乏症)。

7. 诊断依据

(1)患者 6 岁,社会性别男性。

(2)身高增长快于同龄儿,阴茎、睾丸均较同龄儿大,皮肤黏膜色较黑,阴茎长约 6 cm,双侧睾丸直径约 3 cm。

(3)低钾血症,ACTH 增高、COR 低,T、雄烯二酮升高,氢化可的松治疗后可明显缓解症状。骨龄提前。肾上腺 CT:双侧肾上腺增生。

(4)*CYP*11*b*1 测序:*CYP*11*b*1 c. 593A>G p. Glu198Gly 杂合型突变、c. 594A>T p. Glu198Asp 杂合型突变、c. 1157C>T p. Ala386Val 纯合型突变。

8. 基因诊断

*CYP*11*b*1 c. 593A>G p. Glu198Gly 杂合型突变、c. 594A>T p. Glu198Asp 杂合型突变、c. 1157C>T p. Ala386Val 纯合型突变。

9. 治疗和随访

患者明确诊断后规律服用氢化可的松,依据年龄、体重变化逐渐调整药物剂量,目前剂量为每次 5 mg,每日 3 次。曲谱瑞林治疗中枢性性早熟应用 1 年后停用,用药期间身高增长缓慢,停药后身高增长加速,目前(12 岁)身高已达 165 cm。定期复查 ACTH、COR、T、硫酸脱氢表雄酮、电解质变化。

(二)病例 2

1. 病史摘要

患者社会性别女性,19 岁,以“多毛 6 年,血压升高 1 年”为主诉于 2016 年 4 月 29 日入院。

现病史:患者出生时其外阴无明显异常,无明显皮肤色黑及幼时生长发育过速。12 岁左右乳腺发育。13 岁月经初潮,规律,同时全身毛发进行性增多,口唇上下、颈部、胸部、乳腺、脐周及四肢毛发均增多。1 年前出现血压升高,血压最高 154/120 mmHg,无腹胀、双下肢无力等,曾因“高血压查因”至当地医院住院治疗。查肾上腺 CT:右侧肾上腺增生,给予倍他洛克等药物降压,血压控制不理想。

既往史、个人史:无特殊。

月经婚育史:13 岁,(5 ~6) d/(28 ~30) d,末次月经时间 2016.04.25。未婚未育。

家族史:父母均体健,非近亲婚配,独女,家族内无类似疾病。

2. 入院查体

体温 36.1 ℃,脉搏 85 次/min,呼吸 20 次/min,血压 160/101 mmHg,身高 162 cm,体重 56 kg,BMI 21.3 kg/m^2,女性容貌,神志清,营养中等。口唇上下、颈部、胸部、脐周及四肢毛发增多(彩图 11)。双侧乳房 Tanner 4 期。心肺腹查体无异常。阴毛浓密,呈男性分布,可见大小阴唇、阴蒂肥大,如粗短阴茎状 2 cm×2 cm,阴道口可明视。尿道开口正常。

3. 实验室检查

(1)性激素结果详见表 6。

表 6 性激素

项目名称	检测结果	参考值(黄体期)
卵泡刺激素(U/L)	2.65	1.70~7.70
黄体生成素(U/L)	3.16	1.00~11.40
催乳素(ng/mL)	22.95	3.90~29.50
雌二醇(pg/mL)	120	40~261
孕酮(ng/mL)	10.99	1.50~22.60
睾酮(ng/dL)	164	<75
双氢睾酮(pg/mL)	102	<5
17-羟孕酮(ng/mL)	15.31	1.26~4.28

(2)ACTH 及 COR 节律结果详见表 7。

表 7 促肾上腺皮质激素、皮质醇节律

项目名称	8:00	16:00
促肾上腺皮质激素(pg/mL)	150.00(参考值 12.00~46.00)	300.00(参考值 6.00~23.00)
皮质醇节律(μg/dL)	9.5(参考值 5.0~25.0)	6.9(参考值 2.5~12.5)

(3)肾素-血管紧张素-醛固酮立卧位试验结果详见表 8。

表 8 肾素-血管紧张素-醛固酮立卧位试验

项目名称	卧位	立位
肾素活性[ng/(mL·h)]	0.12(参考值 1.31~3.95)	0.48(参考值 0.15~2.33)
血管紧张素Ⅰ(4 ℃)(ng/mL)	0.99	0.96
血管紧张素Ⅰ(37 ℃)(ng/mL)	1.15	1.61
醛固酮(pg/mL)	60.45(参考值 12.00~150.00)	84.06(参考值 70.00~350.00)

(4)血电解质:钾 4.1 mmol/L(参考值 3.5 ~ 5.3),钠 140.1 mmol/L(参考值 137.0 ~ 147.0),氯 105 mmol/L(参考值 99 ~ 110),钙 2.20 mmol/L(参考值 2.11 ~ 2.52)。

(5)血常规、尿常规、肝肾功、血脂、血糖:均无异常。

(6)染色体核型分析:46,XX。

4. 影像学检查

(1)24 h 动态血压监测　收缩压≥140 mmHg,占 86.1%,最高 164 mmHg,舒张压≥90 mmHg,占 97.2%,最高 143 mmHg,平均 157 mmHg。

(2)肾上腺 CT 示　右侧肾上腺外侧支及结合部增粗,超过同平面膈肌角厚度,密度尚正常,未见明显结节影,与下腔静脉分界不清,左侧肾上腺区未见异常,提示右侧肾上腺增生。

5. 病史特点

(1)患者 19 岁,社会性别女性,以“多毛 6 年,血压升高 1 年”为主诉入院。

(2)有毛发增多,高血压,无低血钾,月经周期规律。

(3)颈部、胸部、脐周及四肢毛发增多,无满月脸及水牛背,无面部痤疮,无皮肤紫纹。双侧乳房 Tanner 4 期,阴毛浓密,呈男性分布,可见大小阴唇、阴蒂肥大,如粗短阴茎状 2 cm×2 cm。阴道口可明视。

(4)雄激素增多,ACTH 升高、COR 偏低,低肾素、醛固酮正常低值,17-OHP 升高。

(5)肾上腺 CT 示:右侧肾上腺增生。

6. 临床诊断

46,XX 性发育异常(11β-羟化酶缺陷症)。

7. 诊断依据

(1)患者 19 岁,社会性别女性,46,XX。

(2)有高血压,毛发增多,阴毛浓密,可见大小阴唇、阴蒂肥大,如粗短阴茎状 2 cm×2 cm。

(3)雄激素增多,ACTH 升高、COR 偏低,低肾素、醛固酮正常低值。肾上腺 CT 示:右侧肾上腺增生。

8. 基因诊断

*CYP*11*B*1 c.128G>A p.R43Q 纯合突变,*CYP*11*B*1 c.1157C>T p.A386V 纯合突变。

9. 治疗和随访

基因确诊后,给予氢化可的松每次 10 mg,每日 2 次治疗,停用降压药后,血压恢复正常,多毛症状减轻。定期复查 COR、ACTH、雄激素、电解质变化。半年前血压再次升高,开始应用降压药物治疗。

二、讨论

11β-羟化酶是由 *CYP*11*B*1 基因编码的类固醇生成酶,在肾上腺皮质的球状带和束状带都有表达,可分别将 11-去氧皮质酮(deoxycorticosterone,DOC)和 11-去氧皮质醇转换为皮质酮和 COR。如果该酶作用缺陷,COR 合成将减少,CRH、ACTH 水平反馈性升高,刺激双侧肾上腺增生肥大。由于前体物质增加,DOC 可转化为 19-去氧皮质酮,因为有较强的潴钠作用,可引起高血压、低血钾,进而抑制肾素、醛固酮分泌。硫酸脱氢表雄酮可以合成雄烯二酮、P,也可在外周组织中转化为 P,导致高雄激素血症[4]。

DOC 具有强大的理糖作用和理盐作用,因 DOC 水平增加,其理糖作用足以代偿 COR 的不足,因此患者极少出现肾上腺皮质功能危象,但可出现消瘦、皮肤色素沉着等症状。去氧皮质酮理盐作用表现为钠、水潴留,血容量增加,导致高血压、低血钾等,同时抑制肾素活性,导致醛固酮合成水平降低。大约 2/3 的患者出现高血压。多数患者出生时血压正常,肾素活性也未被抑制。在儿童期或青少年期出现血压升高,DOC 增多,肾素、醛固酮抑制。与 21-OHD 一样,未治疗的男性患者可能出现肾上腺的残余组织增生,大多表现为腹膜后或睾丸肿块,治疗后可逐渐消退[5]。在胚胎期外生殖器分化的过程中,女性患儿受到肾上腺来源的雄激素影响,出生时即可出现外生殖器的男性化改变,如阴蒂肥大、阴唇融合等。这些外生殖器的畸形常使患儿被误认为是男孩[6]。出生后,雄激素增多将导致患儿生长过快、面部痤疮、声音增粗、阴毛及腋毛早现、阴蒂肥大或阴茎增大等改变。

青年起病的高血压和性早熟是 11β-OHD 的重要临床症状,需要与原发性醛固酮增多症和 21-OHD 等相鉴别。所以,对于青少年起病的高血压患者,应关注性发育状况。对男性性早熟患者,应注意检测血压的波动。

11β-OHD 依据临床表型可分为:经典型和非经典型。经典型 11β-OHD 具有不同程度男性化,约 2/3 患者存在高血压。如未及时诊治,骨龄提前,引起最终身材矮小。女性患者进入青春期后出现无月经来潮或月经周期不规律。非经典型的患者无明显的男性化表现,也可无明显高血压,其准确的发病率仍不清楚。如果非经典型患者在儿童期发病,临床上仅表现为轻度男性化或阴毛早现等部分性早熟的变化。非经典的成年女性仅表现为轻度多毛、面部痤疮、月经失调或不孕,这些临床症状易与多囊卵巢综合征混淆[7]。非经典型 11β-OHD 患者的 17-OHP 和 11-去氧皮质醇在基础水平可能轻度升高,ACTH 兴奋试验后两者可出现明显升高。但 ACTH 和雄激素多在正常水平,COR 水平不一定出现偏低。所以,非经典型 11β-OHD 患者临床表现不典型,生化指标的改变也不显著[2]。病例 1 患者仅表现为生长过快、性早熟、骨龄提前,没有明显高血压,首先应排除 21-OHD,因此先完善 *CYP21A2* 测序,未发现可引起氨基酸改变的基因突变,后完善 CYP11b1 测序才确诊为 11β-OHD,符合非经典型 11β-OHD。病例 2 患者逐渐出现毛发增多,呈男性分布,阴蒂肥大,伴有高血压,符合经典型 11β-OHD。

自 1991 年 White 等[8]首次报道 *CYP11B1* 基因突变以来,已经描述了多种 *CYP11B1* 基因突变。包括错义突变、移码突变和阻止酶合成的无义突变。R448H 是目前最常见的一种,可以解释为何摩洛哥裔犹太人中 11β-OHD 高发[8]。一个纳入 108 位 11β-羟化酶缺陷症患者队列研究[2],其中大多数 11β-羟化酶缺陷症患者来自中东和北非。在这 108 例患者中,有 31 例 *CYP11B1* 基因的错义突变,5 个无意义突变,1 个插入突变和 9 个移码突变,还有 4 个剪接位点突变。位于曲折区和 L-螺旋之间的环上的残基 R448 形成血红素结合位点的一部分。它与血红素的丙酸酯尾、L132 的主链原子和 N133 的侧链形成氢键。尽管预期其突变会导致这些氢键的丢失,但临床表型取决于突变残基是 Cys、His 还是 Pro。R448C 突变与严重的骨龄提前和严重的高血压有关,R448C 和 R448H 的 Prader

得分为 4/5。相反,具有钢性骨架结构的 Pro 突变保留了丙酸尾周围的局部结构。因此,R448P 症状较轻,Prader 得分为 1。Q356X 突变以前曾在非洲血统(特别是突尼斯)的患者中被描述为纯合子状态,但在母亲和孩子中均以杂合子状态被鉴定,尽管 Q356X 突变处于杂合状态,但是可以导致严重病理变化。此外,在外显子 7 中鉴定出 R384X 杂合突变,R384X 突变产生了一个过早的终止密码子,导致没有生物活性的截短蛋白质产生。W116C 突变可影响底物结合。W116 位于 B′-螺旋上,其芳香族吲哚侧链被 F13、F231、W260、F487 的芳香族侧链和 L113 的疏水性侧链包围。这些残基一起形成芳香族底物结合位点的顶部,并且发现 Cys 突变破坏底物结合位点。具有这种突变的 11β-OHD 患者的 Prader 评分为 4,存在严重高血压。*CYP11B1* 与其高度同源基因 *CYP11B2* 融合基因的突变也是一种特殊的突变类型[9]。*CYP11B2* 位于 *CYP11B1* 上游约 40 kb,它们在编码区和非编码区分别有 95% 和 97% 同源性。因此有丝分裂时两者可能出现重组融合。该融合基因的 5′端是由 *CYP11B2* 基因的第 1-6 号外显子,3′端是由 *CYP11B1* 基因的第 7-9 号外显子组成。

经典型 11β-OHD 与突变后的 11β-羟化酶体外活性测定小于 5% 有关,而其突变后 11β-羟化酶的体外活性高于 10% 与非经典 11β-OHD 有关。Parajes 等[10]报道的 2 例非经典型患者的突变类型分别为复合杂合突变(M88I/R366C)和纯合突变(P159L),其突变后 11β-羟化酶仍保留了 23% ~40% 的正常酶活性。病例 1 患者为 *CYP11b1* c. 593A>G p. Glu198Gly 杂合型突变、c. 594A>T p. Glu198Asp 杂合型突变、c. 1157C>T p. Ala386 Val 纯合型突变。病例 2 为 c. 128G>A p. R43Q 纯合突变、c. 1157C>T p. A386V 纯合突变。p. Glu198Gly 突变导致谷氨酸被非极性甘氨酸残基取代,国外研究也发现该突变位点[11],残基 198 位于 E 螺旋的开头,7 个物种(人、小鼠、大鼠、豚鼠、猪、绵羊和牛)的 11β-羟化酶基因序列比对显示该位置的谷氨酸高度保守,提示该氨基酸在酶活性中的存在一定功能作用。文献报道[12]了一个由 CYP11B1 基因纯合子 c. 1157C>T p. Ala386Val 突变所致 11β-OHD 家系。先证者为一名 25 岁女性患者,有高血压、心力衰竭、肾衰竭和肺部感染症状。其 4 个家庭成员(先证者的父亲、母亲、外祖母和姑姑)具有相同突变的杂合子。此先证者与病例 1 临床症状不同,考虑可能与此突变类型所保留的酶活性不同有关。

11β-OHD 需要与以下疾病相鉴别。①Liddle 综合征可出现钠潴留性高血压、低钾血症,低肾素活性,肾上腺影像学检查无异常,无性早熟。②嗜铬细胞瘤常有“头痛、心悸、多汗”三联征,切除肿瘤后血压可恢复正常,肾上腺素和去甲肾上腺素常显著高于正常。③原发性醛固酮增多症可存在高血压、低钾血症,肾上腺影像学提示异常。④库欣综合征可出现多血质外貌、皮肤紫纹、向心性肥胖,血 ACTH、COR 节律出现异常。⑤21-OHD 的患者血压正常或偏低,血钾正常,进行 11-去氧皮质醇的检测有助于二者的鉴别。⑥多囊卵巢综合征患者 LH/FSH 多大于 2,盆腔 B 超可见卵巢多囊样改变,血 ACTH、COR、17-OHP 在正常范围。⑦分泌雄激素的肿瘤,血 ACTH、COR、17-OHP 正常,中剂量地塞米松抑制试验不被抑制,根据影像学资料可鉴别。⑧3β-羟类固醇脱氢酶缺陷症,该酶为肾上腺类固醇激素合成过程第二个酶,如果缺乏可引起低血钠、高血钾、代谢性酸中毒,但该酶在肝脏有一定表达活性,血 17-OHP 浓度增高及合成部分雄激素,外生殖器可表现为女性男性化,男性女性化。

11β-OHD 的治疗应依据不同人群制定个体化的治疗方案。糖皮质激素是治疗 11β-OHD 的主要药物,它可抑制下丘脑及垂体分泌过多的 CRH 和 ACTH,抑制肾上腺产生过多的雄激素。糖皮质激素的剂量应维持在能充分抑制雄激素水平、控制男性化症状、维持正常生长的最小剂量,但是应激状态下,可酌情增加糖皮质激素剂量。本文中两例患者确诊后都及时应用氢化可的松治疗。治疗过程中应监测体重、身高、骨龄、血压、血钾、ACTH、17-OHP、T、11-去氧皮质醇等,根据上述指标调整剂量,避免出现糖皮质激素过量的不良反应,比如皮肤瘀斑、体重增加、糖代谢异常和骨质疏松等。如血压不能恢复正常,需联用降压药。

对于儿童患者,治疗的目标是减少盐皮质激素和肾上腺雄激素前体的合成,控制高血压、低血钾和雄激素增多症状,恢复正常的生长发育。儿童患者通常使用短效糖皮质激素以减少 ACTH 分泌,一般使用氢化可的松,不采用对儿童生长抑制作用较大的泼尼松或地塞米松[13]。青春期男孩治疗目标是血压控制正常,血钾恢复正常,11-脱氧皮质醇水平降低,血清雄烯二酮和 T 浓度恢复到患者年龄和性别对应的正常范围。青春期女孩除了控制血压,维持血钾正常,还应关注面部痤疮、毛发增多的情况。对于女性假两性畸形必须进行合理且审慎的外阴矫形治疗。手术治疗对患者的性行为和性心理很重要,进行外阴矫形手术前应先进行药物治疗,使体内雄激素水平降至正常。对于存在心理障碍的患者,应给予及时的心理指导[14]。

成年患者可选择长效糖皮质激素,女性患者经过数月治疗,如果月经不规则、痤疮、多毛缓解仍不明显,此时需要加用抗雄激素治疗,如果仍不能消除,提示有 3 种可能:①糖皮质激素缺乏未完全纠正;②糖皮质激素抑制性替代治疗剂量过大;③合并有肾上腺残余组织肿瘤。

综上所述,11β-OHD 是由于 *CYP*11*B*1 基因突变引起的常染色体隐性遗传病,11β-羟化酶缺陷,导致血清中高水平的去氧皮质酮及 11-去氧皮质醇,进而引起高血压、低血钾、高雄激素血症。糖皮质激素替代治疗可抑制 ACTH 过量分泌,使去氧皮质酮分泌正常,缓解高血压。对于不同人群应制定个体化的治疗方案,以达到最佳的治疗目的。

参考文献

[1] NIMKARN S, NEW M. Steroid 11beta-hydroxylase deficiency congenital adrenal hyperplasia [J]. Trends Endocrinol Metab, 2008, 19(3): 96-99.

[2] AHMED K, SHOZEB H, AMEET K, et al. Clinical, genetic, and structural basis of congenital adrenal hyperplasia due to 11β-hydroxylase deficiency[J]. Proc Natl Acad Sci USA, 2017, 114(10): E1933-E1940.

[3] CHABRAOUI L, ABID F, MENASSA R, et al. Three novel CYP11B1 mutations in congenital adrenal hyperplasia due to steroid 11Beta-hydroxylase deficiency in a moroccan population[J]. Horm Res Paediat, 2010, 74(3): 182-189.

[4] 孙首悦,张曼娜,杨军,等. 11β-羟化酶缺陷症临床和基因型分析[J]. 中华医学杂志, 2011, 91(42): 2999-3002.

[5] STORR H L, BARWICK T D, SNODGRASS G A I, et al. Hyperplasia of adrenal rest tissue causing a retroperitoneal mass in a child with 11 beta-hydroxylase deficiency[J]. Horm Res, 2003, 60(2): 99-102.

[6] HANNAH-SHMOUNI F, CHEN W, MERKE D P. Genetics of congenital adrenal hyperplasia [J]. Endocrinol Metab Clin North Am, 2017, 46(2): 435-458.

[7] 张曼娜, 李小英. 11β-羟化酶缺陷症研究进展[J]. 国际内分泌代谢杂志, 2011, 31 (1): 66-68.

[8] WHITE P C, DUPONT J, NEW M I, et al. A mutation in CYP11B1 (Arg-448---His) associated with steroid 11 beta-hydroxylase deficiency in Jews of Moroccan origin[J]. J Clin Invest, 1991, 87(5): 1664-1667.

[9] PORTRAT S, MULATERO P, CURNOW K M, et al. Deletion hybrid genes, due to unequal crossing over between CYP11B1 (11beta - hydroxylase) and CYP11B2 (aldosterone synthase) cause steroid 11beta-hydroxylase deficiency and congenital adrenal hyperplasia [J]. J Clin Endocrinol Metab, 2001, 86: 3197-3201.

[10] PARAJES S, LOIDI L, REISCH N, et al. Functional Consequences of Seven Novel Mutations in the CYP11B1 Gene: Four Mutations Associated with Nonclassic and Three Mutations Causing Classic 11β-Hydroxylase Deficiency[J]. Endocrinology, 2010, 151(2): 839-839.

[11] KANDEMIR N, YILMAZ D Y, GONC E N, et al. Novel and prevalent CYP11B1 gene mutations in Turkish patients with 11-β hydroxylase deficiency[J]. J Steroid Biochem Mol Biol, 2017, 165(Pt A): 57-63.

[12] YI R H, ZHAO S H, YAN X F, et al. A Pedigree and Clinical Analysis of 11β-Hydroxylase Deficiency with Homozygous Mutation of CYP11B1 Gene [J]. Am J Hypertens, 2021, 34(5): 563-563.

[13] SPEISER P W. Medical treatment of classic and nonclassic congenital adrenal hyperplasia [J]. Adv Exp Med Biol, 2011, 707: 41-45.

[14] 许岭翎, 陆召麟, 戴为信, 等. 11β-羟化酶缺陷症 9 例临床特征与治疗分析[J]. 中国实用内科杂志, 2007, 27(7): 519-522.

第三节　高血压、低血钾、原发性闭经
——17α-羟化酶/17,20碳链裂解酶缺陷症(4例)

杨慧慧　郑瑞芝　解一丹　陈奕錡　牛吉攀　张云

(本文已发表于《中华内科杂志》2021年第60卷第9期,收录时有改动)

17α-羟化酶/17,20碳链裂解酶缺陷症(17α-hydroxylase/17,20-lyase deficiency,17-OHD)是先天性肾上腺皮质增生症的一种罕见类型,全球发病率约为1∶50000,是由编码该酶的CYP17基因突变而引起,属于常染色体隐性遗传疾病[1]。17α-羟化酶缺陷致雄激素、雌激素和糖皮质激素合成受阻,盐皮质激素合成增加,患者两性分化均差,呈现第二性征不发育、肾上腺皮质功能不足、高血压和(或)低钾血症表现。由于临床表现多样,极易漏诊,甚至延误最佳治疗时机、发生性腺恶变。现就河南省人民医院四例诊治较晚的17-OHD患者进行详细分析。

一、病例资料及诊治过程

(一)病例1

1.病史摘要

患者社会性别女性,35岁,以"血压高10年,发作性下肢软瘫8年"为主诉于2019年2月26日入院。

现病史:10年前体检发现血压高,最高达180/120 mmHg,未诊治。8年开始反复出现双下肢软瘫,伴恶心、呕吐、大汗,无发作性心悸、头痛、面红、手抖,至当地医院查血钾低(具体数值不详),腹部CT示左侧肾上腺瘤(直径约35 mm),行"左侧肾上腺肿瘤切除术",术后高血压、低血钾无改善,长期口服左旋氨氯地平片每次2.5 mg,每日1次,厄贝沙坦片每次0.15 g,每日1次,氯化钾缓释片每次1.0 g,每日3次治疗,血压波动在(160~170)/(110~120) mmHg,血钾仍低于正常范围,复查CT提示右侧肾上腺增粗。9个月前出现头晕,伴言语不清、右侧耳鸣,于当地医院查头颅磁共振,诊断为"脑梗死",经溶栓等治疗,症状改善不明显。为进一步治疗来我院,门诊以"右肾上腺增粗、左侧肾上腺瘤切除术后、高血压、脑梗死"为诊断收入泌尿外科。发病来精神可,饮食可、睡眠可,大小便无异常,体重无明显变化。

既往史、个人史:无特殊。

月经婚育史:无月经来潮,未婚未育。

家族史:父母非近亲婚配。父亲体健,母亲患"高血压",口服降压药物治疗,血压控制较好。1弟1妹,均体健。家族中无类似疾病。

2.入院查体

体温36.3 ℃,脉搏67次/min,呼吸19次/min,血压139/93 mmHg,身高174 cm,体重69 kg,BMI 22.8 kg/m^2。女性外貌,营养良好,皮肤偏黑,手足较大。无眼睑下垂、颈蹼、肘外翻及智力异常。心肺腹查体无明显异常，甲状腺未见异常，双下肢无水肿，双侧足动脉搏动可。双侧乳房 Tanner 1 期，无阴毛、腋毛生长，外生殖器呈女性幼稚型，阴道口不可明视。双侧腹股沟区未触及肿块。

3. 实验室检查

（1）ACTH、COR 节律结果详见表 1。

表 1　促肾上腺皮质激素、皮质醇节律

项目名称	8:00	16:00
促肾上腺皮质激素（pg/mL）	178.00（参考值 12.00～46.00）	74.40（参考值 6.00～23.00）
皮质醇（μg/dL）	0.60（参考值 6.70～22.60）	0.38（参考值 3.35～11.30）

（2）性激素结果详见表 2。

表 2　性激素

项目名称	检测结果	参考值
卵泡刺激素（U/L）	114.42	1.30～19.30
黄体生成素（U/L）	61.86	1.20～8.60
催乳素（ng/mL）	11.43	2.64～13.13
雌二醇（pg/mL）	13.10	<53.00
孕酮（ng/mL）	13.31	0.10～0.84
睾酮（ng/mL）	0.41	1.75～7.81
雄烯二酮（ng/mL）	<0.30	0.30～3.30
硫酸脱氢表雄酮（ng/mL）	188.68	230.00～2660.00

（3）卧位肾素-血管紧张素-醛固酮结果详见表 3。

表 3　卧位肾素-血管紧张素-醛固酮

项目名称	检测结果	参考值
肾素活性[ng/(mL·h)]	1.00	0.15～2.33
血管紧张素Ⅱ（pg/mL）	74.6	25.0～60.0
醛固酮（pg/mL）	294.2	30.0～160.0

（4）血钾 2.24 mmol/L（参考值 3.50～5.30），24 h 尿钾 42.41 mmol/24 h（参考值 25.00～100.00）。

（5）骨标志物及甲状旁腺素结果详见表 4。

表4　骨标志物及甲状旁腺素

项目名称	检测结果	参考值
25-羟维生素 D(ng/mL)	18.94	≥20.00
骨钙素(ng/mL)	87.93	14.00～42.00
总Ⅰ型前胶原氨基端延长肽(ng/mL)	291.10	16.89～65.49
β-胶原特殊序列(ng/mL)	1.540	≤0.584
甲状旁腺素(pg/mL)	44.3	12.0～88.0

(6)口服葡萄糖耐量试验及胰岛素释放试验结果详见表5。

表5　口服葡萄糖耐量试验及胰岛素释放试验

项目名称	0 min	30 min	60 min	120 min	180 min
血糖(mmol/L)	5.2	7.3	7.3	4.9	7.6
胰岛素(μU/mL)	4.37 (参考值1.9～23.00)	28.19	30.01	22.43	13.97

(7)血常规、尿常规、粪常规、肝肾功能、凝血功能、血脂、甲状腺功能:无异常。

(8)染色体核型分析:46,XY;SRY(+)。

4.影像学检查

(1)超声　子宫及卵巢未见明确显示。

(2)左手X射线　评估骨龄14～15岁,诸组成骨骨骺线未见完全闭合(图1)。

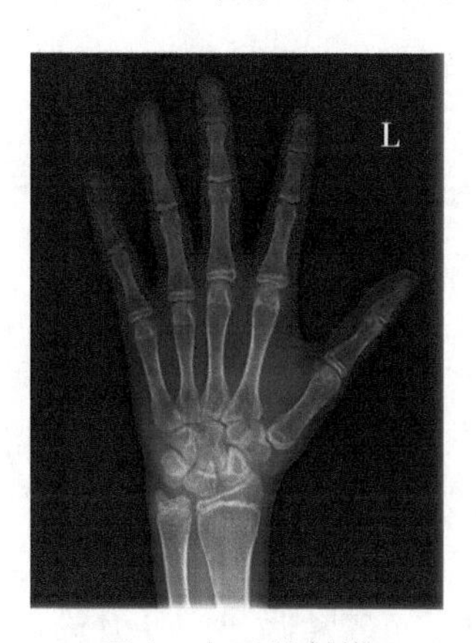

图1　左手X射线

(3)骨密度检查　骨质疏松。

(4)肾、肾上腺、肾动脉CT　①双侧肾上腺病变,增生并多发腺瘤?②左肾局部梗死可能;③双肾多发囊肿;④左肾动脉远端分支稍减少(图2)。

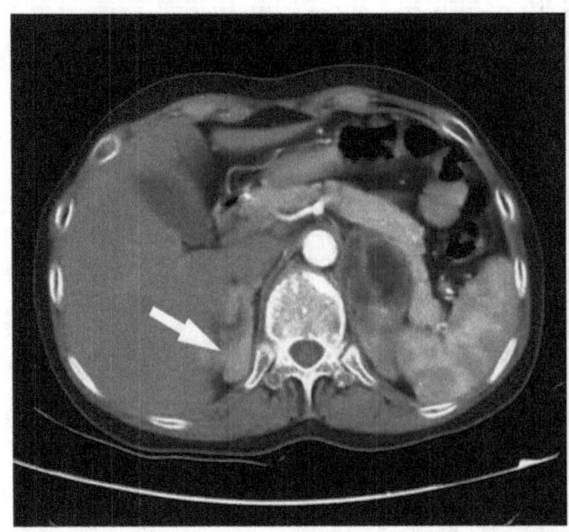
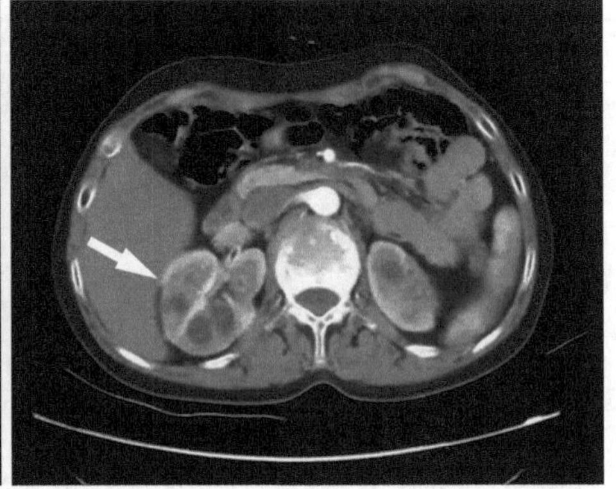

图2 肾、肾上腺、肾动脉CT

(5)脑MRI平扫+增强 ①右侧小脑半球、脑桥及右侧桥臂、双侧基底节区及放射冠区多发陈旧梗死及软化灶;②脑白质脱髓鞘、脑萎缩。

(6)盆腔MRI 未查及子宫、附件、睾丸、前列腺、阴道。

5.病史特点

(1)患者35岁,社会性别女性,伴原发性闭经、第二性征未发育,常规降压及补钾治疗效果不佳。合并脑梗死。

(2)查体身材高大,皮肤偏黑,乳房未发育,无阴毛、腋毛生长,外生殖器呈女性幼稚型,阴道口不可明视。无眼睑下垂、颈蹼、肘外翻及智力异常。

(3)T降低,FSH、LH升高,提示高促性腺激素性性腺功能减退症;皮质醇降低,ACTH升高;影像检查提示肾上腺增生;子宫及附件超声提示子宫及卵巢未见明确显示;骨密度检查可见骨质疏松;骨龄延迟。

(4)染色体核型分析:46,XY;SRY(+)。

6.临床诊断

(1)46,XY性发育异常(17α-羟化酶/17,20碳链裂解酶缺陷症)。

(2)骨质疏松症。

7.诊断依据

(1)患者35岁,社会性别女性,染色体核型分析:46,XY;SRY(+)。

(2)血压高、低血钾,伴原发性闭经,常规降压及补钾治疗效不佳。

(3)身材高大,皮肤偏黑,第二性征未发育,外生殖器呈女性幼稚型,阴道口不可明视。

(4)T降低,FSH、LH升高;皮质醇降低,ACTH升高。子宫及附件超声提示子宫及卵巢未见明确显示。CT:双侧肾上腺病变,增生并多发腺瘤可能。

(5)骨密度检查可见骨质疏松;骨龄延迟。

8.基因诊断

*CYP*17A1 c.985_987delTACinsAA杂合突变和c.1306G>A(p.Gly436Arg)复合杂合突变。

9. 治疗和随访

入住泌尿外科后完善相关检查，因无月经来潮、阴道口不可明视，为明确诊断，转科至内分泌科，查染色体核型分析结果示 46，XY；SRY（+），考虑为 46，XY 性腺发育不全，完善基因检测示 CYP17A1 基因突变，诊断明确为：46，XY DSD（17α-羟化酶/17，20 碳链裂解酶缺陷症）。为寻找隐睾，进一步行盆腔 MRI 检查，结果示未查及子宫、附件、睾丸、前列腺、阴道。考虑到此类患者性腺恶变概率较高，经多学科会诊，建议腹腔镜探查寻找发育不良的睾丸，以防恶变。于 2019 年 8 月 16 日至泌尿外科在全身麻醉下行“腹腔镜探查术”。术中发现：双侧盆腔髂血管处可见发育不良生殖静脉及输精管，近双侧内环口处分别见 4 cm×2.5 cm、5 cm×2.5 cm 灰黄、灰红色的未发育睾丸组织及睾丸附件、精索。超声刀游离右侧精索及未发育睾丸及睾丸附件，精索残端及睾丸引带残端用生物夹夹闭，同法处理左侧。病理检查：右侧睾丸组织病理证实为原位生殖细胞肿瘤（彩图 12），其免疫组化示 CD117、D2-40、Ki67、OCT4、PLAP、SALL4 均（灶性生殖细胞，+），WT-1、AR（支持细胞，+），而 CD30（-）；因左侧睾丸极少部分细胞不典型增生，暂不除外原位生殖细胞肿瘤。术后给予氢化可的松片每次 10 mg，每日 2 次，戊酸雌二醇每次 0.5 mg，每日 1 次（患者服用 1 个月后自行停药），厄贝沙坦片每次 0.15 g，每日 1 次，氨氯地平片每次 5 mg，每日 1 次，碳酸钙 D_3 每次 600 mg，每日 1 次，骨化三醇每次 0.25 μg，每日 1 次口服。治疗后血压、血钾恢复正常。因患者社会性别为女性，阴道口不可明视，妇科会诊建议择期行阴道成形术，患者因个人原因，未进一步治疗。

（二）病例 2

1. 病史摘要

患者社会性别女性，28 岁，以“间断头痛、血压高 8 年”为主诉于 2018 年 3 月 21 日入院。

8 年前无明显诱因出现头痛，伴头晕、恶心、呕吐，无发作性心悸、面红、手抖，测血压 140/100 mmHg，口服降压药物治疗（具体不详），自述血压控制尚可，上述症状仍间断出现。2 年前出现头痛、头晕加重，测血压 150/100 mmHg，因逾青春期无第二性征未发育，无月经来潮，至当地医院查肾上腺 CT 示双侧肾上腺增粗，妇科超声示未见子宫及卵巢，染色体核型检查示 46，XY，诊断为“双侧肾上腺占位、性腺发育不良、高血压”，具体治疗不详。1 年前自行口服厄贝沙坦分散片每次 150 mg，每日 1 次，血压控制不佳。1 d 前测血压 168/100 mmHg，至本院高血压科就诊，门诊以“肾上腺增粗、高血压”为诊断收入院。发病来精神可，饮食可、睡眠可，大小便无异常，体重无明显变化。

既往史：无特殊。

个人史：患者足月儿，出生时外生殖器呈女性型，母亲孕期无用药、感染史，出生后生长发育及智力水平与同龄人无明显差异。

月经婚育史：无月经来潮，未婚未育。

家族史：父母非近亲婚配。父母均体健。1 弟，25 岁，体格及智力发育正常。家族中无类似疾病。

2. 入院查体

体温 36.5 ℃，脉搏 106 次/min，呼吸 25 次/min，血压 153/98 mmHg，体重 64 kg，身高

169 cm，BMI 22.4 kg/m^2，女性外貌，营养良好，皮肤偏黑。无眼睑下垂、颈蹼、肘外翻。心肺腹查体无明显异常，甲状腺未见明显异常，下肢无水肿，双侧足动脉搏动可。双侧乳房 Tanner 1 期，无腋毛、阴毛，尿道开口位置接近正常。外生殖器呈女性幼稚型，阴道口不可明视。双侧腹股沟区未触及肿块。

3.实验室检查

（1）ACTH、COR 节律结果详见表6。

表6　促肾上腺皮质激素、皮质醇节律

项目名称	8:00	16:00	24:00
促肾上腺皮质激素（pg/mL）	59.70（参考值12.00～46.00）	35.80（参考值6.00～23.00）	24.8
皮质醇节律（μg/dL）	2.42（参考值6.70～22.60）	1.92（参考值3.35～11.30）	0.54

（2）性激素结果详见表7。

表7　性激素

项目名称	结果	参考值
卵泡刺激素（U/L）	103.0	1.3～19.3
黄体生成素（U/L）	42.01	1.20～8.60
催乳素（ng/mL）	10.02	2.64～13.13
雌二醇（pg/mL）	6.93	<53.00
孕酮（ng/mL）	8.40	0.10～0.84
睾酮（ng/mL）	<0.01	1.75～7.81

（3）肾素-血管紧张素-醛固酮立卧位试验结果详见表8。

表8　肾素-血管紧张素-醛固酮立卧位试验

项目名称	卧位	立位
肾素[ng/（mL·h）]	0.20（参考值0.15～2.33）	0.30（参考值0.10～6.56）
血管紧张素Ⅱ（pg/mL）	62.2（参考值25.0～60.0）	63.9（参考值50.0～120.0）
醛固酮（pg/mL）	86.3（参考值30.0～160.0）	92.7（参考值70.0～300.0）

（4）血、尿常规、肝肾功能、甲状腺功能三项均无异常。

（5）血钾3.5 mmol/L（参考值3.5～5.3）。

（6）染色体核型分析：46，XY；SRY（+）。

4. 影像学检查

（1）妇科彩超　子宫未见显示，双侧卵巢未见显示。

（2）乳腺彩超　双侧乳腺形态轮廓正常，最厚处右侧腺体厚 6 mm，左侧腺体厚 6 mm，腺体层次结构欠清晰。

（3）盆腔 CT　①子宫、双侧卵巢未见显示，考虑发育异常；②左侧腹股沟区精索样结构及软组织密度影（图 3）。

（4）肾上腺 CT　双侧肾上腺结合部及内外侧支稍增粗，右侧肾上腺结合部可疑结节（图 4）。

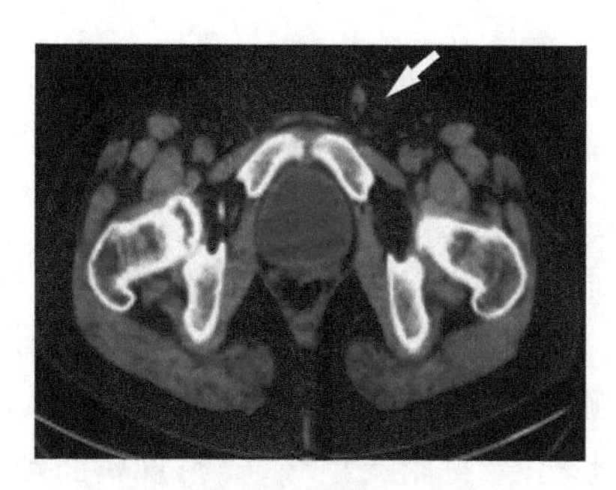

图 3　盆腔 CT

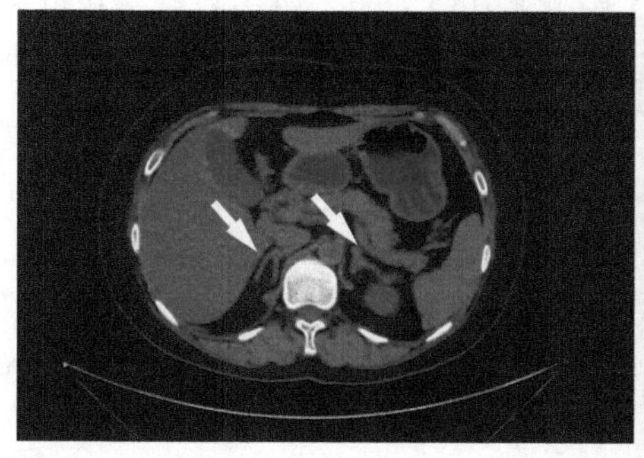
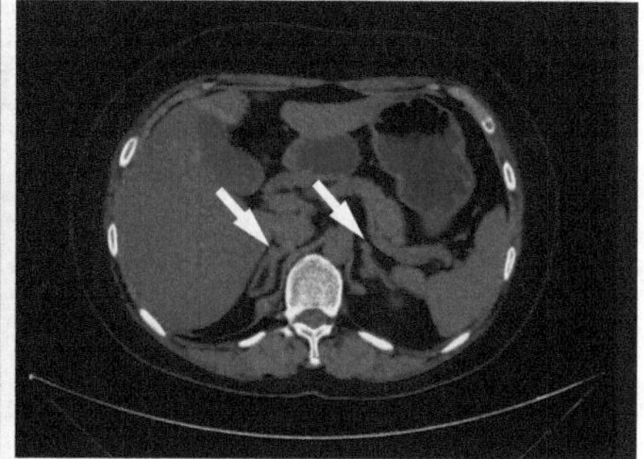

图 4　肾上腺 CT

5. 病史特点

（1）患者 28 岁，社会性别女性，血压高，血钾在正常下限，原发性闭经，常规降压治疗效果不佳。

（2）查体皮肤偏黑，双侧乳房 Tanner 1 期，外阴呈女性幼稚型，无腋毛、阴毛，尿道开口位置接近正常，阴道口不可明视。无眼睑下垂、颈蹼、肘外翻及智力异常。

（3）T 降低，FSH、LH 升高，提示高促性腺激素性性腺功能减退症；皮质醇降低，ACTH 升高。外院检查提示肾上腺占位。本院肾上腺 CT：双侧肾上腺结合部及内外侧支稍增粗，右侧肾上腺结合部可疑结节。盆腔 CT：子宫、双侧卵巢未见显示，左侧腹股沟区精索样结构及软组织密度影。

（4）染色体核型分析：46，XY；SRY（+）。

6. 临床诊断

46,XY 性发育异常(17α-羟化酶/17,20 碳链裂解酶缺陷症)。

7. 诊断依据

(1)患者 28 岁,社会性别女性,染色体核型分析:46,XY;SRY(+)。

(2)血压高,常规降压治疗效不佳,原发性闭经。

(3)皮肤偏黑,第二性征未发育,外生殖器呈女性幼稚型,阴道口不可明视。

(4)T 降低,FSH、LH 升高,皮质醇降低、ACTH 升高。CT:双侧肾上腺结合部及内外侧支稍增粗,子宫、双侧卵巢未见显示,左侧腹股沟区精索样结构及软组织密度影。

8. 基因诊断

CYP17A1 c.1247G>A(p.R416H)杂合变异(彩图 13)和 c.1427T>C(p.L476P)杂合变异(彩图 14)。

9. 治疗和随访

入院后经多学科会诊,完善实验室检查及基因检测明确诊断。因盆腔 CT 提示左侧腹股沟区精索样结构及软组织密度影,考虑为隐睾,转科至泌尿外科,于 2018 年 4 月 9 日在全身麻醉下行"腹腔镜双侧隐睾探查术"。术中见:左侧睾丸位于腹股沟内,睾丸发育差,大小约 6 mm×5 mm,质地软,未见附睾组织,输精管屈曲延伸至髂窝远端终止;右侧睾丸位于髂窝处,发育差,未见明确附睾组织,质地偏硬,大小约 2.0 cm×1.0 cm。切除双侧睾丸组织送病理检查,结果回示:性腺母细胞瘤(彩图 15)。术后给予口服氢化可的松每次 10 mg,每日 2 次,戊酸雌二醇每次 0.5 mg,每日 1 次。血压、血钾恢复正常。定期复查颈、胸、全腹、盆腔增强 CT,未见明显异常。因患者选择继续按女性性别生活,建议择期行阴道成形术。

(三)病例 3

1. 病史摘要

患者社会性别女性,23 岁,以"四肢软瘫、血压高 6 年余,加重 6 d"为主诉于 2017 年 3 月 6 日入院。

现病史:患者 6 年前无明显诱因出现四肢软瘫,无呼吸困难,无意识障碍,至当地医院测血压偏高(具体不详),急查血电解质示:钾 0.9 mmol/L,给予补钾治疗后四肢软瘫症状缓解,未监测血压。此后间断出现四肢无力,伴烦渴、多饮,间断口服氯化钾口服液(具体用量不详),期间复查血钾波动在 1.0~2.0 mmol/L。6 d 前上述症状再发,伴心慌,测血压 185/147 mmHg,至当地医院查血钾 1.4 mmol/L,为进一步治疗来我院心内科就诊,门诊以"高血压"为诊断收入院。发病来精神可,饮食可、睡眠可,大小便无异常,体重无明显变化。

既往史、个人史:无特殊。

月经、婚育史:无月经来潮,未婚未育。

家族史:父母非近亲婚配,父亲有"高血压"病史 10 余年,口服降压药物血压控制可。母亲体健。1 弟 2 妹,1 妹患有"智力低下",因"肾功能衰竭"去世,余体健。

2. 入院查体

体温 36.2 ℃,脉搏 96 次/min,呼吸 20 次/min,血压 191/127 mmHg,身高 165 cm,体

重46 kg,BMI 16.9 kg/m^2,女性外貌,皮肤偏黑,腹部皮肤无紫纹。无眼睑下垂、颈蹼、肘外翻及智力异常,心肺腹查体无明显异常,甲状腺未见明显异常,下肢无水肿,双侧足动脉搏动可。双侧乳房对称,双侧乳房 Tanner 1 期。无腋毛、阴毛生长,外阴呈女性幼稚型,阴道口可明视。双侧腹股沟区未触及肿块。

3. 实验室检查

(1)ACTH、COR 节律结果详见表9。

表9　促肾上腺皮质激素、皮质醇节律

项目名称	8:00	16:00	24:00
促肾上腺皮质激素(pg/mL)	305.00 (参考值12.00～46.00)	169.00 (参考值6.00～23.00)	
皮质醇节律(μg/dL)	2.00 (参考值6.70～22.60)	1.80 (参考值3.35～11.30)	1.13

(2)肾素-血管紧张素-醛固酮立卧位试验结果详见表10。

表10　肾素-血管紧张素-醛固酮立卧位试验

项目名称	卧位	立位
肾素活性[ng/(mL·h)]	0.20(参考值0.15～2.33)	0.30(参考值0.10～6.56)
血管紧张素Ⅱ(pg/mL)	78.4(参考值25.0～60.0)	89.6(参考值50.0～120.0)
醛固酮(pg/mL)	275(参考值30～160)	291(参考值70～300)

(3)性激素结果详见表11。

表11　性激素

项目名称	结果	参考值
卵泡刺激素(U/L)	77.57	3.80～8.80
黄体生成素(U/L)	38.55	2.10～10.90
催乳素(ng/mL)	10.09	3.34～26.72
雌二醇(pg/mL)	10.73	23.00～139.00
孕酮(ng/mL)	12.89	0.31～1.52
睾酮(ng/mL)	0.26	<0.75

(4)3-甲氧基肾上腺素 11.5 pg/mL(参考值<90.0),3-甲氧基去肾上腺素16.73 pg/mL(参考值<180.00)。

(5)血钾2.2 mmol/L(参考值3.5～5.3),血钠146 mmol/L(参考值137～147),24 h

尿钾 15.64 mmol/24 h(参考值 25.00 ~ 100.00)。

(6)血、尿常规、肝功能、甲状腺功能均未见异常。

(7)染色体核型分析:46,XX;SRY(-)。

4.影像学检查

(1)心电图　左心室高电压,左心室肥大。

(2)盆腔彩超　子宫发育不良,大小约 27 mm×3.3 mm×9.0 mm,轮廓欠清晰,双侧卵巢未显示。

(3)肾上腺彩超　双侧肾上腺体积增大,右侧肾上腺厚约 8.7 mm,右侧肾上腺内可见两处低回声,边界清,大小分别为 11.3 mm×6.8 mm,7.7 mm×7.4 mm,左侧肾上腺厚 6 ~ 7 mm。

(4)心脏彩超　主动脉瓣轻度反流,左室松弛功能减退。

(5)腹部彩超　双肾体积大,肾盂、肾盏分离,肾盏区回声增强。

(6)左手 X 射线　评估骨龄 14 ~ 15 岁,左手诸组成骨骨质结构完整,诸组成骨骨骺线未见闭合(图 5)。

(7)骨密度　腰椎 1 ~ 4 Z 值 -3.1SD,骨质疏松;股骨 Z 值 -1.4SD,低骨量。

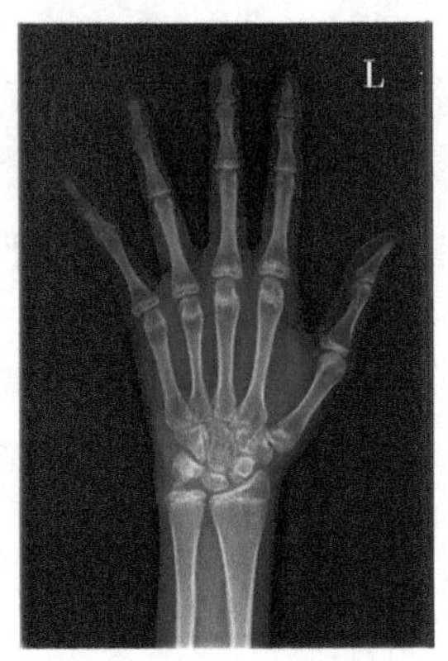

图 5　左手 X 射线

(8)头颅 MRI 平扫　未见明显异常。

(9)肾上腺 CT 平扫　双侧肾上腺增粗,呈多发结节状改变,肾上腺周围脂肪间隙清晰。双肾体积增大,肾髓质内可见多发类圆形低密度影,内可见多发点状高密度影,提示双侧髓质海绵肾可能。双侧肾盂稍扩张,余未见明显异常(图 6)。

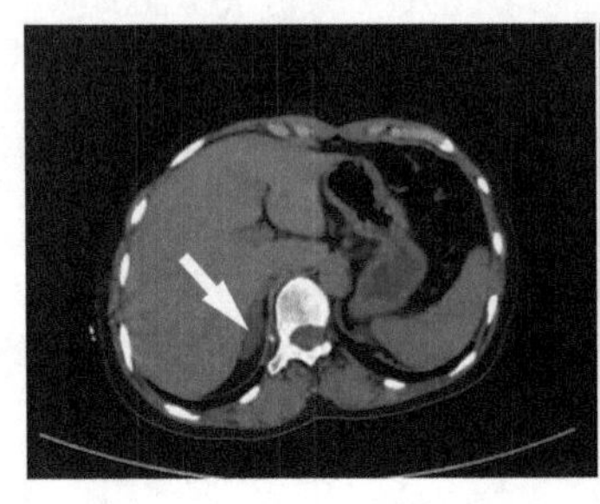
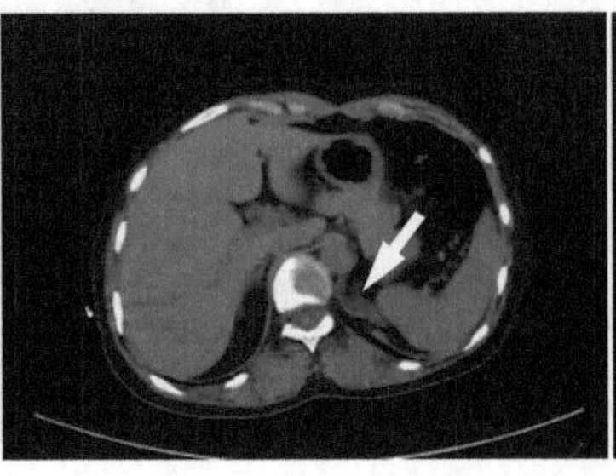
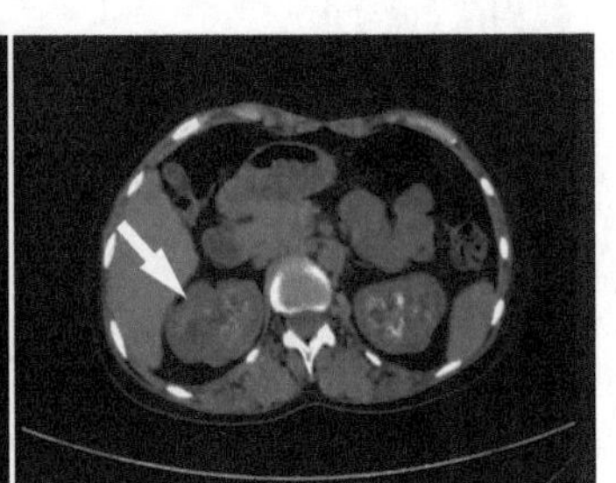

图 6　肾上腺 CT 平扫

5.病史特点

(1)患者 23 岁,社会性别女性,严重低钾血症,血压高,无月经来潮,长期补钾治疗效不佳。

(2)查体皮肤偏黑,腹部皮肤无紫纹。双侧乳房 Tanner 1 期。无腋毛、阴毛,外阴呈女性幼稚型,无眼睑下垂、颈蹼、肘外翻及智力异常。

(3)E_2降低,FSH、LH 升高,提示高促性腺激素性性腺功能减退症;皮质醇降低,ACTH 升高。本院肾上腺 CT:双侧肾上腺增粗,髓质海绵肾可能。骨龄提示骨骺未闭合,骨龄低于实际年龄。骨密度检查提示骨质疏松。

（4）染色体核型分析：46，XX；SRY（-）。

6. 临床诊断

（1）46，XX 性发育异常（17α-羟化酶/17，20 碳链裂解酶缺陷症）。

（2）骨质疏松症。

7. 诊断依据

（1）患者 23 岁，社会性别女性，染色体核型分析：46，XX；SRY（-）。

（2）有低钾血症、高血压、原发性闭经。

（3）皮肤偏黑、第二性征未发育。

（4）E_2降低，FSH、LH 升高，皮质醇降低，ACTH 升高；影像学检查示子宫发育不良、无卵巢，双侧肾上腺增生，骨龄延迟，骨质疏松。

8. 基因诊断

患者 *CYP*17*A*1 c.985_987delTACinsAA 纯合移码突变（彩图 16）。

受检者父母、弟弟均携带 *CYP*17*A*1 c.985_987delTACinsAA 杂合突变（彩图 17 ~ 彩图 19），患者家系图如下（图 7）。

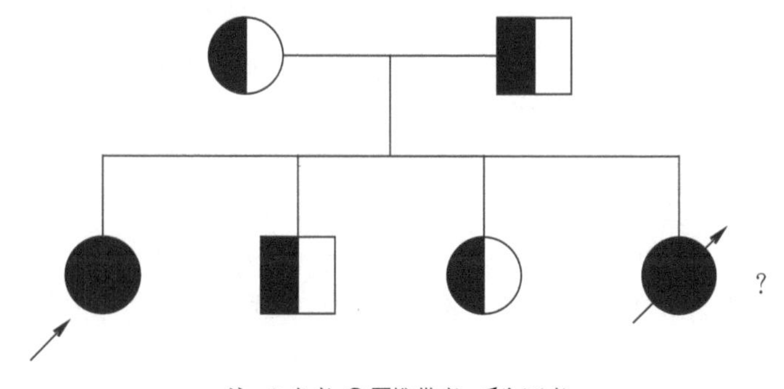

注：●患者，◐ ◧携带者，↗先证者

图 7　患者家系

9. 治疗和随访

入院后因无第二性征发育、无月经来潮，经内分泌科会诊，完善染色体核型分析及基因检测明确诊断。给予①糖皮质激素替代治疗：氢化可的松每次 10 mg，每日 2 次。②雌激素补充：戊酸雌二醇片（补佳乐）每次 0.5 mg，每日 1 次。③治疗低血钾合并高血压：螺内酯早 20 mg 晚 20 mg，硝苯地平缓释片每次 30 mg，每日 1 次。④骨质疏松治疗：钙尔奇每次 600 mg，每日 1 次、骨化三醇胶囊每次 0.25 μg，每日 1 次。

1 年后随访，血压、血钾在正常范围，子宫及卵巢较前稍增大，停用戊酸雌二醇片（补佳乐），调整为戊酸雌二醇片/雌二醇环丙孕酮片（克龄蒙）序贯疗法建立人工周期，患者月经规律。

3 年后随访，血压 120/76 mmHg，血钾 4.41 mmol/L，促肾上腺皮质激素及皮质醇节律结果详见表 12。性激素结果详见表 13。

表 12　促肾上腺皮质激素、皮质醇节律

项目名称	8:00	16:00	24:00
促肾上腺皮质激素(pg/mL)	31.80 (参考值 12.00～46.00)	<5.00 (参考值 6.00～23.00)	10.10
皮质醇节律(μg/dL)	2.40 (参考值 6.70～22.60)	4.00 (参考值 3.35～11.30)	18.00

表 13　性激素

项目名称	结果	参考值
卵泡刺激素(U/L)	19.23	3.80～8.80
黄体生成素(U/L)	8.48	2.10～10.90
催乳素(ng/mL)	10.24	3.34～26.72
雌二醇(pg/mL)	95.16	23.00～139.00
孕酮(ng/mL)	5.60	0.31～1.52
睾酮(ng/mL)	<0.01	<0.75

(四)病例 4

1.病史摘要

患者社会性别女性,30 岁,以“发现高血压、低血钾 3 个月”为主诉于 2016 年 10 月 6 日入院。

现病史:3 个月前体检发现高血压,血压最高 180/120 mmHg,无腹痛,无腰背部疼痛,无头晕、头痛,无发作性心悸、面红、手抖,至当地市人民医院查电解质示血钾 2.3 mmol/L,肾上腺 CT 示左侧肾上腺占位,符合血管平滑肌脂肪瘤,双肾内高密度影,符合骨髓质海绵肾。给予补钾、降压等对症治疗(具体不详),效果差。为进一步诊治,至本院泌尿外科就诊,门诊以“高血压、肾上腺占位”收住院。发病来精神可,饮食可、睡眠可,大小便无异常,体重无明显变化。

既往史、个人史:无特殊。

月经、婚育史:逾青春期无月经来潮,5 年前当地医院检查发现幼稚子宫,曾间断应用人工周期治疗,用药期间月经来潮,停药后闭经。未婚未育。

家族史:父母非近亲婚配。父亲体健,母亲 41 岁因“高血压肾衰竭”去世。1 兄 1 弟体健,均已正常生育后代。家族中无类似疾病。

2.入院查体

体温 36.3 ℃,脉搏 80 次/min,呼吸 20 次/min,血压 160/100 mmHg,身高 170 cm,体重 57.5 kg,BMI 19.9 kg/m^2,女性外貌,营养良好,全身皮肤相对同胞兄弟较黑,全身皮肤黏膜无黄染,无瘀点、瘀斑。无眼睑下垂、颈蹼、肘外翻及智力异常。心肺腹查体无明显异常,甲状腺未见明显异常,双下肢无水肿,双侧足背动脉搏动可。双侧乳房 Tanner 2

期，无阴毛，外阴呈女性幼稚型，阴道口可明视。双侧腹股沟区未触及肿块。

3. 实验室检查

（1）ACTH、COR 节律结果详见表 14。

表 14　促肾上腺皮质激素、皮质醇节律

项目名称	8:00	16:00	24:00
促肾上腺皮质激素（pg/mL）	169.00（参考值 12.00～46.00）	51.60（参考值 6.00～23.00）	24.40
皮质醇节律（μg/dL）	2.10（参考值 6.70～22.60）	1.50（参考值 3.35～11.30）	0.60

（2）性激素结果详见表 15。

表 15　性激素

项目名称	结果	参考值
卵泡刺激素（U/L）	10.24	3.80～8.80
黄体生成素（U/L）	35.0	2.1～10.9
催乳素（ng/mL）	12.90	3.34～26.72
雌二醇（pg/mL）	14.57	23.00～139.00
孕酮（ng/mL）	29.60	0.31～1.52
睾酮（ng/mL）	0.28	<0.75
硫酸脱氢表雄酮（ng/mL）	6.2	18.0～391.0
雄烯二酮（pg/mL）	<0.3	0.3～3.3

（3）肾素-血管紧张素-醛固酮立卧位试验结果详见表 16。

表 16　肾素-血管紧张素-醛固酮立卧位试验

项目名称	卧位	立位
肾素活性[ng/（mL·h）]	0.20（参考值 0.15～2.33）	0.20（参考值 0.10～6.56）
血管紧张素 II（pg/mL）	55.9（参考值 25.0～60.0）	58.1（参考值 50.0～120.0）
醛固酮（pg/mL）	119（参考值 30～160）	124（参考值 70～300）

（4）去甲肾上腺素 24.32 pg/mL（参考值<90.00），肾上腺素 29.46 pg/mL（参考值<180.00）。

（5）血钾 2.67 mmol/L（参考值 3.50～5.30），24 h 尿钾 41.21 mmol/24 h（参考值

25.00～100.00)。

(6)甲状旁腺素 73.0 pg/mL(参考值 12.0～88.0)。

(7)血常规、尿常规、肝功能、肾功能、甲状腺功能三项无异常。

(8)染色体核型分析:46,XX;SRY(-)。

4. 辅助检查

(1)骨密度 低骨量。*Z* 值:L1～L4 -0.9、L2～L4 -1.0、股骨-1.3。

(2)眼底照片 双眼动脉变细。

(3)甲状腺彩超 甲状腺体积大,回声不均,血供丰富。

(4)彩超 ①左肾囊肿;②双肾集合系统内充满高回声(考虑海绵肾);③肝胆胰脾未见异常;④幼稚子宫(约 44 mm×11 mm×20 mm);⑤双侧卵巢囊性回声(右侧卵巢大小约 68 mm×38 mm,左侧卵巢大小约 67 mm×32 mm,双侧卵巢内均可见多个囊性回声,右侧大小约 29 mm×28 mm,左侧大小约 37 mm×26 mm)。

(5)肾上腺 CT 平扫(术前) 双肾上腺增粗,实质密度欠均,左侧肾上腺见多发大小不等类圆形混杂密度影,内见脂肪密度。较大位于左侧肾上腺外支约 4.6 cm×6.6 cm×6.6 cm,增强后可见轻度强化。提示:①左侧肾上腺多发占位,考虑髓样脂肪瘤可能;②右侧肾上腺增粗,建议动态观察;③双肾囊肿;④双侧附件区多发囊肿病变(图 8)。

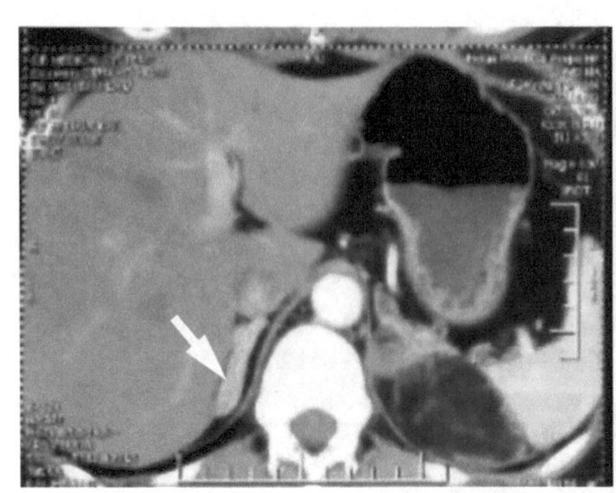

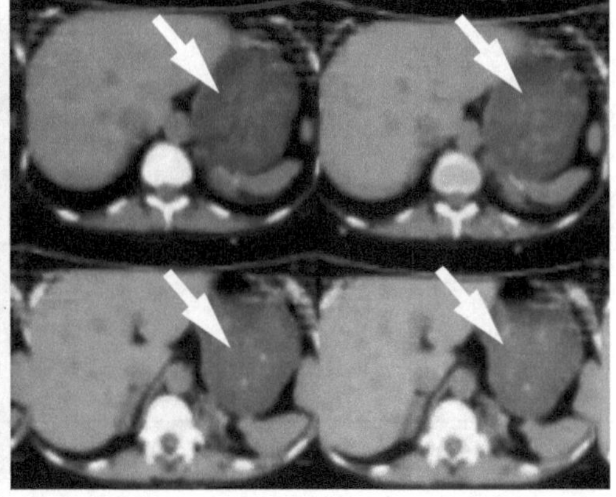

图8 肾上腺 CT 平扫(术前)

5. 病史特点

(1)患者 30 岁,社会性别女性,血压高,低钾血症,原发性闭经,长期大量补钾治疗效果不佳。

(2)查体皮肤较黑,腹部皮肤无紫纹,双侧乳房 Tanner 2 期,外阴幼稚,无阴毛、腋毛,无眼睑下垂、颈蹼、肘外翻及智力异常。

(3)E_2降低,FSH、LH 升高,提示高促性腺激素性性腺功能减退症;皮质醇降低,ACTH 升高,雄烯二酮低。本院肾上腺 CT:左侧肾上腺多发占位,考虑髓样脂肪瘤可能,右侧肾上腺增粗,双侧肾脏囊肿。彩超提示幼稚子宫、双侧卵巢囊性回声。

(4)染色体核型分析:46,XX;SRY(-)。

6. 临床诊断

46,XX 性发育异常(17α-羟化酶/17,20 碳链裂解酶缺陷症)。

7. 诊断依据

(1)患者 30 岁,社会性别女性,染色体核型分析:46,XX;SRY(-)。

(2)血压高、血钾低,原发性闭经,常规降压及补钾治疗效果不佳。

(3)皮肤较黑,第二性征发育不全。

(4)E_2降低,FSH、LH 升高,皮质醇降低,ACTH 升高;彩超提示幼稚子宫、双侧卵巢囊性回声;CT 示左侧肾上腺多发占位,右侧肾上腺增粗。

8. 基因诊断

CYP17A1 c.1459_1467del9 杂合突变和 c.1244-3C>A 杂合突变。

9. 治疗和随访

患者入住泌尿外科完善相关检查,于 2016 年 10 月 9 日行"腹腔镜左肾上腺腺瘤切除术",术中找到左肾,自左肾上极分离肾上腺背侧及腹侧,见肿瘤呈金黄色,与胰腺粘连较为严重,大小约 7 cm×6 cm。切除左肾上腺送病理检查,结果回示符合肾上腺髓质脂肪瘤,伴局灶出血,肿物大小约 8 cm×6 cm×3 cm。术后仍有高血压、低血钾,经内分泌科会诊,诊断考虑"先天性肾上腺增生症 17a-羟化酶缺陷症"。完善染色体检查:46,XX;SRY(-),后经基因检测明确诊断。给予强的松每次 5 mg,每日 1 次及戊酸雌二醇片每次 0.5 mg,每日 1 次治疗。

1 年后随访,血压正常,查电解质血钾正常。肾功能:尿素氮 8.9 mmol/L、肌酐 131 μmol/L。性激素六项结果详见表 17。彩超:①子宫体积小(大小约 43 mm×13 mm×16 mm,考虑幼稚子宫);②双侧卵巢体积增大并多发囊性回声(右侧卵巢大小约 61 mm×38 mm,其内可见多个囊性回声,其一大小约 32 mm×26 mm,左侧卵巢大小约 37 mm×25 mm,其内可见多个囊性回声,其一大小约 18 mm×16 mm,考虑卵巢过度刺激综合征?)。复查 CT:左侧肾上腺腺瘤术后,左侧肾上腺未见明显显示,可见团片状软组织密度影,右侧肾上腺增粗迂曲,右侧肾脏为单支动脉供血,左侧肾脏为单支动脉供血,管腔通畅未见狭窄,管壁未见增厚,腹腔干及肠系膜上动脉未见明确异常,双肾内可见多发囊性密度影,增强扫描未见明显强化。调整糖皮质激素为氢化可的松每次 10 mg,每日2 次,因肾功能异常,患者自行停用雌激素,拒绝雌激素治疗。

表 17 性激素

项目名称	结果	参考值
卵泡刺激素(U/L)	15.45	3.80~8.80
黄体生成素(U/L)	31.7	2.1~10.9
催乳素(ng/mL)	10.44	3.34~26.72
雌二醇(pg/mL)	21.67	23.00~139.00
孕酮(ng/mL)	20.14	0.31~1.52
睾酮(ng/mL)	0.11	<0.75

二、讨论

1.17-OHD 的发病机制及临床特点

先天性肾上腺皮质增生症(CAH)是一种较为常见的单基因遗传代谢性疾病,是由于基因突变导致酶活性丧失或不同程度下降,造成肾上腺皮质激素合成障碍或合成不足,经负反馈调节,促使垂体 ACTH 分泌增加,促进肾上腺皮质增生,并使这些酶阻断的前体物质和中间代谢产物增多的一组疾病。由于基因突变类型不同,所致酶阻断的部位和缺陷程度的不同,而形成了不同的疾病类型。

17-OHD 是 CAH 的一种少见类型,仅占所有 CAH 的 1%。Biglieri 等于 1966 年首次报道了该疾病[2]。17-OHD 为 *CYP17A1* 基因突变引起的常染色体隐性遗传病,该基因位于染色体 10q24.3,包含 8 个外显子和 7 个内含子,表达于肾上腺和性腺,编码 17α-羟化酶。*CYP17A1* 基因突变包括点突变、小的插入或缺失、剪切位点的改变和少数大范围的缺失[3]。研究发现,R96W、R347H/C 和 F417C 突变较常发生在欧美国家,W406R 和 R362C 突变在巴西地区流行更为广泛,p. H373L 突变在亚洲人群中更为常见[4]。我国突变类型以缺失突变+替代突变的复合类型为主,外显子 6 上 C. 985_987delTACinsAA (Y329Kfs)错义突变和外显子 8 上 C. 1459_1467del9(P. D487_F489del)缺失突变,是我国人群相对常见的突变位点[5],超过 80% 的患者突变类型为 p. Y329fs(外显子 6)和 D487-F489(外显子 8)突变,在临床工作中对于拟诊患者可作为首选位点进行基因检测[6]。本文病例 1、病例 3 突变位点发生在外显子 6,其中病例 1 为 c. 985_987delinsAA 和 c. 1306G>A(p. Gly436Arg)复合杂合突变,前者为我国人群最常见的突变类型,即第 329 位密码子由 TAC→AA,导致终止密码子提前出现,最终形成截短蛋白质,后者也已有文献报道[3]。病例 2 的 *CYP17A1* 基因存在两个杂合变异位点:c. 1247G>A(p. R416H)和 c. 1427T>C(p. L476P)杂合变异。*CYP17A1* 基因 c. 1247G>A(p. R416H)杂合变异已有文献报道:Ergun -Longmire 等通过对 1 个 17-OHD 的女性患者进行分析,发现该患者携带上述杂合变异(另一变异为 p. R125Q),并且发现该变异可导致 17α-羟化酶活性丧失[7];而 c. 1427T>C突变既往文献未见报道,经 SIFT、Mutation_Taster 和 PolyPhen2 软件预测均为有害突变,应进一步行体外功能学试验。病例 4 突变位点位于外显子 8,亦为常见突变类型。

17-OHD 的主要临床特点是低肾素性高血压、低血钾、原发性闭经和性发育障碍。这是由于 *CYP17A1* 基因突变引起 17α-羟化酶/ 17,20-裂解酶缺陷所导致。17α-羟化酶在肾上腺类固醇激素合成过程中起关键作用。在正常的皮质醇代谢过程中,胆固醇在急性调节蛋白(StAR)作用下转变为孕烯醇酮,再由 2 条途径衍变为皮质醇的前体 17-羟孕酮:一是转化为孕酮后经 17α-羟化酶作用形成 17-羟孕酮,经两次羟化形成皮质醇;二是孕烯醇酮由 17α-羟化酶羟化为 17-羟孕烯醇酮,再经 3β-羟类固醇脱氢酶作用转变为 17-羟孕酮,后经两次羟化形成皮质醇。17,20 碳链裂解酶则将 17 羟孕烯醇酮的 17 和 20 位碳原子上的侧链断开,形成雌激素及雄激素的前体——脱氢表雄酮,再经转化为性激素。因此,当 17α-羟化酶存在缺陷时,皮质醇及性激素的合成通路均受阻(图 9)。

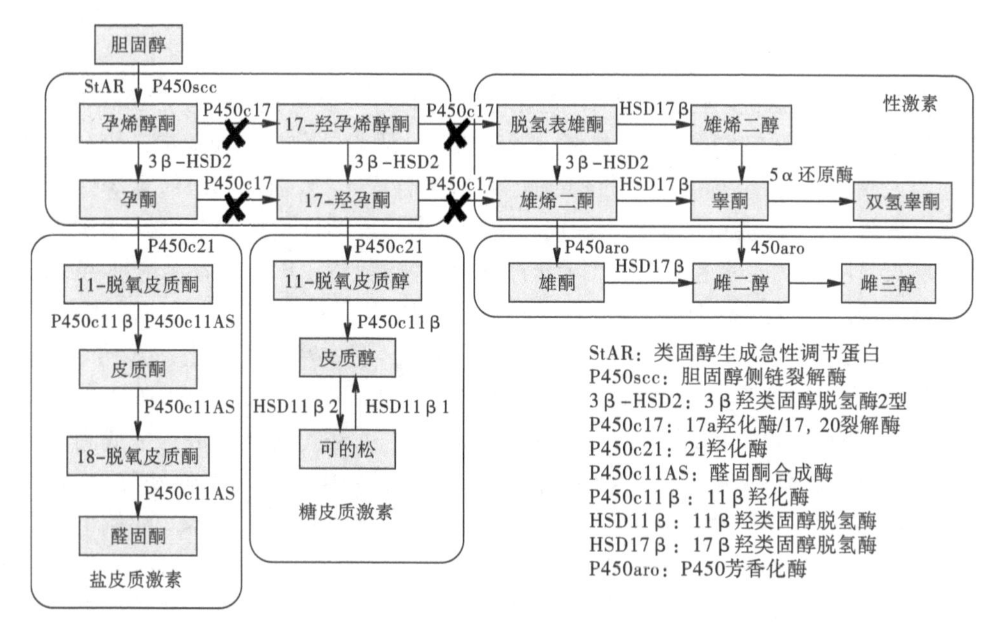

图9　17α-羟化酶缺陷症发病机制

皮质醇合成通路受阻表现：17α-羟化酶可以将孕酮和孕烯醇酮转化为17-羟基孕酮和17-羟基孕烯醇酮。当该酶缺乏时，17-羟基化反应中断，使孕酮在体内堆积，通过11-脱氧皮质酮迫使类固醇转化为皮质酮，而不能转化为皮质醇。由于皮质醇合成减少，ACTH分泌反馈性增加导致双侧肾上腺增生。1966年，Biglieri首次报道17-OHD时便提出，增高的ACTH可刺激球状带增生，使孕烯醇酮和孕酮合成增加，向盐皮质激素转化，11-脱氧皮质酮大量增加。11-脱氧皮质酮作为醛固酮的前体物质，具有强大的盐皮质激素活性，促进肾小管保钠排钾，引起水钠潴留，在临床上表现为低血钾、高血压，而血容量的增加会抑制肾素-血管紧张素系统，醛固酮生成减少[8-9]。综上，17-OHD的病理生理是皮质醇合成障碍，盐皮质激素合成过多。但事实上，17-OHD患者极少表现出糖皮质激素缺乏，原因是循环皮质酮从<400 ng/dL的典型浓度上升到接近40000 ng/dL时，足以替代皮质醇提供糖皮质激素活性[10]。因此，17-OHD患者一般不出现肾上腺皮质功能减退的表现，导致疾病早期难以被识别，临床上易漏诊。这也是包括本文患者在内的大多数患者确诊年龄较大的原因。本文病例中，患者均为多次查血钾低，皮质醇低，而ACTH分泌负反馈性升高，引起双侧肾上腺增生，符合17-OHD的病例特点。然而值得注意的是，经典17-OHD常表现为醛固酮水平降低，而本文病例1及病例3患者醛固酮水平不低，反而呈现高醛固酮水平，在国内外也均有这种案例的报道，机制尚不明确，可能与标本未层析分离而脱氧皮质酮、皮质酮等前体物质干扰放射免疫法测定结果有关。近年来，也有研究指出，当17α-羟化酶活性严重低下时，肾上腺醛固酮合酶活性增强，可导致醛固酮大量增加。针对这一现象，Hinz[11]提出了4种可能的原因：①17羟化酶活性部分缺乏导致肾素抑制不足；②皮质醇与醛固酮的负相关提示酶活性的严重缺乏；③皮质酮等前体的过度产生及转化；④增多的盐皮质激素前体干扰醛固酮检测。液相色谱串联质

谱(LC-MS/MS)逐渐进入临床实验室,有望建立更准确的类固醇激素合成谱解决这一问题[12]。

性激素的合成通路受阻表现:17α-羟化酶催化的另一反应是17-羟孕酮和17-羟孕烯醇酮发生17,20-碳链裂解反应,并将二者转化为性激素的前体物质雄烯二酮和去氢表雄酮。当该酶缺乏时,裂解反应中断,下游的性激素合成不足,睾酮和雌激素等性腺激素均存在合成障碍,垂体促黄体生成素和促卵泡生成素均反馈性增加[13]。临床表现为原发性闭经、第二性征缺失、体毛稀少等。因雄激素合成障碍,17-OHD患者无论是46,XX还是46,XY均为女性表型,但亦有不同临床特点。①46,XY患者表现为假两性畸形,这是由于17-OHD的睾丸支持细胞仍可产生抗米勒管激素,使中肾旁管退化,而无子宫、输卵管等出现,故内生殖器为男性型,但睾酮水平低下则导致睾丸进一步发育、外生殖器分化障碍,睾丸小并有发育不良,探查发现睾丸可位于腹腔内,还可位于腹股沟区或阴唇阴囊皱襞中,显微镜观察可见睾丸间质细胞增生。该类患者外生殖器为女性幼稚型,有盲端阴道,少数表现为外生殖器性别难辨、小阴茎、尿道下裂或乳腺发育。本文病例1、病例2即表现为此特点,且诊断时已均有性腺恶变。②46,XX患者出生时正常,出生后则由于雌激素不足,表现为青春期第二性征不发育、原发性闭经。本文病例3、病例4即为此类型,生物学及社会性别均是女性,无须重新选择社会性别,但是治疗较晚,因漏诊错过最佳治疗时机。③同时具有46,XX和46,XY核型的个体在胎儿时期由于缺乏睾酮和二氢睾酮合成而同样具有女性外生殖器,此类型较罕见。17-OHD的其他表现还包括46,XX核型患者的卵巢囊肿和囊肿破裂[14]。本文病例4即为合并多发卵巢囊肿。囊肿形成的机制被认为是长期升高的促性腺激素、缺乏雌激素触发的排卵激增所致,这些患者偶尔会出现自发但不规律的月经[15-16]。性激素的合成通路受阻还可引起骨代谢的异常,这是由于青春期后,血LH、FSH均明显升高、性腺激素水平低下,从而导致骨骺延迟闭合,骨龄落后,因此患者身高均较高,且达成人年龄后身高仍可持续而缓慢生长。由于雌激素缺乏还往往伴有不同程度的骨质疏松。

17-OHD患者因残余的酶活性水平不同而有轻重不一的临床表现,极少数患者因17α-羟化酶活性仅部分丧失,因而保留了部分雌激素和雄激素功能。目前认为临床类型可分为完全型、部分型及孤立型3种。完全型患者最为常见,以低肾素性高血压、低血钾、男性假两性畸形、女性性幼稚和原发性闭经为典型临床表现。部分型患者仍存在一定的17α-羟化酶活性,临床表现与完全型相似但较轻,可无低血钾及高血压。部分型的男性患者睾酮低于正常水平,可能出现小阴茎、尿道下裂等发育障碍和少精症。部分型的女性患者可有自发的青春期第二性征发育,如乳腺发育及稀发月经和生育能力低下。孤立型患者保留了17α-羟化酶活性,糖皮质激素合成功能基本正常,仅17,20碳链裂解酶的活性缺失造成患者性激素缺乏。

2.17-OHD的鉴别诊断

低血钾和高血压是本病初诊时最显著的两个表现,本文的4例患者生化检查均提示血钾降低,且均合并高血压,因此在诊断过程中首先对低血钾合并高血压进行抽丝剥茧,避免漏诊或误诊。

低钾血症是临床上最常见的电解质紊乱,病因可分为三大类:缺钾性低钾血症、转移性低钾血症和稀释性低钾血症。本文患者均无钾摄入减少史（如昏迷、消化道梗阻、长期厌食、禁食等）及胃肠道丢失史（如呕吐、腹泻等），追问病史也未使用降血钾药物（利尿剂、泻药、减肥药、甘露醇、高糖等），且为持续低钾血症，常规补钾难以纠正，可初步确定为缺钾性低钾血症，因同时合并高血压，病因倾向于肾性或内分泌性低血钾可能性大。而且，长期肾上腺增生可能继发肾上腺腺瘤形成，低血钾、高血压、肾上腺肿瘤的组合常常被认为是原发性醛固酮增多症的典型表现，诊断时易落入惯性思维的陷阱，导致误诊误治，本文病例1及病例4均被误诊为肾上腺瘤行手术治疗，不仅浪费了医疗资源，还增加了患者痛苦，延误治疗时机。因此临床上遇到低血钾合并高血压，不能局限思维，需详细询问病史，结合病史特点及相关检查，做好鉴别诊断。

（1）原发性醛固酮增多症　原发性醛固酮增多症是由于肾上腺分泌醛固酮过多，导致水钠潴留，排钾增多，反馈性抑制肾素-血管紧张素系统，引起高血压和低血钾。原发性醛固酮增多症最常见的病因是肾上腺腺瘤和特发性醛固酮增多症，其次是单侧或双侧肾上腺增生。高醛固酮、低肾素是其突出的生化特征。因此，醛固酮/肾素比值（ARR）是首要筛查指标。与本病鉴别重点是有无第二性征发育异常。

（2）继发性醛固酮增多症　继发性醛固酮增多症主要见于：①通过激活RAAS途径引起醛固酮增多的疾病，如肾素瘤、肾动脉狭窄、心功能不全、利尿剂的应用、恶性高血压等；②导致醛固酮灭活减少的肝硬化；③ACTH分泌增多的疾病如家族性糖皮质激素抵抗、Cushing病等。亦无第二性征发育异常。通过详细的病史询问、腹部CT平扫、垂体核磁等影像学检查结果有助于鉴别。

（3）11β-羟化酶缺乏症（11-OHD）　11-OHD也是先天性肾上腺皮质增生症中的一种，11β-羟化酶缺陷导致11-去氧皮质醇和11-去氧皮质酮不能转化为皮质醇和皮质酮，但肾上腺性激素合成通路无障碍，因而体内雄激素过多，引起不同程度的男性化生长加速。表现为女性男性化，或者男性性早熟，由于过多的中间产物11-去氧皮质酮也具有盐皮质激素作用，导致发生高血压、低血钾。本文4例患者虽有高血压低血钾、肾上腺增生，但均为女性表现型，表现为原发性闭经、第二性征发育不良，无女性男性化及男性性早熟表现，显然不符合此诊断。

（4）Liddle综合征　Liddle综合征是一种常染色体显性遗传病。发病基础为肾远曲小管上皮钠离子通道的编码基因SCNN1B、SCNN1C突变，导致钠通道过度激活，继而通过远端肾小管K^+的外流与Na^+的重吸收的间接耦联，促进远端肾小管重吸收Na^+及过度分泌、排泄K^+，引起尿钾升高、血钾降低、血钠升高。血钠升高可直接增加细胞外液容量，同时血钾降低可引起一氧化氮分泌减少，血管平滑肌张力增加，血管顺应性下降，两者均可引起血压升高。主要表现为高血压、低血钾、低肾素、低醛固酮血症，易与17-OHD混淆，但该病无第二性征发育异常及肾上腺增生腺瘤表现。

17-OHD的另外一个特征性表现是性腺发育不全，本文的4例患者均有第二性征不发育表现。其中例1、例2阴道未见明显开口，在影像检查及腹腔探查发现男性性腺。在诊断过程中需要与性腺发育不良及两性畸形相鉴别。

（1）性腺发育不良可见于一些内分泌疾病如Tunner综合征、单纯性性腺发育不良，与本病相同的特点为第二性征发育不良及原发性闭经，且为高促性腺性性腺发育不良，但 Tunner 综合征患者多身材矮小,同时伴有特殊面容和躯体畸形,如多发黑痣、上睑下垂、鱼形嘴、颈粗短、颈蹼、发际低等;单纯性性腺发育不全患者有正常阴道,有子宫和输卵管,性腺多为条索状组织,性腺肿瘤多见,一般不合并高血压低血钾,无肾上腺增生。查 ACTH 皮质醇节律有助于鉴别,染色体核型分析及基因检测可明确诊断。

(2)两性畸形,本文病例 1、病例 2 均表现为两性畸形,还需与引起两性畸形的其他病因相鉴别。两性畸形病因按照染色体核型大致分为性染色体 DSD、46,XY DSD 和 46,XX DSD 三大类[17]。其中 46,XY DSD 的病因和发病机制复杂且多样,任何影响睾丸分化、睾酮合成或作用的因素均可导致[18]。本文患者中病例 1、2 均为 46,XY DSD,社会性别女性,查体阴道口未见明视,实验室检查雌二醇、睾酮明显降低,而 LH、FSH 水平升高,应主要与雄激素合成障碍类疾病相鉴别,如 Leydig 细胞分化受损、睾酮合成和代谢的各种酶缺陷、皮质类固醇和睾酮合成缺陷及持续性米勒管综合征等[19]。鉴别要点:雄激素合成障碍类疾病无高血压低血钾表现且不合并肾上腺增生。而雄激素作用障碍多合并肥胖、胰岛素抵抗、脂质代谢异常且易导致抑郁症,易患成瘾和饮食失调等[20],有助于临床鉴别诊断。另外,母体妊娠期外源性孕激素接触史也可能是 DSD 发病的危险因素[21],诊断过程中需注意详细询问病史。

3. 17-OHD 的诊断

17-OHD 因早期症状不典型,且发病率低,早期诊断有一定困难。据统计,88% 的病例直至青春期甚至更晚才得到确诊。其诊断主要依靠其特征性的临床表现及相关实验室检查,典型特点为高血压、低血钾合并第二性征发育不全,实验室检查可见皮质醇水平低 ACTH 增高、性激素低促性腺激素升高。临床上对于社会性别为女性的高血压患者,若合并有第二性征不发育、原发性闭经表现,或者外生殖器性别难辨的患者有低肾素性高血压、低血钾和碱中毒的表现时,应当警惕该病可能。对此类患者除外 ACTH、皮质醇、性激素等相关的激素检查,还需完善染色体核型分析协助诊断。

基因检测是确诊遗传性疾病的重要手段,*CYP17A1* 基因位于染色体 10q24.3。我国一项大型系列研究发现,Y329 移码突变和 D487-F489 缺失分别占 23 名中国 17-OHD 患者突变等位基因的 60.8% 和 21.7%[22],是我国常见的突变“热点位置”。但这些常见的突变类型有一共同特点,即多发生在 6 和 8 号外显子[23],所以需要通过基因突变检测来诊断 17-OHD 时,可首选 6 号 8 号外显子进行外显子测序,提高诊断率。但是也有一些临床和激素诊断为 17-OHD 的患者,尚未发现 *CYP17A1* 突变[24]。

对于已确诊的患者,ACTH 兴奋试验有助于初步识别 17-OHD 家系中的纯合子、杂合子和正常人。

4. 17-OHD 的治疗

对于 17-OHD 患者,及时适当的治疗可防止高血压造成心脑血管并发症以及纠正低血钾和性腺功能低下,有助于促进骨骺闭合。但 17-OHD 是一种染色体遗传疾病,目前尚缺乏有效的基因治疗。在临床上常给予糖皮质激素替代治疗、盐皮质激素受体拮抗剂、抗高血压药、性激素替代治疗及外科手术等对症治疗[25]。

(1)糖皮质激素替代治疗　糖皮质激素替代治疗是 17-OHD 最主要的治疗方案。应用糖皮质激素治疗的主要目的是负反馈抑制下丘脑-肾上腺轴,减少 ACTH 的过量分泌,进而减少脱氧皮质酮的分泌，抑制肾上腺增生，改善高血压、低血钾。但在治疗过程中，糖皮质激素剂量及种类的选择非常重要。如果糖皮质激素剂量太小，则不能充分抑制ACTH的分泌，临床表现得不到控制。而剂量太大，则会引起医源性皮质醇增多症，增加骨质疏松、心脑血管疾病风险。一般推荐部分或不完全替代，既能显著降低脱氧皮质酮水平，又可以减轻长期糖皮质激素治疗带来的不良后果。

目前常用的药物为氢化可的松，因强的松及地塞米松作用强、作用时间持久，对生长抑制的副作用和对骨密度方面的负面影响较大，故较少使用，特别对于儿童或青少年患者需尤其注意生长抑制的不良反应。本文4例患者均使用氢化可的松长期替代治疗，取得了良好的治疗效果。还需注意的是，在应激情况下，如果常用剂量的氢化可的松疗效不佳，可酌情将糖皮质激素增加至维持量的2～3倍，几天后减至维持量；严重应激（如外科手术）时，可于第一个24 h内将糖皮质激素加至维持量的5～10倍。

治疗过程中应严密监测患者激素水平、电解质及生长发育情况，糖皮质激素治疗剂量可根据ACTH和17-酮皮质类固醇（17-KS）以及患者血压、血钾等具体情况而定，不断动态调整。

近年来也有学者尝试使用泵持续皮下注射氢化可的松（CSHI）来治疗CAH。与口服糖皮质激素相比，CSHI能够减少药物应用剂量，减轻不良反应，能够模拟生理性皮质醇分泌，是一种更安全、耐受性良好的糖皮质激素替代方法，更适合口服糖皮质激素控制不佳的17-OHD患者，但目前其长期获益需要更多证据支持[26]。

（2）盐皮质激素受体拮抗剂治疗　对于完全型17-OHD患者来说，单独应用糖皮质激素治疗可能无法实现良好的血压控制，需要使用盐皮质激素拮抗剂进行辅助治疗。所有形式的ACTH依赖性盐皮质激素过量对盐皮质激素受体拮抗剂治疗反应良好，在降低血压的同时，还可以阻断盐皮质激素对心脏、肾脏等靶器官的毒性反应，减少靶器官的损害[27]。因此小剂量糖皮质激素联合醛固酮拮抗剂是目前临床最常应用的治疗方案。常用药物为螺内酯，可给予5～200 mg/d，分1～2次给药。若应用螺内酯不良反应明显，也可选择依普利酮、阿米洛利治疗。

（3）对于血压控制不佳的患者，还可以选择其他用于控制血压的药物如钙通道阻滞剂、ACEI/ARB类降压药物、β受体阻滞剂等。

（4）性激素替代治疗　对于46，XX的17-OHD患者，需在青春期或成人诊断时开始雌激素替代治疗。近年来的趋势是先使用雌二醇诱导第二性征发育，药物用量与其他病因引起的性发育障碍治疗一致，初始剂量应非常低，逐渐增加到成人的全部剂量。一般初始剂量可以为雌二醇每次0.5 mg，每天1次，然后在1～3年内提高到每天1～2 mg。对于子宫发育较好的患者可行雌孕激素序贯疗法建立人工周期。需要注意的是，在治疗过程中，没有撤退性出血并不一定意味着雌激素暴露不足，可能与其他形式的CAH一样，源于持续高的肾上腺源性黄体酮。因此，可能需要每1～3个月在孕激素疗程结束时短暂强化糖皮质激素治疗，以防止子宫内膜过度生长。对于性腺发育较好的患者，还可以尝试GnRH-a长方案，目前国内外均有报道采用GnRH-a长方案使17-OHD成功生育的案例[28-29]。另外，上海交通大学附属九院MDT团队通过联合使用高孕激素状态下促排卵（progestin-primed ovarian stimulation PPOS）方案、体外人工授精胚胎移植（IVF-ET）

和低剂量糖皮质激素治疗使两名46,XX核型的17-OHD女性患者成功怀孕和分娩。PPOS方案可能更符合17-OHD患者内分泌特征,但是这两名患者均为不完全17-OHD患者,无高血压及低血钾。尽管如此,这也为17-OHD患者生育需求带来新的希望[30]。

对于46,XY个体,若社会性别为女性,可按照女性抚养,给予补充雌激素治疗,若患者为部分缺乏的17-OHD,社会性别为男性,则必须给予雄激素补充治疗,因为睾丸睾酮合成在青春期并不会充分上升。需在预期青春期的年龄,给予雄激素替代治疗。

(5)外科手术治疗　由于46,XY DSD患者临床表型多样,且隐藏的生殖腺体极易发生恶变,因此大多数46,XY DSD患者需要手术治疗。在性别分配方面应尽可能使其社会性别与成年后性别认同相一致[31]。但也需结合患者性心理、性角色、性取向、性腺癌变风险、生育潜能、后续治疗和社会文化环境等因素进行[32-33]。手术治疗的目的是恢复外生殖器形态和功能以利于未来的性交或生育,切除或修复与社会性别不符的内外生殖器,降低性腺肿瘤发生概率,减轻因外生殖器模糊带来的社会心理压力[34]。

(6)其他治疗　对17-OHD患者,还需要特别关注的是针对骨质疏松的治疗,本文两例行骨密度检查的患者,均合并骨质疏松,考虑与雌激素缺乏有关。但有部分患者经雌激素治疗后,经多年随访骨质疏松改善不明显,考虑可能与治疗过程中长期使用糖皮质激素有关。

5.本文患者的诊疗分析

由于临床表现的罕见和可变性,多数17-OHD患者延迟诊断,直到青春期或成年后才确诊。此外,在最终确诊前,大多数都经历了各种误判。本文中4例患者均至成年后才得以确诊,年龄分别为35岁、28岁、23岁、30岁,多曾以原发性高血压误诊多年,其中两例疾病进展中伴发低血钾、肾上腺腺瘤就诊,误诊为“肾上腺肿瘤”行“腺瘤切除术”。更为遗憾的是,病例1、病例2两例46,XY DSD患者确诊时睾丸已恶变。研究表明,隐睾恶变概率为正常的10~20倍[35]。自1982年我国首例17-OHD病例报道以来,至今国内报道约有242例,约41.2%(56/136例)46,XY 17-OHD行异位睾丸切除术,术后病理证实9例合并睾丸肿瘤。此外,CAH的肾上腺影像学表现具有多样性,以双侧或单侧弥漫性增生居多,亦可在此基础上并腺瘤样改变。肾上腺腺瘤样变的具体机制尚不明,多数学者认为可能与未经治疗或长期激素控制不佳有关[36-37]。提示我们当临床上遇到高血压、低血钾、肾上腺腺瘤的患者,应关注患者第二性征发育,考虑CAH可能,并尽早行染色体核型、基因检测明确诊断。治疗方面,17-OHD目前尚缺乏特效基因治疗,主要为激素替代、手术治疗。对于核型46,XX典型女性患者,雌激素替代治疗应在青春期时开始,建立人工周期。本文两例46,XX患者,病例3在雌激素治疗后建立人工周期,取得了较好疗效,病例4因个人原因,未接受雌激素替代治疗。值得注意的是,对于46,XY DSD患者,无论选择何种性别,均应寻找发育不良的异位睾丸,并在青春期后予以切除,以防恶变。本文两例46,XY DSD患者,综合考虑多种因素,切除异位恶变睾丸,继续按女性生存,术后糖皮质激素、雌激素替代治疗,同时需注意监测血压、复查血钾、防治骨质疏松。综上,对于17-OHD患者需要建立更系统、更规范的诊治流程,染色体核型及基因检测有助于协助确诊,降低漏诊率和误诊率,防止生殖腺恶变。

参考文献

[1] LEE H I, KWON A, SUH J H, et al. Two cases of 17α - hydroxylase/17, 20 - lyase deficiency caused by the CYP17A1 mutation[J]. Ann Pediatr Endocrinol Metab,2021,26(1):66-70.

[2] ESSPINOSA-HERRERA F,ESPIN E,TITO-ALVAREZ A M,et al. A report of congenital adrenal hyperplasia due to 17α-hydroxylase deficiency in two 46,XX sisters[J]. Gynecol Endocrinol,2020,36(1):24-29.

[3] KARDELEN A D, TOKSOY G, BAS F, et al. A rare cause of congenital adrenal hyperplasia: clinical and genetic findings and follow up characteristics of six patients with 17 - hydroxylase deficiency including two novel mutations [J]. Clin Res Pediatr Endocrinol,2018,10(3):206-215.

[4] COSTA-SANTOS M,KATER C E,AUCHUS R J. Two prevalent CYP17 mutations and genotype-phenotype correlations in 24 Brazilian patients with 17-hydroxylase deficiency [J]. J Clin Endocrinol Metab,2004,89(1):49-60.

[5] QIAO J, CHEN X, ZOU C L, et al. Identification of steroid biosynthetic defects in genotype - proven heterozygous individuals for 17alpha - hydroxylase/17, 20 - lyase deficiency[J]. Clin Endocrinol (Oxf),2010,72(3):312-319.

[6] 马婧,杜雅丽,权金星. 17α 羟化酶缺陷症诊治研究进展[J]. 国际内分泌代谢杂志,2020,40(5):323-326.

[7] ERGUN-LONGMIRE B,AUCHUS R,PAPARI-ZAREEI M,et al. Two novel mutations found in a patient with 17alpha-hydroxylase enzyme deficiency[J]. J Clin Endocrinol Metab,2006,91(10):4179-4182.

[8] BIGLIERI E G,HERRON M A,BRUST N. 17-hydroxylation deficiency in man[J]. J Clin Invest,1966,45(12):1946-1954.

[9] BIGLIERI E G,KATER C E. Mineralocorticoids in congenital adrenal hyperplasia[J]. J Steroid Biochem Mol Biol,1991,40(4-6):493-499.

[10] AUCHUS R J. Steroid 17 - hydroxylase and 17, 20 - lyase deficiencies, genetic and pharmacologic[J]. J Steroid Biochem Mol Biol,2017,165(Pt A):71-78.

[11] HINZ L,PACAUD D,KLINE G. Congenital adrenal hyperplasia causing hypertension: an illustrative review[J]. J Hum Hypertens,2018,32(2):150-157.

[12] 高贝贝,赵琳,蒋晶晶,等. 五例 17α-羟化酶缺陷症患者临床特征及类固醇激素的质谱测定[J]. 中华内分泌代谢杂志,2022,38(2):132-138.

[13] SUN M,MUELLER J W,GILLIGAN L C,et al. The broad phenotypic spectrum of 17α-hydroxylase/17,20 -lyase (CYP17A1) deficiency: a case series[J]. Eur J Endocrinol,2021,185(5):729-741.

[14] TEN K B,MARIANNE J,COBBAERT C,et al. Deficiency of 17,20-lyase causing giant ovarian cysts in a girl and a female phenotype in her 46,XY sister: case report[J]. Hum

Reprod,2004,19(2):456-459.

[15]KATAYAMA Y,KADO S,WADA S,et al. A case of 17 alpha-hydroxylase deficiency with retained menstruation[J]. Endocr J,1994,41(2):213-218.

[16]MATSUZAKI S,YANASE T,MURAKAMI T,et al. Induction of endometrial cycles and ovulation in a woman with combined 17alpha-hydroxylase/17,20-lyase deficiency due to compound heterozygous mutations on the p45017alpha gene[J]. Fertil Steril,2000,73(6):1183-1186.

[17]LEE P A,HOUK C P,AHMED S F,et al. Consensus statement on management of intersex disorders. International Consensus Conference on Intersex [J]. Pediatrics,2006,118(2):e488-e500.

[18]GARCíA-ACERO M,MORENO-NINO O,SUáREZ-OBANDO F,et al. Disorders of sex development:Genetic characterization of a patient cohort[J]. Mol Med Rep,2020,21(1):97-106.

[19]PICARD J Y,JOSSO N. Persistent Müllerian duct syndrome:an update [J]. Reprod Fertil Dev,2019,31(7):1240-1245.

[20]WISNIEWSKI A B,BATISTA R L,COSTA E,et al. Management of 46,XY Differences/Disorders of Sex Development (DSD) Throughout Life [J]. Endocr Rev,2019,40(6):1547-1572.

[21] ZHAO S, PAN L, CHEN M, et al. Di - n - butyl phthalate induced autophagy of uroepithelial cells via inhibition of hedgehog signaling in newborn male hypospadias rats [J]. Toxicology,2019,428:152300.

[22] ZHANG M, SUN S, LIU Y, et al. New, recurrent, and prevalent mutations: Clinical and molecular characterization of 26 Chinese patients with 17alpha-hydroxylase/17,20-lyase deficiency[J]. J Steroid Biochem Mol Biol,2015,150:11-16.

[23] KIM Y M, KANG M, CHOI J H, et al. A review of the literature on common CYP17A1 mutations in adults with 17-hydroxylase/17,20-lyase deficiency,a case series of such mutations among Koreans and functional characteristics of a novel mutation[J]. Metabolism,2014,63(1):42-49.

[24]WOLTHERS O D,RUMSBY G,TECHATRAISAK K,et al. 17-Hydroxylase/17,20 lyase deficiency diagnosedduring childhood[J]. Horm Res,2002,57(3-4):133-136.

[25] AUCHUS R J. Steroid 17 - hydroxylase and 17, 20 - lyase deficiencies, genetic and pharmacologic[J]. Steroid Biochem Mol Biol,2017,165(Pt A):71-78.

[26] NELLA A A, MALLAPPA A, PERRITT A F, et al. Aphase 2 study of continuous subcutaneous hydrocortisone infusion in adults with congenital adrenal hyperplasia[J]. Clin Endocrinol Metab,2016,101(12):4690-4698.

[27] AUCHUS R J. Steroid 17 - hydroxylase and 17, 20 - lyase deficiencies, genetic and pharmacologic[J]. Steroid Biochem Mol Biol,2017,165:71-78.

[28] FALHAMMAR H. Successful fertility outcome in a woman with 17α - hydroxylase

deficiency[J]. Clin Endocrinol,2018,88 (4):607-609.

[29]BIANCHI P H,GOUVEIA G R,COSTA E M,et al. Successful live birth in a woman with 17α-Hydroxylase Deficiency through ivf fro-zen-thawed embryo transfer [J]. Clin Endocrinol Metab,2016,101(2):345-348.

[30]刘亚萌,夏艳洁,李小英,等.17,20-裂解酶缺陷症六例分析[J].中华内分泌代谢杂志,2019,35(10):825-828.

[31]范丽君.5α-还原酶2缺乏症的诊疗新进展[J].国际儿科学杂志,2018,45(8):609-614.

[32]郭强,邱剑光,王德娟.46,XY性发育异常的诊断和外科治疗研究进展[J].国际生殖健康计划生育杂志,2022,41(1):30-35.

[33] COOLS M, NORDENSTROM A, ROBEVA R, et al. Caring for individuals with a difference of sex development (DSD):a Consensus Statement [J]. Nat Rev Endocrinol, 2018,14(7):415-429.

[34]中华医学会小儿外科学分会泌尿外科学组.性别发育异常中国专家诊疗共识[J].中华小儿外科杂志,2019,40(4):289-297.

[35]李蓉,邵倩,陈适,等.17α-羟化酶/17,20-裂解酶缺陷症1例及文献复习[J].济宁医学院学报,2018,41(2):115-119.

[36]谷伟军,王小燕,窦京涛,等.先天性肾上腺皮质增生症的多层螺旋CT特点[J].中华内科杂志,2013,52(12):1041-1044.

[37]谢伶俐,张清,曾天舒,等.非经典型先天性肾上腺皮质增生伴睾丸肾上腺残余肿瘤一例[J].中华内科杂志,2020,59(7):552-555.

第四节 多毛、肾上腺占位
——肾上腺腺瘤(2 例)

张云 郑瑞芝 方圆圆 李旭晴 袁慧娟
河南省人民医院

女性高雄激素血症的原因主要分为肿瘤来源和非肿瘤来源。肿瘤来源指的是分泌过量雄激素的肿瘤使患者出现不同程度男性化表现,这是一种临床较少见的神经内分泌来源功能性肿瘤的总称,主要来源于卵巢和肾上腺。分泌雄激素的肾上腺肿瘤较少见,所占高雄激素血症患者不足 5%,临床上多由于对其特点及性质认识模糊,延误其诊治,需格外重视。本节列举 2 例肾上腺占位导致高雄激素血症的病例,为临床诊治提供借鉴。

一、病例资料及诊治过程

(一)病例 1

1. 病史摘要

患者女性,21 岁,以"体重进行性增加 3 年,血压升高半年"为主诉于 2018 年 6 月 24 日入院。

现病史:3 年前无明显诱因出现体重进行性增加,3 年内增加 10 kg,双侧腋下、腹部、大腿外侧出现紫纹,伴头晕、月经紊乱、皮肤变薄、双下肢皮肤瘀斑。半年前发现血压升高,血压最高 180/110 mmHg,自行口服降压药(具体不详),血压控制差。5 个月前停经后检查发现宫内妊娠。1 个月前在外院产检时查血压升高,最高 180/110 mmHg。住院期间查甲状腺功能:游离三碘甲腺原氨酸 3.07 pg/mL、游离甲状腺素 1.58 ng/dL、促甲状腺素 0.02 μIU/mL、甲状腺过氧化物酶抗体<37.0 U/mL。皮质醇:8:00 34.75 ng/dL、16:00 32.53 ng/dL、0:00 33.65 ng/dL。性激素:卵泡刺激素<0.1 U/L、黄体生成素<0.2 U/L、催乳素 13.3 ng/mL、雌二醇 2430.10 pg/mL、孕酮 50.25 ng/mL、睾酮 2.44 ng/mL。彩超:左侧肾上腺区异常回声。肾上腺 MRI:左侧肾上腺占位。为进一步明确诊断及治疗来我院就诊,门诊以"库欣综合征、肾上腺腺瘤、高血压 3 级"收住我科。发病以来,神志清,精神可,饮食正常,睡眠差,大小便正常,近 3 年体重增加约 10 kg。

既往史、个人史:无特殊。

月经史:13 岁,(4 ~5) d/(28 ~50) d,2018.01.10,量中等,颜色正常,无血块、无痛经史。

婚育史:19 岁结婚,配偶体健,夫妻关系和睦。孕 1 产 0,现孕 5 个月。

家族史:父亲体健,母亲患"高血压"。1 哥 1 姐 1 妹,均体健。否认家族性遗传病史。

2. 入院查体

体温 36.4 ℃,脉搏 117 次/min,呼吸 20 次/min,血压 189/128 mmHg,身高 166.5 cm,体重 73.9 kg,BMI 26.66 kg/m^2。满月脸,多血质面容。皮肤菲薄,双侧腋下、腹部两侧、大腿外侧可见紫纹,双小腿可见多处皮下瘀斑。甲状腺 I 度大,质软,无压痛,未触及结节。心肺腹查体无异常。双下肢水肿。外阴查体无异常。

3. 实验室检查

(1)外院性激素结果详见表1。

表1　性激素(外院)

项目名称	检测结果	参考值
卵泡刺激素(U/L)	<0.1	
黄体生成素(U/L)	<0.2	
催乳素(ng/mL)	13.30	
雌二醇(pg/mL)	2430.10	
孕酮(ng/mL)	50.25	
睾酮(ng/mL)	2.44	<0.75

(2)外院甲状腺功能结果详见表2。

表2　甲状腺功能(外院)

项目名称	检测结果	参考值
游离三碘甲腺原氨酸(pg/mL)	3.07	1.5~4.1
游离甲状腺素(ng/dL)	1.58	0.7~1.8
促甲状腺素(μIU/mL)	0.02	0.27~4.20

(3)入院后复查性激素结果详见表3。

表3　性激素六项

项目名称	检测结果	参考值
卵泡刺激素(U/L)	0.01	
黄体生成素(U/L)	0.44	
催乳素(ng/mL)	21.83	
雌二醇(pg/mL)	4111.58	
孕酮(ng/mL)	>41.60	
睾酮(ng/mL)	2.97	<0.75
硫酸脱氢表雄酮(ng/mL)	1554.96	510.00~3210.00
雄烯二酮(ng/mL)	>10.0	0.3~3.3

(4)入院后复查甲状腺功能结果详见表4。

表4 甲状腺功能

项目名称	检测结果	参考值
游离三碘甲腺原氨酸(pmol/L)	2.84	3.69~8.46
游离甲状腺素(pmol/L)	14.14	12.30~22.80
促甲状腺素(μIU/mL)	0.013	0.270~4.200

(5)ACTH、COR 节律结果详见表5。

表5 促肾上腺皮质激素、皮质醇节律

项目名称	8:00	16:00	24:00
促肾上腺皮质激素(pg/mL)	6.99 (参考值 12.00~46.00)	5.78 (参考值 6.00~23.00)	11.00
皮质醇(μg/dL)	32.42 (参考值 5.00~25.00)	33.30 (参考值 2.50~12.50)	35.01

(6)血电解质变化详见表6。

表6 血电解质变化

日期	钾/(mmol/L) (参考值 3.50~5.30)	钠/(mmol/L) (参考值 137~147)	氯/(mmol/L) (参考值 99.0~110.0)	钙/(mmol/L) (参考值 2.11~2.52)
2018.06.26	2.85	146	100.4	2.21
2018.06.27	3.05	143	102.7	2.24
2018.06.30	3.29	139	99.3	2.28
2018.07.03	2.89	140	97.0	2.27

(7)肾素-血管紧张素-醛固酮结果详见表7。

表7 肾素-血管紧张素-醛固酮

时间	卧位 肾素活性/ [ng/(mL·h)]	立位 肾素活性/ [ng/(mL·h)]	卧位血管 紧张素Ⅱ/ (pg/mL)	立位血管 紧张素Ⅱ/ (pg/mL)	卧位 醛固酮/ (pg/mL)	立位 醛固酮/ (pg/mL)
2018.06.26 (术前)	0.80	0.50	144.5	183.3	170.6	176.6
2018.07.14 (术后2 d)	27.60	24.90	136.5	134.2	131.7	133.3
参考值	0.15~2.33	0.10~6.56	25.0~60.0	50.0~120.0	30.0~160.0	70.0~300.0

(8)血尿粪常规、肝肾功能、凝血四项未见异常。

4. 影像学检查

(1)外院彩超　左侧肾上腺区异常回声。

(2)外院肾上腺 MRI　左侧肾上腺占位,性质待定。

(3)CT(经产科、泌尿外科等多学科会诊,肾上腺手术前后拟行引产手术,经患者及家属同意,术前行 CT 检查)　右肺上叶前段叶及双下肺可见条索状及斑片状密度增高影,气管、支气管通畅,纵隔结构清晰,未见明显肿大淋巴结,双侧胸膜未见增厚。心包腔内可见水样密度影。脾下极前缘可见圆形类脾密度影;左侧肾上腺外侧支可见类圆形软组织密度影,密度均匀,大小约 3.3 cm×3.0 cm(图 1)。诊断建议:①双肺少许炎性改变;心包腔积液;②左侧肾上腺外侧支占位;③副脾可能。

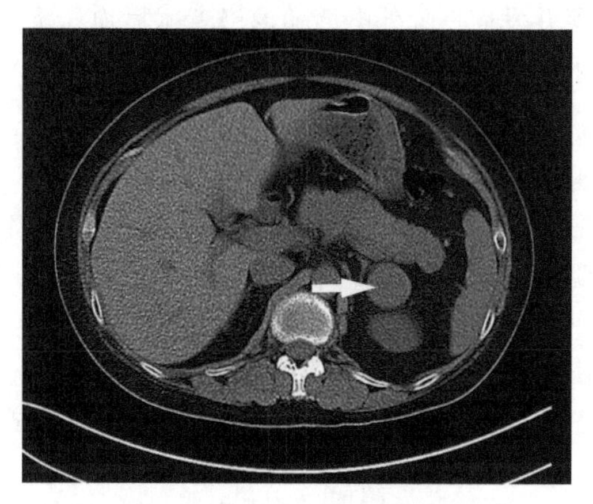

图 1　左侧肾上腺外侧支占位

5. 病史特点

(1)患者社会性别女,21 岁,以“体重进行性增加 3 年,血压升高半年”为主诉入院。

(2)向心性肥胖,满月脸,多血质面容,皮肤紫纹、瘀斑,合并高血压。

(3)低血钾,皮质醇水平升高,节律消失,同步 ACTH 水平下降。睾酮水平升高。

(4)外院超声、MRI 及本院 CT 均可见左侧肾上腺占位。

6. 临床诊断

(1)高雄激素血症、库欣综合征、左侧肾上腺腺瘤。

(2)妊娠中期。

7. 诊断依据

(1)满月脸、向心性肥胖、多血质面容、皮肤紫纹、瘀斑;高血压、低血钾。

(2)皮质醇水平升高,节律消失,同步 ACTH 水平下降;雄激素升高。

(3)超声、MRI、CT 等影像学检查均可见肾上腺占位。

8. 治疗经过

患者入院后完善相关检查,诊断考虑高雄激素血症、库欣综合征、左侧肾上腺腺瘤,妊娠中期。请产科等多学科会诊,并经患者及家属充分知情同意,考虑肾上腺手术前后拟行引产手术。因引产手续问题,先行肾上腺肿瘤切除术。遂在全身麻醉下行“后腹腔镜下左侧肾上腺肿瘤切除术”。术中发现:肿瘤呈暗黄色,圆形,大小约 3.0 cm×2.5 cm。术中分离肾上极与左侧肾上腺之间脂肪,找到肾上腺中央静脉,Hemlock 夹夹闭离断之,充分游离肾上腺及肿物,完整切除肾上腺及肿瘤。术后病理示:(左肾上腺肿瘤)肾上腺皮质肿瘤,形态学符合皮质腺瘤,肿物大小约 4 cm×3 cm×2 cm,瘤细胞丰富,局部弥漫胞浆嗜酸,个别细胞核增大、深染,核分裂像罕见。免疫组化结果显示:CD56(+),CBAC(-),CK(AE1/AE3)(局灶弱+),EMA(-),K167(约 3%+),Vimentin(+),Inhibin-a(+),Melan-A(+),CD10(-),CD34(脉管+)。注:该类肿瘤可出现形态学与生物学行为不一致的情况,即少数情况下,形态上无明确恶性证据的病例,可在若干年后发生转移,故需长期随诊,定期复查。术后给予氢化可的松、补钾等对症支持治疗,血压下降,血钾恢复正常,病情稳定后出院,建议回当地医院产科密切监测胎儿发育情况,必要时行引产手术,防治先兆子痫等产科并发症。院外电话随诊患者术后血压下降,皮肤紫纹、瘀斑等症状消失,足月后顺利产下 1 女,外生殖器正常。

(二)病例 2

1. 病史摘要

患者社会性别女,33 岁,以“闭经 2 年”为主诉于 2018 年 10 月 10 日入院。

现病史:2 年前无明显诱因出现闭经,伴体毛增多、面部痤疮、全身皮肤较前变黑、声音低沉,无头痛、头晕、恶心、呕吐,无泌乳,无视力视野改变,无嗅觉缺失、听力障碍,智力正常,无明显乏力、双下肢软瘫,无血压升高。就诊于外院,行性激素检查:卵泡刺激素 2.20 U/L、黄体生成素 1.19 U/L、催乳素 17.13 ng/mL、雌二醇 105.02 pg/mL、孕酮 1.80 ng/mL、睾酮 7.41 ng/mL。阴道超声示:宫颈多发那氏囊肿。未行特殊治疗。后多次复查性激素均提示睾酮升高,口服药物治疗(具体不详),用药时可有月经来潮,停药后闭经。现为求进一步诊治来我院就诊,门诊以“高雄激素血症查因”为诊断收入院。患者自发病以来,神志清,精神可,饮食可,睡眠不佳,大便干结,小便正常,近期体重无明显变化。

既往史:“慢性乙型病毒性肝炎”病史 11 年。“强直性脊柱炎”病史 2 年余,曾行药物注射治疗(具体不详)。余无特殊。

个人史:母亲孕期无特殊药物(如雄激素、“转胎”药物等)服用史,出生后生长发育与同龄儿无异。余无特殊。

月经史:15 岁,4 d/30 d,LMP 2016.08.11。近 2 年闭经。行经期月经量中等,颜色正常。偶有血块、有痛经史。

婚育史:21 岁结婚,目前离异。育有 1 儿 1 女,均体健。

家族史:父亲患有“冠心病”“糖尿病”,母亲体健。1 姐 1 弟,均体健。家族中无类似疾病发生,否认家族性遗传病史。

2. 入院查体

体温 36.0 ℃,脉搏 87 次/min,呼吸 22 次/min,血压 118/68 mmHg,身高 164 cm,体重 58.5 kg,BMI 21.75 kg/m^2。体型正常,未见满月脸、水牛背。面部痤疮,可见小胡须,体毛浓密,声音低沉,喉结不明显。无腭裂、唇裂。粗测嗅觉、听力、视力正常,色盲检测未见明显异常。心肺腹查体无异常。双侧腹股沟区未触及包块。阴毛呈倒三角形分布,女性外阴，大小阴唇基本正常。阴蒂增大，长2~3 cm。

3.实验室检查

(1)口服葡萄糖耐量试验及胰岛素释放试验结果详见表8。

表8 口服葡萄糖耐量试验及胰岛素释放试验

项目名称	0 min	30 min	60 min	120 min	180 min
血糖(mmol/L)	5.3	8.8	8.0	5.6	3.0
胰岛素(μU/mL)	5.92 (参考值1.90~23.00)	62.23	67.30	60.87	5.18

(2)性激素结果详见表9。

表9 性激素

项目名称	检测结果	参考值
卵泡刺激素(U/L)	0.95	3.80~8.80
黄体生成素(U/L)	0.46	2.10~10.90
催乳素(ng/mL)	21.36	3.34~26.72
雌二醇(pg/mL)	93.07	23.00~139.00
孕酮(ng/mL)	0.22	0.31~1.52
睾酮(ng/mL)	5.36	<0.75
硫酸脱氢表雄酮(ng/mL)	3034.69	230.00~2660.00
雄烯二酮(ng/mL)	>10.0	0.3~3.3

(3)ACTH、COR节律结果详见表10。

表10 促肾上腺皮质激素、皮质醇节律

项目名称	8:00	16:00	24:00
促肾上腺皮质激素(pg/mL)	9.37 (参考值12.00~46.00)	5.43 (参考值6.00~23.00)	<5.00
皮质醇(pg/mL)	7.83 (参考值6.70~22.60)	5.61 (参考值3.35~11.30)	0.62

(4)甲状腺功能结果详见表11。

表11 甲状腺功能

项目名称	结果	参考值
游离三碘甲腺原氨酸(pmol/L)	4.77	3.69~8.46
游离甲状腺素(pmol/L)	15.78	12.30~22.80
促甲状腺素(μIU/mL)	1.38	0.27~4.20

4.影像学检查

(1)妇科超声　子宫大小约68 mm×38 mm×40 mm,轮廓清晰,形态正常,肌壁回声均匀。内膜可见,厚6 mm/2,居中(节育环未见)。右侧卵巢大小约28 mm×16 mm,左侧卵巢大小约30 mm×17 mm。盆腔未探及明显液性暗区。

(2)CT　左侧肾上腺区见一类圆形软组织密度影,大小约55 mm×35 mm,密度不均匀,病变区内见片状略低密度影及点状高密度钙化影,病变与左侧肾上腺内外侧肢分界不清,增强扫描后,动脉期病变呈不均匀明显强化,静脉期病变呈持续明显强化,病变内片状低密度影无明显强化;右侧肾上腺形态、大小及密度未见明显异常,腹膜后未见明显肿大淋巴结(图2)。诊断建议:左侧肾上腺区占位性病变。

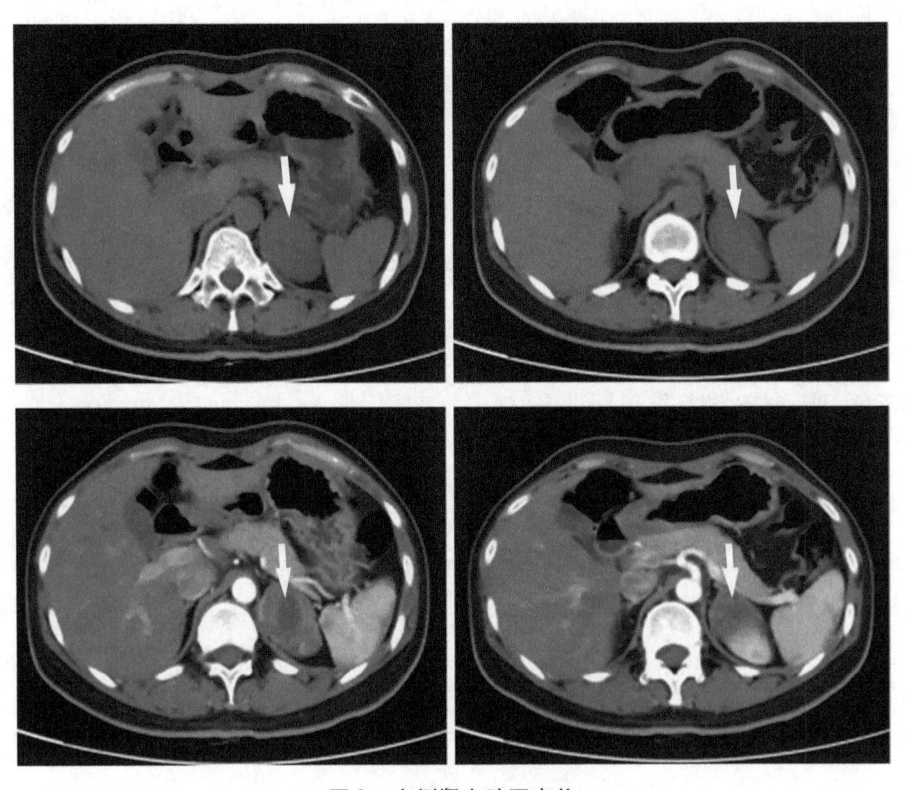

图2　左侧肾上腺区占位

5. 病史特点

(1)社会性别女,33 岁,以“闭经 2 年”为主诉入院。

(2)主要临床表现为继发性闭经,伴有其他高雄激素血症相关表现,如体毛增多、面部痤疮、全身皮肤较前稍黑、声音低沉等。

(3)查体:面部痤疮,可见小胡须,体毛浓密,声音低沉,喉结不明显。无腭裂、唇裂。粗测嗅觉、听力、视力正常,色盲检测未见明显异常。双侧腹股沟区未触及包块。阴毛呈倒三角形分布,女性外阴,大小阴唇基本正常。阴蒂增大,长 2 ~ 3 cm。

(4)入院后查睾酮>5 ng/mL,CT 可见左侧肾上腺区一类圆形软组织密度影,大小约 55 mm×35 mm,密度不均,可不均匀明显强化。

6. 临床诊断

(1)高雄激素血症。

(2)左侧肾上腺区占位。

7. 诊断依据

(1)33 岁女性,典型“高雄激素血症”表现,如继发性闭经、多毛、痤疮、声音低沉、阴蒂增大等。

(2)生化检查睾酮>5 ng/mL。

(3)CT 可见左侧肾上腺区占位。

8. 治疗经过

患者社会性别女性,主要临床表现为继发性闭经,伴有其他高雄相关表现,如体毛增多、面部痤疮、全身皮肤较前稍黑、声音低沉、阴蒂增大等。入院后查雄激素水平明显升高,CT 可见左侧肾上腺区一类圆形软组织密度影,大小约 55 mm×35 mm,密度不均,可不均匀强化。考虑分泌雄激素的肾上腺肿瘤可能。建议进一步手术治疗,患者因经济原因要求回当地手术治疗,后电话随访术后睾酮水平下降。

二、讨论

女性体内雄激素除外周组织转化外,70% ~85% 来源于卵巢,10% ~15% 来源于肾上腺。卵巢、肾上腺皮质等都可从乙酸合成胆固醇,或从血中吸收胆固醇作为基质,合成甾体激素,分泌入血液循环。血液循环中的雄激素主要有硫酸脱氢表雄酮、脱氢表雄酮、雄烯二酮、睾酮及双氢睾酮等。其中硫酸脱氢表雄酮几乎全部来源于肾上腺,而脱氢表雄酮 50% 来源于肾上腺,30% 由硫酸脱氢表雄酮转化,20% 来源于卵巢。睾酮来源包括肾上腺(25%)、卵巢(25%)及雄烯二酮在外周的转化(50%),其中双侧肾上腺所生成雄烯二酮的含量相同[1]。高雄激素血症,即是这几种激素,尤其是睾酮在血液中的含量过高而形成。正常月经周期的卵泡期,血清睾酮浓度平均为 0.43 ng/mL,高限为 0.68 ng/mL,如超过 0.7 ng/mL(2.44 nmol/L),即称为高睾酮血症或高雄激素血症。

女性高雄激素血症可以出现一系列女性男性化表现。在不同年龄,其症状、体征也各有特点。儿童期及青春期前女孩主要表现为生长加速、骨骺提前融合、阴毛生长、阴蒂肥大、喉结、皮肤毳毛等男性化体征;而青春期发育后或成年女性则更多表现为月经紊乱或闭经、不孕、多毛、痤疮、肌肉发达、声音低沉、乳房和子宫萎缩等。其中多毛、男性化表现占所有患者的90% ~100%，月经紊乱或闭经占40% ~60%[2]。本文两名患者均为育龄女性，首发临床表现均为月经紊乱或闭经，且病例2有多毛、痤疮等表现。

女性高雄激素血症的原因主要分为肿瘤来源和非肿瘤来源。肿瘤主要来源于卵巢和肾上腺。分泌雄激素的肾上腺皮质肿瘤包括单纯分泌雄激素的肾上腺肿瘤、共分泌肾上腺皮质醇瘤或癌等，恶性多于良性[3]。MORENO等[4]回顾性分析801例肾上腺切除患者，发现单纯分泌雄激素的肾上腺肿瘤占2.6%，其中良、恶性各占一半。其诊断根据患者的男性化临床表现，血清睾酮水平、血硫酸脱氢表雄酮及尿17-酮明显增加且不被地塞米松抑制试验抑制来确定。患者的血清电解质一般正常，醛固酮和皮质醇分泌往往正常。双侧肾上腺CT及MRI有助于发现分泌雄激素的肾上腺皮质肿瘤。肿瘤也可在异位肾上腺组织内产生，需仔细探查。PET-CT全身扫描有助于发现异位肿瘤。如病例2，患者为育龄期女性，近2年突然出现闭经、多毛、痤疮等典型高雄男性化表现，睾酮水平>5 ng/mL，CT发现肾上腺占位，术后睾酮水平下降，故考虑肾上腺肿瘤导致女性高雄激素血症可能。患者生长发育正常且曾有正常生育，染色体核型正常，不支持染色体异常导致性发育异常。

关于肿瘤性与非肿瘤性因素导致女性高雄激素血症的鉴别诊断，既往有文献报道，睾酮水平在参考范围上限3倍以上可作为判断雄激素来源于肿瘤（无论卵巢或肾上腺）的可靠指标[5]。基线睾酮水平>5.0 ng/mL通常表明存在分泌雄激素的肾上腺或卵巢肿瘤，需要进一步进行激素和影像学检查。多囊卵巢综合征患者，其血清睾酮水平多在参考范围上限2倍以内。而分泌雄激素的肿瘤来源于肾上腺或卵巢，睾酮水平无明显差异。但是考虑睾酮分泌主要来自卵巢及肾上腺，硫酸脱氢表雄酮几乎全部来自肾上腺或肾上腺残余组织。因此，17-羟孕酮及硫酸脱氢表雄酮可作为鉴别肾上腺肿瘤及卵巢肿瘤的有效参考指标。肾上腺肿瘤患者17-羟孕酮及硫酸脱氢表雄酮水平升高。对于病例2，如能进一步查血硫酸脱氢表雄酮及尿17-酮明显增加，将更好的支持其升高的雄激素来源于肾上腺。然而遗憾的是，该患者拒绝进一步检查及治疗。

治疗上，完整切除肿瘤是治疗分泌雄激素的肾上腺皮质肿瘤最重要的一步[6]。良性肿瘤患者可予肿瘤摘除术，恶性肿瘤应行根治性肾上腺切除术[7]。因为此类肿瘤多为混合型网束状带病变，术中应将腺瘤和周围肾上腺全部切除以防止复发[8]。由于微创技术的迅速发展，腹腔镜下对肾上腺瘤的切除术已日益普及，有研究认为后腹腔镜是治疗肾上腺肿瘤的金标准，但因为后腹腔空间相对较小，肿瘤暴露有限，巨大肿瘤与周围组织粘连紧密等因素，都可影响术中操作。对于较大恶性肿瘤，腹腔镜手术中周围脏器损伤、肿瘤包膜破裂的发生率仍较高，可致肿瘤残留并引起早期复发[9]。术前充分准备，制定个性化的围手术期治疗方案，把握操作技巧，缩短手术时间，是确保手术顺利实施及患者安全的重要因素[10]。术前可通过影像学检查初步评估肿瘤性质，并根据肿瘤血供、毗邻、浸润程度及术者对术式的熟练程度，设计具有针对性的手术方案。肾上腺皮质肿瘤引起的女性男性化，若早发现早治疗，预后好，少数患者术后可生育。但肾上腺皮质癌恶性程度高，侵袭性强，大部分肿瘤发现时直径大于5 cm，若未及时发现并摘除，预后差。有研究报道不能手术切除的恶性肿瘤患者中位生存时间为3 ~9 个月，而行根治性手术，其中位生存时间延长至13 ~28 个月[11]。

库欣综合征是女性高雄激素血症的又一常见原因。库欣综合征又称皮质醇增多症，是由多种原因引起的肾上腺皮质长期分泌过多糖皮质激素所产生的临床症候群。高皮质醇血症不仅直接影响性腺，还可抑制下丘脑-腺垂体的促性腺激素分泌，患者性腺功能低下，女性表现为月经紊乱，继发闭经，极少有正常排卵。此外，各种原因引起的库欣综合征均有不同程度的肾上腺弱雄激素分泌增加，如去氢表雄酮及雄烯二酮。这些雄性素本身作用不强，但可在外周组织转化为睾酮，使患者出现痤疮、多毛（一般为细毳毛，分布于面部、颌下、腹部和腰背部）等症状。约20%的肾上腺皮质腺癌女性患者可有雄激素过多、女性男性化的表现，脱发、头皮多油很常见。本文病例1为典型库欣综合征、肾上腺皮质腺瘤患者，合并有高雄激素血症。

综上所述，女性分泌雄激素的肾上腺肿瘤可使睾酮水平明显升高并出现男性化。但与卵巢肿瘤相比，肾上腺肿瘤患者血清17-羟孕酮及硫酸脱氢表雄酮水平更高。肾上腺肿瘤的体积更大，预后更差。因此对于出现男性化表现的女性患者，应检测性激素，尤其是血睾酮、硫酸脱氢表雄酮、孕酮和17-羟孕酮水平，并行肾上腺CT检查以明确诊断。

参考文献

[1] RODRÍGUEZ-GUTIÉRREZ R, BAUTISTA-MEDINA M, TENIENTE-SANCHEZ A, et al. Pure androgen-secreting adrenal adenoma associated with resistant hypertension[J]. Case Rep Endocrinol, 2013, 2013:356086.

[2] CORDERA F, GRANT C, VAN HEERDEN J, et al. Androgen-secreting adrenal tumors[J]. Surgery, 2003, 134(6):874-880.

[3] TETSI NOMIGNI M, OUZOUNIAN S, BENOIT A, et al. Steroidogenic enzyme profile in an androgen-secreting adrenocortical oncocytoma associated with hirsustism[J]. Endocr Connect, 2015, 4(2):117-127.

[4] MORENO S, MOTOYA G, ARMSTRONG J, et al. Profile and outcome of pure androgen-secreting adrenal tumors in women: experience of 21 cases[J]. Surgery, 2004, 136(6):1192-1197.

[5] GLINTBORG D, ALTINOK M L, PETERSEN K R, et al. Total testosterone levels are often more than three times elevated in patients with androgen-secreting tumours[J]. BMJ Case Rep, 2015, 23:1-6.

[6] URUC F, URKMEZ A, YUKSEL O, et al. Androgen secreting giant adrenocortical carcinoma with no metastases: A case report and review of the literature[J]. Can Urol Assoc J, 2015, 9(9-10):E644-647.

[7] 赵志易，张慕淳，张茁. 巨大肾上腺皮质腺瘤引起性征异常症1例并文献复习[J]. 国际泌尿系统杂志，2019，39(2):307-309.

[8] 张辉，强万明，张素珍. 肾上腺性征异常症（附20例报告）[J]. 中华泌尿外科杂志，2000，21(11):650.

[9] AGRUSA A, ROMANO G, FRAZZETTA G, et al. Laparoscopic adrenalectomy for large adrenal masses: single team experienc[J]. Int J Surg, 2014, 12 Suppl 1:S72-74.

[10]李伟,肖民辉,余闫宏,等.后腹腔镜巨大肾上腺肿瘤切除12例临床分析[J].临床泌尿外科杂志,2010,25 (10):746-747+749.
[11] NG L, LIBERTINO J M. Adrenocortical carcinoma: diagnosis, evaluation and treatment [J]. Journal of urology, 2003, 169(1):5-11.

第三章 男性性腺疾病

第一节 第二性征发育不全
——Klinefelter 综合征(2 例)

牛瑞芳 郑瑞芝
河南省人民医院

克莱恩费尔特综合征(Klinefelter syndrome,KS),简称克氏综合征,1942 年由美国麻省总院 Klinefelter 首次描述并命名[1],是一种常见的性染色体数目异常综合征,也是男性原发性性腺功能减退症的最常见原因。男性新生儿的患病率为 1/660 ~ 1/600[2-3],总体人群患病率为 0.1% ~0.2%,男性不育患者中患病率约为 3.1%[4]。克氏综合征临床表现轻重不一,产前被诊断的约有 10%,26% 在儿童期和成人期因性腺功能减退或男性乳房发育或不育确诊,64% 因症状不典型终身未能确诊[5]。

一、病例资料及诊治过程

(一)病例 1

1. 病史摘要

患者社会性别男性,19 岁,以“逾青春期第二性征不发育 5 年”为主诉于 2018 年 4 月 17 日入院。

现病史:5 年前家属发现患者睾丸小,阴茎短小,双侧乳房发育,伴活动耐力低、饮食差,无胡须、阴毛、腋毛生长,无变声,无嗅觉、听觉、智力异常,无色盲、色弱,无腭裂、唇裂,无易怒,未予特殊治疗。5 年来上述表现未见明显改善,今为进一步治疗来我院,查性激素:卵泡刺激素(follicle-stimulating hormone,FSH)62.2 U/L、黄体生成素(luteinizing hormone,LH)35.84 U/L、催乳素(prolactin,PRL)10.13 ng/mL、雌二醇(estradiol,E_2)9.35 pg/mL、孕酮(progesterone,P)0.54 ng/mL、睾酮(testosterone,T)1.97 ng/mL。泌尿系彩超:双侧睾丸体积小,右侧附睾头囊肿伴囊内钙化。门诊以“性发育异常查因:克氏综合征? 雄激素不敏感综合征? 单纯性腺发育不全?”收入院。自发病以来,神志清,精神可,饮食可,睡眠可,大小便正常,近期体重未见明显改变。

既往史:无特殊。

个人史:患者母亲孕期无用药及感染史,余无特殊。

婚育史:未婚未育。

家族史:祖父母已故,死因不详,父母体健,1 姐体健,父母非近亲婚配,否认家族中有类似疾病患者,否认家族遗传病史。

2. 入院查体

体温 36.6 ℃,脉搏 72 次/min,呼吸 18 次/min,血压 107/69 mmHg,身高 171 cm,体重 50.2 kg,BMI 17.2 kg/m^2,营养不良,神清语利,查体合作。智力正常,无蹼颈、低位耳,皮肤细腻,毳毛较多,喉结不明显,无胡须,腋毛稀疏,浅表淋巴结未触及肿大。嗅觉和听力正常。口唇无发绀,牙列整齐。颈软,喉结不明显,气管居中,甲状腺不大。双侧乳房 Tanner 3 期,心肺腹查体无异常。脊柱四肢无畸形,无肘外翻,活动自如。外生殖器发育差,阴毛稀疏,阴茎短小,长约 3 cm,阴囊较肤色略深,睾丸小,约花生米大小,质地较硬。生理反射存在,病理反射未引出。

2. 实验室检查

(1)性激素结果详见表 1。

表 1 性激素

项目名称	检测结果	参考值
卵泡刺激素(U/L)	62.20	1.30 ~ 19.30
黄体生成素(U/L)	35.84	1.20 ~ 8.60
催乳素(ng/mL)	10.13	2.64 ~ 13.13
雌二醇(pg/mL)	9.35	<53.00
孕酮(ng/mL)	0.54	0.10 ~ 0.84
睾酮(ng/mL)	1.97	1.75 ~ 7.81
硫酸脱氢表雄酮(ng/mL)	1673.55	240.00 ~ 5370.00
雄烯二酮(ng/mL)	0.996	0.600 ~ 3.100

(2)ACTH、COR 节律结果详见表 2。

表 2 促肾上腺皮质激素、皮质醇节律

项目名称	8:00	16:00	24:00
促肾上腺皮质激素(pg/mL)	18.50 (参考值 12.00 ~ 46.00)	14.80 (参考值 6.00 ~ 23.00)	9.94
皮质醇(μg/dL)	10.67 (参考值 6.70 ~ 22.60)	3.03 (参考值 3.35 ~ 11.30)	2.53

(3)甲状腺功能结果详见表 3。

表3　甲状腺功能

项目名称	检测结果	参考值
游离三碘甲腺原氨酸(pmol/L)	4.93	3.50～6.50
游离甲状腺素(pmol/L)	17.10	11.50～22.70
促甲状腺素(μIU/mL)	2.479	0.550～4.780

(4)血尿酸555 μmol/L(参考值155～428)。

(5)糖化血红蛋白5.4%(参考值4.0～6.5)。

(6)骨标志物及甲状旁腺素结果详见表4。

表4　骨标志物及甲状旁腺素

项目名称	检测结果	参考值
骨钙素(ng/mL)	42.33	24.00～70.00
总Ⅰ型前胶原氨基端延长肽(ng/mL)	150.10	16.89～65.49
β-胶原特殊序列(ng/mL)	1.440	≤0.584
25-羟维生素D(ng/mL)	18.37	≥20.00
甲状旁腺素(pg/mL)	30.8	12.0～88.0

(7)血常规、尿常规、粪常规、肝肾功能、电解质、血脂、凝血功能均在正常范围。

(8)染色体核型:47,XXY;SRY(+)。

4.影像学检查

(1)彩超　双肾大小正常,形态正常,轮廓清晰;右侧睾丸大小约15 mm×12 mm×7.6 mm,左侧睾丸大小约15 mm×10 mm×7.6 mm。右侧附睾,头7 mm×6.4 mm,内可见一直径约4 mm囊性回声,囊内可见一大小约3.7 mm×1.5 mm强回声,体4.0 mm,尾4.8 mm。左侧附睾,头6.7 mm×5.3 mm,体3.8 mm,尾3.9 mm。诊断意见:双侧睾丸体积小,右侧附睾头囊肿伴囊内钙化。

(2)垂体MRI　垂体形态尚可,垂体高度约0.55 cm,其内信号均匀,垂体柄无偏移、增粗现象,视交叉形态自然,双侧下鼻甲肥大,鼻中隔左偏,余未见异常。诊断意见:垂体高度约0.55 cm,双侧下鼻甲肥大,鼻中隔左偏。

(3)X射线　左侧腕部可见8枚骨化核,左手诸组成骨骨质结构完整,诸组成骨骨骺线闭合。

(4)骨密度　股骨、腰椎骨质疏松。

5.病史特点

(1)患者社会性别男性,以“逾青春期第二性征不发育5年”为主诉入院。

(2)5年前发现睾丸小,阴茎短小,双侧乳房发育,伴活动耐力低、饮食差,无胡须、阴毛、腋毛生长,无变声,无嗅觉、听觉、智力异常。

（3）身高 171 cm，体重 50.2 kg，BMI 17.2 kg/m^2，乳房 Tanner 3 期，外生殖器发育差，阴毛稀疏，阴茎短小，长约 3 cm，阴囊较肤色略深，睾丸小，约花生米大小，质地较硬。

（4）FSH 62.2 U/L，LH 35.84 U/L，T 1.97 ng/mL。泌尿系彩超提示：双侧睾丸体积小，右侧附睾头囊肿伴囊内钙化；骨密度提示骨质疏松；染色体核型：47，XXY；SRY（+）。

6. 临床诊断

（1）47，XXY 性发育异常（Klinefelter 综合征）。

（2）骨质疏松症。

7. 诊断依据

（1）患者社会性别男性，19 岁，染色体核型：47，XXY；SRY（+）。

（2）第二性征发育不全，乳房 Tanner 3 期，睾丸小。

（3）T 正常偏低，LH、FSH 增高。

（4）腰椎、股骨骨质疏松。

8. 治疗和随访

患者入院后初步诊断：性发育异常查因，根据患者临床表现及实验室检查结果，提示高促性腺激素性性腺功能减退症，主要常见于如下疾病：Klinefelter 综合征，Kallmann 综合征，单纯性腺发育不全，FSH 和 LH 受体基因突变，隐睾，雄激素生物合成障碍，先天性无睾症，睾丸肿瘤手术或放、化疗后，Sertoli 综合征等。结合染色体核型：47，XXY；SRY（+），支持 Klinefelter 综合征诊断，给予十一酸睾酮，每次 40 mg，每日 2 次，患者同时又合并骨质疏松症，给予阿法骨化醇软胶囊，每次 0.5 μg，每日 2 次，碳酸钙 D_3，每次 0.6 g，每日 2 次。随访计划：服用十一酸睾酮 2～3 周后，复查血清睾酮水平，决定是否调整后续治疗剂量，长期维持剂量：每日 80～160 mg；治疗后 3 个月、6～12 个月随访身高、体重、第二性征、睾丸体积与超声、血清 LH、FSH、T、E_2 水平的变化；治疗后 3 个月监测前列腺超声及前列腺特异性抗原，随后每年复查 1 次，以排查前列腺病变；治疗后 1～2 年，监测骨密度及骨转换标志物；每 1～2 年，监测糖尿病相关指标。

（二）病例 2

1. 病史摘要

患者社会性别男性，22 岁，以"逾青春期第二性征发育不全 8 年"为主诉于 2020 年 6 月 8 日入院。

现病史：8 年前患者发现阴茎、睾丸较同龄人小，阴毛、腋毛、胡须稀疏，声音纤细，无喉结，无嗅觉减退，无通贯掌，无肘外翻，无皮肤菲薄、色素沉着，无性格、智力改变，未诊治。1 年前家属发现患者性格改变，表现为喜怒无常、不愿与他人交流，阴茎、睾丸仍较同龄人小，在当地医院诊断为"性腺发育不全"，给予十一酸睾酮，每次 40 mg，每日 2 次，间断口服。现为进一步诊治，门诊以"性腺发育异常、糖尿病"为诊断平诊收住我科。自发病以来，神志清，精神可，饮食及睡眠可，大小便正常，体重正常增加。

既往史："糖尿病"病史 1 年，未规律药物治疗，未监测血糖。

个人史：大专学历，余无特殊。

婚育史：未婚未育。

家族史：母亲患"糖尿病"，父亲体健，家族中无类似疾病发生，否认家族性遗传病史。

2. 入院查体

体温 36.3 ℃，脉搏 80 次/min，呼吸 20 次/min，血压 165/59 mmHg，身高 188 cm，体重 107 kg，BMI 30.27 kg/m^2。发育正常，营养良好，正常面容，腋毛、胡须稀疏，全身浅表淋巴结无肿大。无眼睑水肿，无听力粗试障碍。嗅觉正常。双侧乳房 Tanner 3 期。双肺呼吸音清晰，心率 80 次/min，律齐。腹型肥胖。阴茎粗短，左右睾丸直径约 3 cm。下肢无水肿。四肢肌力、肌张力未见异常。

3. 实验室检查

(1)性激素结果详见表5。

表5　性激素

项目名称	检测结果	参考值
卵泡刺激素(U/L)	49.37	1.30～19.30
黄体生成素(U/L)	36.07	1.20～8.60
催乳素(ng/mL)	11.13	2.64～13.13
雌二醇(pg/mL)	<20	<53
孕酮(ng/mL)	0.29	0.10～0.84
睾酮(ng/mL)	0.99	1.75～7.81
硫酸脱氢表雄酮(ng/mL)	2406.02	850.00～6900.00
雄烯二酮(ng/mL)	1.18	0.60～3.10

(2)ACTH、COR 节律结果详见表6。

表6　促肾上腺皮质激素、皮质醇节律

项目名称	检测结果	参考值
促肾上腺皮质激素(pg/mL)	29.3	12.0～46.0
皮质醇(μg/dL)	16.4	6.7～22.6

(3)甲状腺功能及生长激素结果详见表7。

表7　甲状腺功能及生长激素

项目名称	检测结果	参考值
游离三碘甲腺原氨酸(pmol/L)	4.64	3.50～6.50
游离甲状腺素(pmol/L)	18.55	11.50～22.70
促甲状腺素(μIU/mL)	3.73	0.55～4.78
空腹生长激素(ng/mL)	0.1	0～10.0
IGF-1(ng/mL)	300	116～358

(4)骨标志物及甲状旁腺素结果详见表8。

表8 骨标志物及甲状旁腺素

项目名称	检测结果	参考值
骨钙素(ng/mL)	16.65	24.00~70.00
总Ⅰ型前胶原氨基端延长肽(ng/mL)	59.97	16.89~65.49
β-胶原特殊序列(ng/mL)	0.52	
25-羟维生素D(ng/mL)	9.56	≥20.00
甲状旁腺素(pg/mL)	22.6	12.0~88.0

(5)随机胰岛素8.75 μU/mL,糖化血红蛋白10.0%(参考值4.0~6.5)。

(6)心肌酶谱:肌酸激酶1238.5 U/L(参考值50.0~310.0),肌酸激酶同工酶31 U/L(参考值0~25)。

(7)血脂:总胆固醇5.03 mmol/L(参考值2.33~5.17),甘油三酯2.83 mmol/L(参考值0~1.70),低密度脂蛋白胆固醇2.98 mmol/L(参考值1.90~3.12),高密度脂蛋白胆固醇0.92 mmol/L(参考值1.20~1.68)。

(8)血常规、尿常规、粪常规、肝肾功能、电解质、凝血功能均在正常范围。

(9)染色体核型:47,XXY;SRY(+)。

4.影像学检查

(1)心电图　正常心电图。

(2)乳腺及腋窝淋巴结彩超　双乳皮下脂肪层厚约:右侧厚约21 mm,左侧厚约21 mm,内未见明显腺体样回声。

(3)睾丸、附睾、精索静脉超声　睾丸,右侧大小约15.4 mm×8.0 mm×11.7 mm,左侧大小约16.3 mm×8.4 mm×10.6 mm,体积小,轮廓清晰,内回声不均匀,可见数处低回声,左侧其一范围约2.0 mm×2.3 mm,右侧其一范围约1.9 mm×1.6 mm。CDFI:双侧睾丸血流信号未见明显异常。附睾,右侧附睾头部可见一大小约1.5 mm×1.7 mm囊性回声,左侧附睾大小形态正常,轮廓清晰,内回声均匀,未见明显异常回声。双侧精索静脉,未见明显曲张。诊断意见:双侧睾丸体积小并内低回声,右侧附睾头囊肿。

(4)垂体MRI　垂体形态尚可,大小在正常范围内,垂体高度约0.67 cm,其内信号均匀,垂体柄增粗,无偏移征象,视交叉形态自然,余未见异常。所示左侧侧脑室较对侧增宽;左侧上颌窦黏膜增厚。诊断意见:①垂体高度约0.67 cm,垂体柄增粗,请结合临床及其他检查;②所示左侧侧脑室较对侧增宽,左侧上颌窦炎。

(5)X射线　左侧腕部可见8枚骨化核,左手诸组成骨骨质结构完整,诸组成骨骨骺线闭合(图1)。

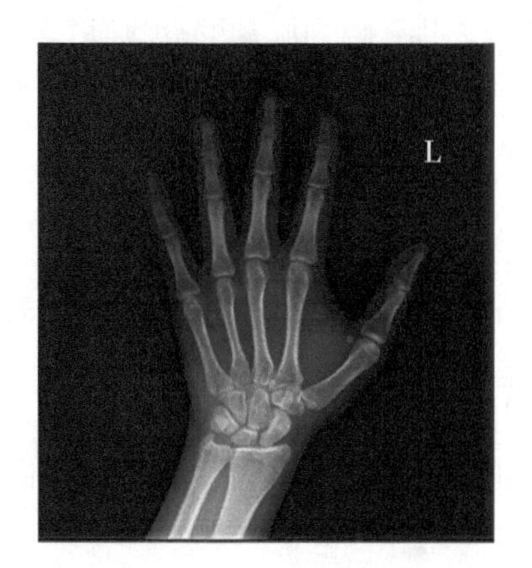

图1　左手正位 X 射线

5. 病史特点

(1)患者 22 岁,社会性别男性,以"逾青春期第二性征发育不全 8 年"为主诉入院。

(2)8 年前发现阴茎、睾丸较同龄人小,阴毛、腋毛、胡须稀疏,声音纤细,无喉结,无嗅觉减退,无通贯掌,无肘外翻,无皮肤菲薄、色素沉着,无性格、智力改变;1 年前家属发现患者性格改变,表现为喜怒无常、不愿与他人交流,阴茎、睾丸仍较同龄人小。

(3)身高 188 cm,体重 107 kg,BMI 30.27 kg/m^2,腹型肥胖,双侧乳房 Tanner 3 期,腋毛、胡须稀疏,无喉结,阴茎粗短,睾丸如鹌鹑蛋大小。

(4)FSH 49.37 U/L、LH 36.07 U/L、T 0.99 ng/mL。彩超提示双侧睾丸体积小并内低回声,右侧附睾头囊肿。染色体核型:47,XXY;SRY(+)。

6. 临床诊断

(1)47,XXY 性发育异常(Klinefelter 综合征)。

(2)2 型糖尿病。

(3)肥胖症。

7. 诊断依据

(1)患者社会性别男性,22 岁,染色体核型:47,XXY;SRY(+)。

(2)第二性征发育不全,乳房 Tanner 3 期,睾丸小,阴茎粗短,腋毛、胡须稀疏,无喉结。

(3)T 低,LH、FSH 增高。

(4)BMI 30.27 kg/m^2。

8. 治疗和随访

患者入院后完善相关检查,结合染色体核型:47,XXY;SRY(+),支持 Klinefelter 综合征诊断,同时合并有糖尿病、肥胖症。给予十一酸睾酮,每次 40 mg,每日 2 次,补充雄激素,给予胰岛素泵控制血糖,院外给予西格列汀二甲双胍,每次 1 片,每日 2 次,控制血糖。随访计划:服用十一酸睾酮 2 ~ 3 周后,复查血清睾酮水平,决定是否调整后续治疗剂量,长期维持剂量每日 80 ~ 160 mg;治疗后 3 个月、6 ~ 12 个月随访身高、体重、第二性征、睾丸彩超、血清 LH、FSH、T、E_2水平的变化;治疗后 3 个月监测前列腺超声及前列腺特异性抗原,随后每年复查1次,以排查前列腺病变;治疗后3个月后,复查糖化血红蛋白、肾功能、肝功能,调整降糖方案,每1~2年,监测糖尿病相关并发症。

二、讨论

Klinefelter综合征(Klinefelter syndrome,KS)简称克氏征,又称曲细精管发育不全、先天性睾丸发育不全综合征。是由于遗传自父方或(和)母方的一条或多条额外X染色体所致,以睾丸曲细精管进行性玻璃样变为主要特征的高促性腺激素性性腺功能减退症,包括睾丸硬小、类无睾症身材、男性乳房发育、性功能障碍、不育,以及糖脂代谢紊乱、肥胖、骨质疏松、肌力下降、认知受损和精神心理问题等多种临床表现。KS是男性不育症最常见的遗传学原因之一,也是男性性腺功能减低最常见的一种形式。本文回顾分析2例47,XXY综合征患者的临床资料,并结合国内外文献对其发病率、发病机制、临床特征、筛查与诊断、治疗等进行分析与讨论,为该综合征的临床诊断和治疗提供一定的临床经验。

(一)发病率

KS是最常见的男性性染色体异常疾病,男性新生儿的患病率为1/660~1/600[2-3],在KS患者中约80%~90%都是"47,XXY"核型,其他10%~20%是"47,XXY/46,XY的嵌合型"、"48,XXYY"、"48,XXXY"以及结构异常的X染色体型"47,X,i(Xq),Y"[6]。

(二)发病机制

父母生育时高龄或遗传因素是导致KS患者染色体变异的主要原因。KS发生的原因有可能来自父方也有可能来自母方,其染色体核型的产生是由于生殖细胞(精原细胞或卵原细胞)在减数分裂或早期受精卵有丝分裂时性染色体不分离所致。可能的途径有3种,以XXY型为例说明:首先可能是初级精母细胞在减数分裂第一次分裂(减1)时染色体没分开而导致的;其次可能是初级卵母细胞减1时染色体没分开;最后可能是次级卵母细胞在减数分裂第二次分裂时没分开[7]。

(三)临床表现

因KS患者各种染色体核型中都有Y染色体,因此总的表型为男性,但增多的X染色体削弱了Y染色体对男性的决定作用,所以临床表现轻重不一,其严重程度与额外染色体的数目、额外染色体的亲代来源、雄激素受体多态性等有关[8]。具体临床表现如下。

1. 雄激素缺乏症　类似无睾症体型,身材正常或偏高,成年后身高可达到第75~90百分位[9],其高身材可能是由于性染色体上的身高决定基因SHOX的过度表达[10],也有学者认为是雄激素水平不足导致的骨骺闭合延迟[11],喉结不明显,阴茎正常或短小,性功能低下,多数患者为不育症,骨质疏松和肌肉力量降低[12]。

2. 女性化体征　由于雄激素缺乏,卵泡刺激素分泌增高,体内雌雄激素比例失调,导致各种女性化体征出现,如皮肤细白,声音细,体毛、阴毛及胡须稀疏或者无,皮下脂肪增多,肌肉比例减少,男性乳房发育类似女性。

3. 合并一些其他疾病　部分患者生殖器官异常,如隐睾症、尿道下裂、小阴茎等[13];内科疾病,如肥胖、糖耐量减低及糖尿病、甲状腺功能减退、肌少症、骨质疏松、代谢综合征等。国内研究数据显示，KS 患者合并糖耐量异常的发病率为 7.7%，糖尿病的发病率为 20.5%，代谢综合征的发病率为 30.8%[14]，成年患者骨密度减低发生率为 25% ~ 48%，骨质疏松症发生率为 6% ~15%[15]。而且该综合征患者发生下肢静脉曲张、静脉淤积性溃疡、乳腺癌、肺癌等的风险增高[16-17]。

4. 神经系统异常　患者出现社交障碍、焦虑、抑郁和行为问题的风险增加[18]，大约 10% 的患者合并自闭症谱系障碍[19]。神经成像研究发现 KS 患者的大脑尾部、额叶和颞叶区域的容量减小，未经干预治疗的患者大脑颞叶区受损，可能导致阅读障碍、语言信息处理障碍和社交障碍等[20]。KS 患者一般智力正常，但是会表现出交流和表达的障碍，通常语言理解能力较语言表达能力强[21]。KS 患者情绪情感处理能力缺陷可能与其大脑岛叶区灰质密度降低有关。所以诊断为 KS 的患者应接受神经发育评估。

5. 睾丸小而硬，无精子，不育　睾丸组织病变：曲精小管基膜增厚，呈玻璃样变，无弹力纤维，小管腔内无精子生成，严重者曲精小管可完全纤维化；睾丸生精小管纤维化、透明样变和间隙增生[22]，精子数量非常少，超过 90% 的患者表现为无精子症或不育[23]。

本文中的 2 例 KS 患者，均是以逾青春期第二性征不发育为主要表现就诊，共同的体征表现为第二性征不发育，睾丸小，阴毛、腋毛、胡须稀疏，喉结不明显，乳房发育，这与雄激素缺乏及女性化体征临床表现相符，病例 1 患者合并骨质疏松症，病例 2 患者骨量正常，但病例 2 患者合并肥胖症及糖尿病，这与国内数据相符，所以对于 KS 患者，即使年龄不大，筛查合并疾病如糖耐量减低、糖尿病、甲状腺功能减退、肌少症、骨质疏松、代谢综合征也是必要的，早期诊断，早期治疗。病例 2 患者出现性格改变、喜怒无常，类似自闭症谱系障碍。研究数据提示患者出现社交障碍、焦虑、抑郁和行为问题的风险增加，大约 10% 的患者合并自闭症谱系障碍，所以该患者需要神经内科及心理科就诊，评估神经发育，必要时给予药物辅助治疗。从 2 个病例的病史中我们可以了解到，病例中的患者就诊时间与发现异常时间相比，均延后很久，导致患者没有被早诊断，延误了最佳治疗时机。所以了解临床表现，明确筛查人群，提高对该疾病的认识尤为重要。

（四）筛查及诊断

极少数的 KS 患者在出生前即可得出诊断，因高龄妊娠或有遗传史、家族史的孕妇发病率高，所以产前诊断是防止患儿出生的有效措施[24]。如果孕期出现以下异常：①孕早期血清游离人绒毛膜促性腺激素（β-human chorionic gonadotropin，β-hCG）及妊娠相关血浆蛋白 A 水平异常升高；②孕中期血清甲胎蛋白（α-fetoprotein，AFP）、β-hCG 及游离雌三醇（unconjugated estriol，uE_3）等水平异常升高[22]，建议行羊膜穿刺或绒毛取样进行细胞核型分析进一步诊断。分析母亲循环中胎儿的游离 DNA（cell-free fetal DNA，cffDNA），可以用来筛查 KS，但假阳性率高，需再次进行细胞学确认[25-26]。

KS 的诊断是一个综合性判断，需要结合病史、体格检查、实验室及影像学检查和诊治经验综合判断。①病史：了解患者出生史、生长发育曲线、智力情况，胡须、喉结、变声、阴毛生长情况，青春发育情况。②体格检查：测量身高、体重、上下部量，评定外生殖器 Tanner 分期、乳腺发育、阴茎长度和睾丸体积。其中睾丸的质地及大小是诊断 KS 较为敏感的指标。③辅助检查：肝肾功能、电解质、甲状腺功能、血糖、血脂、胰岛素、ACTH-COR 节律、性激素六项、染色体核型分析、精液分析、彩超（睾丸、前列腺、乳腺、心脏、深静脉等)、骨密度及骨代谢标志物。简单总结如下:①睾丸小而硬,生精障碍;②男性乳房发育;③身材过高,主要为下肢过长;④低睾酮和高促性腺激素;⑤多X染色体核型,最常见的染色体核型为47,XXY[27]。

(五)治疗方面

治疗目标主要包括:①促进并维持男性第二性征发育;②保留生育功能;③治疗男性乳腺发育;④预防、治疗糖脂代谢紊乱、肌少症、骨质疏松等。早诊断、早治疗,预后较好,最佳治疗年龄为11~12岁[28]。但由于本病在青春期之前无任何症状,所以绝大多数患者往往在青春期后才得到诊断,延误了最佳治疗时机。

1. 睾酮替代治疗　一旦确诊KS,建议在青春期开始时即启动睾酮替代治疗(testosterone replacement treatment,TRT)。研究显示,青春期TRT可改善患者的嗓音、毛发,改善性功能,增大睾丸体积,增加肌肉力量,提高骨密度,改善患者的情绪、自信力和行为,降低自身免疫性疾病和乳腺癌发病的风险[27,29-31]。TRT亦可改善性激素不足导致的轻度贫血。药物:①十一酸睾酮针剂或庚酸睾酮:每次125~250 mg,1次/(2~4)周,肌内注射,后期根据血清睾酮水平调整用药剂量及用药间隔,针剂吸收率高,使用方便,大多数患者使用后,血清睾酮很快升高至正常范围内。②十一酸睾酮胶囊:起始每日40~80 mg,2~3周后,根据复查血清睾酮水平决定后续治疗剂量,长期维持剂量每日80~160 mg,一般早晚两次服用,与针剂相比,避免了肌内注射的痛苦,但吸收率偏低。建议如无禁忌证,长期维持治疗。若患者临床症状改善,且无明显不良反应,应在治疗开始后3个月和6~12个月进行随访:身高、体重、第二性征、睾丸大小、性激素六项水平的变化。治疗前后3个月建议排查前列腺病变情况(可通过超声及前列腺特异性抗原检测),后续每年筛查1次;如同时患有骨质疏松症,建议在治疗起始1~2年后检测骨密度及相关骨代谢指标。

2. 保留生育能力　不育症的治疗,一直是临床治疗的重点和难点。KS患者,精子生成率较低,自然生育极其困难。但目前随着辅助生殖技术的发展,联合应用睾丸取精术(testicularspermextraction,TESE)与单精子卵细胞内注射(intracytoplasmic sperm injection,ICSI),KS患者成为父亲已经成为现实[32],但取精成功率仍然较低,2016年一项临床研究显示,16~30岁的KS男性通过睾丸穿刺取精的成功率为40%~70%[33],国内数据显示普通外科取精成功率在30%左右,显微外科取精成功率在70%左右,手术时的年龄是相关因素,一般认为16~35岁是KS患者TESE的最佳年龄[34-35]。另外,一项胚胎植入前遗传诊断学发现,KS患者后代胚胎性染色体非整倍体的概率约为该中心胚胎移植前遗传学检测(preimplantationgenetictesting,PGT)周期平均值的2倍[36],所以KS患者爱人妊娠后需要行产前遗传学诊断。

3. 乳腺发育　30%~80%的患者会出现乳腺发育,乳腺发育也不会随着睾酮的补充自行消退,通常需要口服药物或外科手术治疗。药物治疗:他莫昔芬(雌激素受体拮抗剂),每次10 mg,每日3次,乳腺可明显缩小。手术治疗:若药物效果不理想或患者心理负担较重,可在青春期后行乳腺整形术。考虑到TRT治疗的患者乳腺组织恶变的概率是非KS患者的20~30倍[37],部分研究者建议尽可能早的进行手术。

4. 心理咨询与干预　考虑KS患者存在社交障碍、焦虑、抑郁和行为问题等诸多心理健康相关问题,因此推荐患者及家属接受相应的心理疏导和疾病知识学习,必要时药物干预。

综上所述,KS是一种男性发病率较高的染色体异常性疾病,对患者的生长发育、代谢、认知、生育等造成较大的影响,早期诊断与治疗对于改善患者的预后至关重要。近年来,由于遗传诊断技术的发展,克氏综合征的诊断率不断提高,但仍需要包括儿科、内分泌科、泌尿外科、生殖医学科、心理科等多学科协作,早发现、早诊断、早治疗,最大限度地减少疾病对患者的影响,促进社会家庭和谐。

参考文献

[1] KLINEFELTER H F, REIFENSTEIN E C, ALBRIGHT F. Syndrome characterized by gynecomastia aspermatogenes without A - Leydigism and increased excretion of follicle stimulating hormone[J]. Clin Endocrinol Metab, 1942, 2(8): 612-657.

[2] COFFEE B, KEITH K, ALBIZUA I, Malone T, et al. Incidence of fragile X syndrome by newborn screening for methylated FMR1 DNA[J]. Am J Hum Genet, 2009, 85(4): 503-514.

[3] 张水文,焦婷婷,魏岩,等.3例非嵌合型Klinefelter综合征患者手淫取精结合ICSI技术配偶成功分娩健康婴儿的临床报道[J].中国优生与遗传杂志,2019,27(9):1138-1139.

[4] FERLIN A, RAICU F, GATTA V, et al. Male infertility: role of genetic background[J]. Reprod Biomed Online, 2007, 14(6): 734-745.

[5] ABRAMSKY L, CHAPPLE J. 47, XXY (Klinefelter syndrome) and 47, XYY: estimated rates of and indication for postnatal diagnosis with implications for prenatal counselling [J]. Prenat Diagn, 1997, 17(4): 363-368.

[6] BONOMI M, ROCHIRA V, PASQUALI D, et al. Klinefelter syndrome (KS): genetics, clinical phenotype and hypogonadism[J]. J Endocrinol Invest, 2017, 40(2): 123-134.

[7] KRIPA E C, FELIX K J, NITIN K, et al. Klinefelter syndrome with low gonadotropin levels [J]. BMJ Case Rep, 2015, 29(3): 112-115.

[8] TUTTELMANN F, GROMOLL J. Novel genetic aspects of Klinefelter's syndrome[J]. Mol Hum Reprod, 2010, 16(6): 386-395.

[9] VISOOTSAK J, GRAHAM J M Jr. Klinefelter syndrome and other sex chromosomal aneuploidies[J]. Orphanet J Rare Dis, 2006, 1: 42.

[10] RAO E, WEISS B, FUKAMI M, et a1. Pseudoautosomal deletions encompassing a novel homeobox gene cause growth failure in idiopathic short stature and Turner syndrome[J]. Nat Genet, 1997, 16(1): 54-63.

[11] FIDELEFF H L, BOQUETE H R, SUAREZ M G, et al. Burden of Growth Hormone Deficiency and Excess in Children[J]. Prog Mol Biol Transl Sci, 2016, 138: 143-166.

[12] WIKSTROM A M, DUNKEL L. Klinefelter syndrome[J]. Best Pract Res Clin Endocrinol Metab, 2011, 25(2): 239-250.

[13]SAMANGO-SPROUSE C A,COUNTS D R,TRAN S L,et al. Update On The Clinical Perspectives And Care Of The Child With 47,XXY (Klinefelter Syndrome)[J]. Appl Clin Genet,2019,12:191-202.

[14]茅江峰,伍学焱,聂敏,等. 39 例 Klinefelter 综合征患者的糖尿病发生率和临床特点[J]. 中国糖尿病杂志,2011,19(9):660-663.

[15]AKSGLAEDE L,MOLGAARD C,SKAKKEBAEK N E,et al. Normal bone mineral content but unfavourable muscle/fat ratio in Klinefelter syndrome[J]. Arch Dis Child,2008,93(1):30-34.

[16]IGAWA K,NISHIOKA K. Leg ulcer in Klinefelter's syndrome[J]. J Eur Acad Dermatol Venereol,2003,17 (1):62-64.

[17]ROJAS A P,VO D V,MWANGI L,et al. Oncologic manifestations of Klinefelter syndrome[J]. Hormones (Athens),2020,19(4):497-504.

[18] TARTAGLIA N, CORDEIRO L, HOWELL S, et al. The spectrum of the behavioral phenotype in boys and adolescents 47, XXY (Klinefelter syndrome)[J]. Pediatr Endocrinol Rev,2010,8 Suppl 1:151-159.

[19]TARTAGLIA N R,WILSON R,MILLER J S,et al. Autism Spectrum Disorder in Males with Sex Chromosome Aneuploidy:XXY/Klinefelter Syndrome,XYY,and XXYY[J]. J Dev Behav Pediatr,2017,38(3):197-207.

[20] PATWARDHAN A J, ELIEZ S, BENDER B, et al. Brain morphology in Klinefelter syndrome:extra X chromosome and testosterone supplementation[J]. Neurology,2000,54(12):2218-2223.

[21]BOADA R,JANUSZ J,HUTAFF-LEE C,et al. The cognitive phenotype in Klinefelter syndrome:a review of the literature including genetic and hormonal factors[J]. Dev Disabil Res Rev,2009,15(4):284-294.

[22]BIRD R J,HURREN B J. Anatomical and clinical aspects of Klinefelter's syndrome[J]. Clinical Anatomy,2016,29(6):606-619.

[23]ROSS J L,SAMANGO-SPROUSE C,LAHLOU N,et al. Early androgen deficiency in infants and young boys with 47,XXY Klinefelter syndrome[J]. Horm Res,2005,64(1):39-45.

[24]DONOVAN R,VOLLM B. Klinefelter's syndrome and sexual offending-A literature review[J]. Criminal Behaviour and Mental Health,2017,28(2):132-140.

[25] NIESCHLAG E, FERLIN A, GRAVHOLT C H, et al. The Klinefelter syndrome: current management and research challenges[J]. Andrology,2016,4(3):545-549.

[26]SAMANGO-SPROUSE C,KEEN C,SADEGHIN T,et al. The benefits and limitations of cell-free DNA screening for 47,XXY (Klinefelter syndrome)[J]. Prenat Diagn,2017,37(5):497-501.

[27]GROTH K A,SKAKKEBAK A,HOST C,et al. Klinefelter syndrome-a clinical update[J]. J Clin Endocrinal Metab,2013,98(5):20-30.

[28]DAVIES G W,PARKINSON J. Gender dysphoria in Klinefelter's syndrome:three cases [J]. Australasian Psychiatry,2017,26(8):313-314.

[29]GRAVHOLT C H,CHANG S,WALLENTIN M,et al. Klinefelter Syndrome:Integrating Genetics,Neuropsychology,and Endocrinology[J]. Endocr Rev,2018,39(4):389-423.

[30]KANAKIS G A,NIESCHLAG E. Klinefelter syndrome:more than hypogonadism[J]. Metabolism,2018,86:135-144.

[31]SAMANGO-SPROUSE C,STAPLETON E J,LAWSON P,et al. Positive effects of early androgen therapy on the behavioral phenotype of boys with 47,XXY[J]. Am J Med Genet C Semin Med Genet,2015,169(2):150-157.

[32]KONDO T,KURODA S,USUI K,et al. A case of a rare variant of Klinefelter syndrome, 47,XY,i(X)(q10)[J]. Andrologia,2018,50(3):13024-13025.

[33]FRANIK S,HOEIJMAKERS Y,D'HAUWERS K,et al. Klinefelter syndrome and fertility: sperm preservation should not be offered to children with Klinefelter syndrome[J]. Hum Reprod,2016,31(9):1952-1959.

[34]毛加明,赵连明,洪锴,等. 睾丸显微切开取精术在非嵌合型Klinefelter综合征患者中的临床应用及评价(附143例报告)[J]. 中华男科学杂志,2017,23(12):1075-1079.

[35]李建华,焦婷婷,王建业,等. 显微取精术在非梗阻性无精子症患者中的临床应用及结局[J]. 中国优生与遗传杂志,2020,28(1):107-109.

[36]STAESSEN C,TOURNAYE H,VAN A E,et al. PGD in 47,XXY Klinefelter's syndrome patients[J]. Hum Reprod Update,2003,9(4):319-330.

[37]SWERDLOW A J,HIGGINS C D,SCHOEMAKER M J,et al. Mortality in patients with Klinefelter syndrome in Britain:a cohort study[J]. J Clin Endocrinol Metab,2005, 90(12):6516-6522.

第二节 性发育迟缓
——47,XYY 性发育异常合并垂体瘤(1 例)

牛瑞芳
河南省人民医院

47,XYY 综合征是性染色体异常综合征的一种类型,又称超雄综合征,发病机制是来自父系的 Y 染色体在减数分裂Ⅱ期不分离或后期的有丝分裂中不分离。1961 年由 Sandberg 等[1]首次报道,数据显示本病在男婴中的发病率约为 1‰,是最常见的性染色体异常性疾病之一[2]。然而,诊断失败率很高,仅有 20% 的 47,XYY 男性可以被临床诊断,而且诊断时间往往被大大推迟,诊断时的中位年龄是 15 岁,还有一些患者在更大的年龄时被诊断[2]。

一、病例资料及诊治过程

1. 病史摘要

患者社会性别男性,24 岁,以“性发育迟缓 6 年,垂体瘤术后 1 年余”为主诉于 2013 年 12 月 28 日入院。

现病史:6 年前患者自觉生殖器较同龄人小,无晨勃、遗精,无阴毛、腋毛、胡须生长,喉结无突出,无嗅觉障碍,伴有身高持续均匀增长(约 20 cm),体能差,未诊治。3 年前无诱因间断出现视力减退、头痛、发热、晕厥,伴性格改变,易怒,无肢端肥大症面容,无畏寒、怕冷、体重增加、水肿,无皮肤进行性变白,无皮肤紫纹、向心性肥胖,就诊于外院,完善检查后诊断为“垂体瘤卒中”,给予对症处理(具体用药不详)后,头痛症状缓解。1 年前就诊于外院行头颅磁共振示:垂体微腺瘤,完善检查后行“经鼻垂体瘤切除术”,术后出现多饮、多尿,服用醋酸去氨加压素片(弥凝)1 个月余,上述症状消失,考虑为术后一过性“尿崩症”,遂停用弥凝,但生殖器官发育差未见明显好转,今为进一步诊治入院,门诊以“腺垂体功能减退症(垂体瘤术后)”收入我科。

既往史:无特殊。

个人史:足月顺产,生长发育较同龄人略提前,无挑食习惯。

婚育史:未婚未育。

家族史:祖父已去世,死因不详,祖母患有“2 型糖尿病”,外祖父因“淋巴瘤”去世,外祖母患有“高血压、冠心病”,父母非近亲婚配,父亲身高 175 cm,母亲身高 165 cm,1 姐身高 164 cm,均体健。家族中无类似疾病患者,否认家族性遗传病史。

2. 入院查体

体温 36.2 ℃,脉搏 80 次/min,呼吸 20 次/min,血压 120/80 mmHg,身高 191 cm,体重 75 kg,BMI 20.6 kg/m^2,神志清,精神可,全身皮肤黏膜无黄染,全身毛发稀疏,胡须、腋毛稀疏可数。全身浅表淋巴结未触及肿大,双眼睑无水肿,无鼻梁低平、眼距增宽,无颈蹼，甲状腺未触及肿大。乳房正常对称。心肺腹查体无异常。脊柱无侧弯，四肢修长，无通贯手，阴毛稀疏，阴茎长约 4 cm，牵拉长约 6 cm，右侧睾丸直径 3.5 cm，左侧睾丸直径约 3.5 cm。

3. 实验室检查

（1）性激素结果详见表 1。

表 1　性激素

项目名称	检测结果	参考值
卵泡刺激素（U/L）	2.6	1.3～19.3
黄体生成素（U/L）	1.36	1.20～8.60
催乳素（ng/mL）	8.53	2.64～13.13
雌二醇（pg/mL）	<0.05	<53.00
孕酮（ng/mL）	1.08	0.10～0.84
睾酮（ng/mL）	0.19	1.75～7.81

（2）甲状腺功能、甲状旁腺素及生长激素结果详见表 2。

表 2　甲状腺功能、甲状旁腺素及生长激素

项目名称	检测结果	参考值
游离三碘甲腺原氨酸（pmol/L）	4.53	3.50～6.50
游离甲状腺素（pmol/L）	16.40	11.50～22.70
促甲状腺素（μIU/mL）	2.405	0.550～4.780
甲状旁腺素（pg/mL）	19.1	12.0～88.0
空腹生长激素（ng/mL）	1.13	0～10.00
IGF-1（ng/mL）	229	116～358

（3）ACTH、COR 节律结果详见表 3。

表 3　促肾上腺皮质激素、皮质醇节律

项目名称	8:00	16:00	24:00
促肾上腺皮质激素（pg/mL）	132.00 （参考值 12.00～46.00）	24.10 （参考值 6.00～23.00）	15.40
皮质醇（μg/dL）	16.60 （参考值 6.70～22.60）	6.90 （参考值 3.35～11.30）	0.53

（4）糖化血红蛋白 5.4%（参考值 4.0～6.5）。

（5）血常规、尿常规、粪常规、血脂、凝血功能、肝肾功能、电解质结果未见明显异常。

(6)染色体核型:47,XYY。

4.影像学检查

(1)垂体 MRI　垂体变薄,高度 5.26 mm。诊断意见:“垂体瘤术后”改变,必要时增强扫描。

(2)X 射线　双肺、心、膈未见明显异常,左侧腕部可见 8 枚腕骨,诸组成骨骨骺线未完全闭合。

5.病史特点

(1)患者社会性别男性,24 岁,以“性发育迟缓 6 年,垂体瘤术后 1 年余”为主诉入院。

(2)生殖器较同龄人小,无晨勃、遗精,无阴毛、腋毛、胡须生长,喉结无突出,无嗅觉障碍,伴有身高持续均匀增长,体能差。因“垂体微腺瘤”行“经鼻垂体瘤切除术”。

(3)身高 191 cm,体重 75 kg,BMI 20.6 kg/m^2,全身毛发稀疏,胡须、腋毛稀疏可数。乳房正常对称,阴囊少许色素沉着,阴毛稀疏,阴茎长约 4 cm,牵拉长约 6 cm,双侧睾丸大小略小于正常。

(4)FSH 2.6 U/L,LH 1.36 U/L,T 0.19 ng/mL,X 射线:骨骺线未完全闭合。染色体核型:47,XYY。

6.临床诊断

(1)47,XYY 性发育异常(超雄综合征)。

(2)垂体瘤术后。

7.诊断依据

(1)患者社会性别男性,24 岁,垂体瘤术后,染色体核型:47,XYY。

(2)第二性征发育不全,胡须、腋毛稀疏可数,阴囊少许色素沉着,阴毛稀疏,阴茎长约 4 cm,牵拉长约 6 cm,双侧睾丸大小略小于正常。

(3)影像学检查提示睾丸小,骨龄延迟。

8.治疗和随访

根据患者病史、体征及实验室检查结果,睾酮与 FSH、LH 均偏低,考虑垂体瘤术后导致继发性性腺功能减退不排除,但患者垂体瘤诊断 1 年余,性发育迟缓病史 6 年余,比垂体瘤手术更早,成年后骨骺线仍未完全闭合,所以不排除合并染色体异常疾病可能。完善染色体检查,染色体核型分析 47,XYY,支持 47,XYY 综合征诊断。诊断明确后,给予十一酸睾酮,每次 40 mg,每日 2 次,补充雄激素。随访计划:服用十一酸睾酮 2 ~ 3 周后,复查血清睾酮水平,决定是否调整后续治疗剂量,长期维持剂量 每日 80 ~ 160 mg;治疗后 3 个月、6 ~ 12 个月随访身高、骨龄、体重、第二性征、睾丸体积与超声、血清 LH、FSH、T、E_2水平的变化;治疗后 3 个月监测前列腺超声及前列腺特异性抗原,随后每年复查 1 次,以排查前列腺病变;治疗后 1 ~ 2 年,监测骨密度及骨转换标志物;每 1 ~ 2 年,监测糖尿病相关指标。患者垂体瘤术后,甲状腺功能正常,皮质醇不低,暂观察,每年复查。

二、讨论

47,XYY 综合征(47,XYY syndrome)又名超雄综合征,系染色体数为 47 条,性染色体为 XYY,常染色体正常的疾病。47,XYY 综合征在临床上比较少见,大约每 1000 个新生男性中有 1 人为 47,XYY[2]。与正常人群相比,患有 47,XYY 综合征的男性往往同时患有其他疾病,容易出现健康问题[3]。因此,及时诊断疾病,预测共病,对患者进行多学科联合的深入临床评估和会诊,将有助于改善 47,XYY 综合征患者的长期健康和预后。本文回顾分析 1 例 47,XYY 综合征患者的临床资料,并结合国内外文献对其临床特征、发病原因、治疗、子代遗传等进行分析与讨论,为该综合征的临床诊断和治疗提供一定的依据。

(一)临床特征

47,XYY 综合征的临床表现有很大的不同,但归纳起来主要有以下几个方面:①身材高大(典型特征),通常身高都在 180 cm 以上;②智力正常或者轻度低下,语言发育可能有迟缓;③性格孤僻暴躁、易怒、容易被激惹,容易发生攻击行为、偷窃,有犯罪倾向;④偶尔可见隐睾、睾丸发育不全、精子形成障碍、尿道下裂等;⑤偶尔可见脸不对称、大头畸形、长耳、轻度翼状肩、漏斗胸、肌张力过低、过度发育和轻度的震颤等。结合该例患者,其身材高大、睾丸发育不全、性格改变、易怒与文献报道相符。47,XYY 综合征一般表现为 FSH、LH 升高,睾酮水平低,但该患者 FSH、LH、睾酮水平均低下,与常规不符合,考虑患者有垂体瘤病史,并于 1 年前行垂体瘤切除术,所以不排除垂体瘤术后导致垂体性腺轴受到影响,致使 FSH、LH 水平低下。

47,XYY 患者通常身材高大,研究表示可能与额外的 Y 染色体的假常染色体区域的矮个子同源框基因的额外拷贝有关[4]。关于性格改变、易怒、语言发育障碍等,最早报告 47,XYY 综合征的研究之一发现,在苏格兰国立医院的精神疾病患者中,47,XYY 染色体核型发生率明显增高[5],后续很多研究都集中于描述与 47,XYY 染色体核型相关的神经认知和精神病理表型。虽然大多数 47,XYY 综合征男孩没有表型异常,但他们更容易出现神经认知功能受损、行为问题、轻度学习障碍、言语和语言发育迟缓以及身材高大[6-8]。47,XYY 综合征与认知问题的风险增加有关,包括注意力缺陷、多动障碍[9]、自闭症谱系障碍[10,6,11]、社会问题[8,12-13]、运动或言语延迟[14-15]、低智商和学习困难[16-17],行为问题也可能发生,包括冲动增加、行为失调和其他外化行为。来自美国的一项横断面研究,旨在评估 82 名 47,XYY 综合征患者(11.3±3.8 岁)的睾丸功能,并没有观察到较高的睾丸激素与更糟糕的外部行为相关,如攻击行为或犯罪[18]。

认知问题表现为智力缺陷,行为症状包括攻击和反社会。研究证实在这一核型人群中情绪障碍(焦虑和抑郁)的患病率更高,对 47 名 47,XYY 综合征患者的 CBCL 单项得分的分析表明,内化(如焦虑和抑郁)和外化问题(如违反规则和攻击性、对立或挑衅行为)之间存在显著的正相关关系。特别是,内在化障碍与注意力问题、违规行为、攻击行为以及反对、反抗行为方面的问题相关[19]。47% 的 47,XYY 综合征患者的父母认为他们的孩子“难相处”,并且报告了亲子互动失调的发生率,47,XYY 综合征的基因诊断已被证明会导致父母的压力和焦虑[20-21]。所以产前诊断至关重要,因为这使父母能够充分了解并做好准备,还能最大限度地减少与未知和意外有关的焦虑和压力。

关于生育能力,越来越多的研究报道了 47,XYY 综合征和生育问题之间的关系,47,XYY 综合征患者精液中染色体异常精子的发生率增加[22-27],患有 47,XYY 综合征的患者精子数量可能不同,从正常到无精子症不等[28-29]。这种普遍存在的超单倍体精子导致将多余的Y染色体传递给后代的风险增加,在减数分裂期间,多余的Y染色体的持续存在可导致精子发生障碍[30],阿克斯格雷德的一项研究描述了9名年龄在9.2~20.0岁的男孩,报告了1名男孩的FSH极高,抑制素B极低[31],提示可能有生育能力下降的风险。总的来说,已发表的病例报告证实,47,XYY核型对精子数量、成熟和基因有负面影响。也有一项关于比较有生育能力的47,XYY男性和无生育能力的47,XYY男性的精子非整倍性的研究表明,大多数47,XYY男性产生的精子核型正常[23,28-29,32]。47,XYY男性通常睾丸大小正常并有正常的外生殖器,尽管他们的性染色体异常,但仍具有生育能力,大部分可自然怀孕或体外受精助孕而生育后代,一些研究人员认为,额外的Y染色体在减数分裂前丢失,因此保存了这些患者的生育能力[23,28-29,32]。

与核型正常的男性相比,患有47,XYY综合征的男性寿命较短,总死亡率增加,风险比为3.6,与正常对照组相比,47,XYY综合征患者的中位生存年龄大约减少10.4岁(77.9岁 vs 67.5岁,$P<0.0001$)。可能是由于癌症、肺部疾病、神经系统疾病和不确定疾病的风险增加,以及在男性患者中发现的高风险行为和精神创伤[33]。在一个细胞遗传学中心,一项旨在比较667名47,XYY综合征男性的死亡率和癌症发病率的大型队列研究发现,癫痫发作、呼吸系统疾病、泌尿生殖系统问题和先天性畸形的风险增加[34],这也印证了上述观点。

(二)发病原因

47,XYY综合征是一种性染色体非整倍体现象。目前认为47,XYY综合征是由于Y染色体在减数分裂Ⅱ或受精卵形成后有丝分裂时未分离所致。性染色体非整倍体主要是父源性的,对活产新生儿及流产胎儿的研究表明,全部的47,XYY均源自父方[35]。47,XYY非整倍体的产生大部分为新发生的突变,即其父亲染色体正常,但精原细胞在进行第二次减数分裂时受到某种因素影响而造成Y染色体不分离从而形成YY精子,YY精子与正常含X染色体的卵子结合后形成染色体核型为XYY的患者,亦有很少一部分患者是由其父亲染色体核型47,XYY遗传而来[36]。

(三)治疗

有性腺功能减退或总睾酮水平低症状的男性,如果有临床适应证,可以开始经验性药物治疗,这可以缓解性腺功能减退症的症状及减少因此引起的一系列疾病,优化精子发生。大多数47,XYY综合征患者有生育能力,造成这种现象的原因被认为是有丝分裂前多余的Y染色体的丢失。三倍体染色体不育小鼠的动物模型可以通过这种“三体偏倚染色体丢失”现象获得可育性,也强烈支持这一观点[22]。但47,XYY综合征患者不育的风险比普通男性仍高4倍。47,XYY胎儿的性腺组织学研究显示,47,XYY胎儿的精原细胞比XY对照组少[29],不育与Y染色体长臂上的微缺失有关,特别是Yq11区域的一个基因,即无精子因子[27]。还有一种可能是,该区域基因的额外拷贝可能导致生育率下降。对于不育的患者,应积极治疗,若药物治疗不能使其伴侣怀孕,要借助辅助生殖技术使其伴侣怀孕,活动精子总数在500万~1000万的男性伴侣可以进行宫内授精,而严重的少精症(小于500万)则需要体外受精或卵泡浆内单精子注射术来辅助怀孕[22,26,37],治疗的同时建议患者及时冷冻精子,保留生育能力。

(四)子代遗传

XYY 核型理论上可形成 4 种类型精子:X、Y、XY、YY 精子,与正常卵子结合后可生育出 46,XX、46,XY、47,XXY、47,XYY 的后代,后代染色体异常发生率为 50%,但临床上 47,XYY 后代染色体异常发生率非常低,通常为 1% 或更低。Milazzo 等[38]研究证实 47,XYY 男性额外 Y 染色体在生殖细胞减数分裂时期通过凋亡而被清除,进而可发育成正常的 23,X 和 23,Y 精子,患者大部分可使其伴侣自然怀孕或体外受精助孕而生育后代。然而,也有研究表明 47,XYY 患者性染色体和常染色体异常率与正常对照组相比明显增多(38% vs 1%),胚胎非整倍体率达 32%,最终导致女性早期复发性流产率明显增加[39]。因此,对于 47,XYY 综合征患者生育子代,建议行产前诊断,以提高妊娠率,降低遗传风险。

综上所述,47,XYY 综合征患者临床表现不典型,部分因童年或成年语言发育迟缓或学习困难等问题就诊,临床上常造成漏诊,约 85% 的患者直到发展为不育后才被诊断[40],而且此类疾病患者寿命缩短、易合并情感障碍或攻击行为或犯罪倾向或哮喘之类疾病,需要引起我们的重视。

参考文献

[1] SANDBERG A A, KOEPF G F, ISHIHARA T, et al. An XYY human male[J]. Lancet, 1961, 2(7200): 488-489.

[2] BERGLUND A, VIUFF M H, SKAKKEBæK A, et al. Changes in the cohort composition of turner syndrome and severe non-diagnosis of Klinefelter, 47, XXX and 47, XYY syndrome: a nationwide cohort study[J]. Orphanet J Rare Dis, 2019, 14(1): 16.

[3] BERGLUND A, STOCHHOLM K, GRAVHOLT C H. Morbidity in 47, XYY syndrome: a nationwide epidemiological study of hospital diagnoses and medication use[J]. Genet Med, 2020, 22(9): 1542-1551.

[4] OTTESEN A M, AKSGLAEDE L, GARN I, et al. Increased number of sex chromosomes affects height in a nonlinear fashion: a study of 305 patients with sex chromosome aneuploidy[J]. Am J Med Genet A, 2010, 152A (5): 1206-1212.

[5] JACOBS P A, BRUNTON M, MELVILLE M M, et al. Aggressive behavior, mental sub-normality and the XYY male[J]. Nature, 1965, 208(5017): 1351-1352.

[6] JOSEPH L, FARMER C, CHLEBOWSKI C, et al. Characterization of autism spectrum disorder and neurodevelopmental profiles in youth with XYY syndrome[J]. J Neurodev Disord, 2018, 10(1): 30.

[7] LEGGETT V, JACOBS P, NATION K, et al. Neurocognitive outcomes of individuals with a sex chromosome trisomy: XXX, XYY, or XXY: a systematic review[J]. Dev Med Child Neurol, 2010, 52(2): 119-129.

[8] ROSS J L, ROELTGEN D P, KUSHNER H, et al. Behavioral and social phenotypes in boys

with 47,XYY syndrome or 47,XXY Klinefelter syndrome[J]. Pediatrics,2012,129(4):769-778.

[9] TARTAGLIA N R, AYARI N, HUTAFF-LEE C, et al. Attention-deficit hyperactivity disorder symptoms in children and adolescents with sex chromosome aneuploidy: XXY, XXX, XYY, and XXYY[J]. J Dev Behav Pediatr,2012,33(4):309-318.

[10] BISHOP D V, JACOBS P A, LACHLAN K, et al. Autism, language and communication in children with sex chromosome trisomies[J]. Arch Dis Child,2011,96(10):954-959.

[11] MARGARI L, LAMANNA A L, CRAIG F, et al. Autism spectrum disorders in XYY syndrome: two new cases and systematic review of the literature[J]. Eur J Pediatr,2014,173(3):277-283.

[12] CORDEIRO L, TARTAGLIA N, ROELTGEN D, et al. Social deficits in male children and adolescents with sex chromosome aneuploidy: a comparison of XXY, XYY, and XXYY syndromes[J]. Res Dev Disabil,2012,33 (4):1254-1263.

[13] VISOOTSAK J, GRAHAM J M J R. Social function in multiple X and Y chromosome disorders: XXY, XYY, XXYY, XXXY[J]. Dev Disabil Res Rev,2009,15(4):328-332.

[14] LEE N R, WALLACE G L, ADEYEMI E I, et al. Dosage effects of X and Y chromosomes on language and social functioning in children with supernumerary sex chromosome aneuploidies: implications for idiopathic language impairment and autism spectrum disorders [J]. J Child Psychol Psychiatry,2012,53(10):1072-1081.

[15] ROSS J L, ZEGER M P, KUSHNER H, et al. An extra X or Y chromosome: contrasting the cognitive and motor phenotypes in childhood in boys with 47,XYY syndrome or 47,XXY Klinefelter syndrome[J]. Dev Disabil Res Rev,2009,15(4):309-317.

[16] BISHOP D V. Commentary: Unravelling the effects of additional sex chromosomes on cognition and communication—reflections on Lee et al. (2012) [J]. J Child Psychol Psychiatry,2012,53(10):1082-1083.

[17] LEGGETT V, JACOBS P, NATION K, et al. Neurocognitive outcomes of individuals with a sex chromosome trisomy: XXX, XYY, or XXY: a systematic review[J]. Dev Med Child Neurol,2010,52(2):119-129.

[18] DAVIS S M, BLOY L, ROBERTS T P L, et al. Testicular function in boys with 47,XYY and relationship to phenotype[J]. Am J Med Genet C Semin Med Genet,2020,184(2):371-385.

[19] OPERTO F F, PASTORINO G M G, AMADORI E, et al. Cognitive Profile, Emotional-Behavioral Features, and Parental Stress in Boys With 47, XYY Syndrome [J]. Cogn Behav Neurol,2019,32(2):87-94.

[20] HODGSON J, MCCLAREN B J. Parental experiences after prenatal diagnosis of fetal abnormality[J]. Semin Fetal Neonatal Med,2018,23(2):150-154.

[21] LALATTA F, TINT G S. Counseling parents before prenatal diagnosis: do we need to say more about the sex chromosome aneuploidies[J]. Am J Med Genet A,2013,161A

(11):2873-2879.

[22] ZHANG X, LIU X, XI Q, et al. Reproductive outcomes of 3 infertile males with XYY syndrome: Retrospective case series and literature review[J]. Medicine (Baltimore), 2020,99(9):e19375.

[23] WONG E C, FERGUSON K A, CHOW V, et al. Sperm aneuploidy and meiotic sex chromosome configurations in an infertile XYY male[J]. Hum Reprod, 2008, 23(2): 374-378.

[24] IQBAL F. Meiotic Behavior of Extra Sex Chromosomes in Patients with the 47, XXY and 47, XYY Karyotype and Its Ultimate Consequences for Spermatogenesis[J]. Crit Rev Eukaryot Gene Expr, 2020, 30(1):19-37.

[25] SCIURANO R B, RAHN I M, GONZALEZ ARIAS B, et al. Selective advantage of euploid spermatocytes I in an azoospermic 47, XYY man with gonadal mosaicism[J]. Hum Reprod, 2019, 34(3):568-573.

[26] GONZALEZ-MERINO E, HANS C, ABRAMOWICZ M, et al. Aneuploidy study in sperm and preimplantation embryos from nonmosaic 47, XYY men[J]. Fertil Steril, 2007, 88 (3):600-606.

[27] BORJIAN BOROUJENI P, SABBAGHIAN M, VOSOUGH DIZAJI A, et al. Clinical aspects of infertile 47, XYY patients: a retrospective study. Hum Fertil (Camb)[J]. 2019, 22(2):88-93.

[28] RIVES N, MILAZZO J P, MIRAUX L, et al. From spermatocytes to spermatozoa in an infertile XYY male[J]. Int J Androl, 2005, 28(5):304-310.

[29] MORETTI E, ANICHINI C, SARTINI B, et al. Sperm ultrastructure and meiotic segregation in an infertile 47, XYY man[J]. Andrologia, 2007, 39(6):229-234.

[30] MILAZZO J P, RIVES N, MOUSSET-SIMEON N, et al. Chromosome constitution and apoptosis of immature germ cells present in sperm of two 47, XYY infertile males[J]. Hum Reprod, 2006, 21(7):1749-1758.

[31] AKSGLAEDE L, JENSEN R B, ARLSEN E, et al. Increased basal and pulsatile secretion of FSH and LH in young men with 47, XXY or 46, XX karyotypes[J]. Eur J Endocrinol, 2008, 158(6):803-810.

[32] El-DAHTORY F, ELSHEIKHA H M. Male infertility related to an aberrant karyotype, 47, XYY: four case reports[J]. Cases J, 2009, 2(1):28.

[33] STOCHHOLM K, JUUL S, GRAVHOLT C H. Diagnosis and mortality in 47, XYY persons: a registry study[J]. Orphanet J Rare Dis, 2010, 5:15.

[34] HIGGINS C D, SWERDLOW A J, SCHOEMAKER M J, et al. Mortality and cancer incidence in males with Y polysomy in Britain: a cohort study[J]. Hum Genet, 2007, 121 (6):691-696.

[35] KIM I W, KHADILKAR A C, KO E Y, et al. 47, XYY Syndrome and Male Infertility[J]. Rev Urol, 2013, 15 (4):188-196.

[36]陈海涛,黄会,马慧,等.小阴茎患儿外周血淋巴细胞染色体核型分析[J].中华男科学杂志,2020,11:1006 -1009.

[37] ZOULI C, TSAMETIS C, PAPADIMAS I, et al. A man with 47, XYY karyotype, prolactinoma and a history of first trimester recurrent miscarriages in his wife [J]. Hormones (Athens),2011,10(1):72-75.

[38]MILAZZO J P,RIVESives N,MOUSSET-SIMEON N,et al. Chromosome constitution and apoptosis of immature germ cells present in sperm of two 47,XYY infertile males[J]. Hum Reprod,2006,21(7):1749 -1758.

[39]GONZALEZ-MERINO E,HANS C,ABRAMOWICZ M,et al. Aneuploidy study in sperm and preimplantation embryos from nonmosaic 47, XYY men [J]. Fertil Steril, 2007, 88(3):600-606.

[40]BARDSLEY M Z,KOWAL K,LEVY C,et al. 47,XYY syndrome: clinical phenotype and timing of ascertainment[J]. J Pediatr,2013,163(4):1085-1094.

第三节　第二性征发育迟缓伴身材矮小
——46,XX/46,XY DSD(1 例)

尚敬　郑瑞芝
河南省人民医院

性染色体不一致嵌合是指个体中同时存在女性(46,XX)和男性(46,XY)细胞系,其发生率很低,可能是配子异常受精所致。患者的临床表型特点主要是内外生殖器发育异常、不孕不育等。细胞及分子遗传学检查可明确诊断,影像学检查、腹腔镜探查、多组织活检等对指导后续治疗具有重要意义。

一、病例资料及诊治过程

1. 病史摘要

患儿社会性别男性,12 岁,以“生长发育迟缓 5 年”为主诉于 2020 年 10 月入院。

现病史:家属代诉患儿 5 年前身材偏矮,低于同龄儿童(具体身高不详),生殖器发育幼稚,睾丸偏小,无阴毛生长,无乳房发育,无胡须生长及喉结发育,无嗅觉缺失及听力障碍,无高血压、低血钾,无体力减退,无色盲、腭裂、唇裂等,求诊于当地医院,行相关检查:荧光染色体原位杂交检查:染色体 46,XX,诊断为“生长发育迟缓(性反转?)”,给予“外用雄激素(具体不详)”局部涂抹,效果一般。今为进一步诊疗收入院,门诊以“46,XX 性腺发育异常:性逆转,身材矮小查因?”收治入院,发病以来,患儿神志清,精神可,睡眠及大小便正常,食欲可,体重无明显变化。

既往史:无特殊。

个人史:患者足月剖宫产出,出生体重约 3.5 kg,身长 50 cm。

家族史:父母体健,患儿为独生子。家族中无类似疾病发生,否认家族性遗传病史。

2. 入院查体

体温 36.6 ℃,脉搏 66 次/min,呼吸 16 次/min,血压 96/60 mmHg,身高 144 cm,体重 41.3 kg,BMI 19.9 kg/m^2,乳房未发育,心肺腹查体无异常,阴毛、腋毛稀疏,生殖器幼稚,外阴呈幼男型,睾丸无触痛,质韧,双侧睾丸约 2 mL(Prader 睾丸计测量),发育较同年龄同性别儿童幼稚,双下肢无水肿。

3. 实验室检查

(1)外院(2015 年)染色体原位杂交检测:染色体核型 46,XX。

(2)性激素结果详见表 1。

表 1　性激素结果

项目名称	结果	参考值(儿童)
卵泡刺激素(U/L)	2.64	0.80 ~ 11.43
黄体生成素(U/L)	3.34	0.04 ~ 24.87
催乳素(ng/mL)	6.95	3.77 ~ 26.93
雌二醇（pg/mL)	<20.0	0 ~ 43.7
孕酮（ng/mL)	0.16	0.05 ~ 10.26
睾酮（ng/mL)	1.31	0 ~ 0.74
雄烯二酮(ng/mL)	0.408	0.600 ~ 3.100
硫酸脱氢表雄酮(ng/mL)	884	240 ~ 5370

(3)GnRH 兴奋试验结果见表 2。

表 2　GnRH 兴奋试验

项目名称	0 min	30 min	60 min	90 min	120 min
卵泡刺激素(U/L)	3.31	4.49	4.79	5.54	5.71
黄体生成素(U/L)	4.25	14.81	19.01	22.32	21.63

(4)甲状腺功能及抗体见表 3。

表 3　甲状腺功能及抗体

项目名称	结果	参考值
游离三碘甲腺原氨酸(pmol/L)	6.51	3.10 ~ 6.80
游离甲状腺素(pmol/L)	14.48	12.00 ~ 22.00
促甲状腺素(μIU/mL)	2.46	0.27 ~ 4.20
甲状腺球蛋白抗体(IU/mL)	0.17	0 ~ 4.00
甲状腺过氧化物酶抗体(IU/mL)	1.03	0 ~ 9.00

(5)空腹生长激素 2.23 ng/mL(参考值 0 ~ 10.00),胰岛素样生长因子-1 331 ng/mL(参考值 115 ~ 307),生长激素激发试验结果详见表 4。

表 4　生长激素激发试验

检查项目	0 min	30 min	60 min	90 min	120 min
生长激素（ng/mL)	2.18	12.10	6.28	5.13	2.12

（6）促肾上腺皮质激素、皮质醇节律结果详见表5。

表5　促肾上腺皮质激素、皮质醇节律

项目名称	8:00	16:00	24:00
促肾上腺皮质激素（μg/dL）	30.20 （参考值6.70～22.60）	<5.00 （参考值3.35～11.30）	14.40
皮质醇（pg/mL）	17.61 （参考值6.70～22.60）	7.18 （参考值3.35～11.30）	1.44

（7）肝肾功能、电解质无异常。

4.影像学检查

（1）盆腔超声　盆腔内未见子宫及卵巢回声。前列腺：大小22 mm×22 mm×21 mm，形态正常，内回声均匀。睾丸：右侧大小约23 mm×14 mm×10mm，左侧大小约22 mm×14 mm×12 mm，大小形态正常，轮廓清晰，内回声均匀，未见明显异常回声。CDFI：双侧睾丸血流信号未见明显异常。附睾：双侧附睾大小形态正常，轮廓清晰，内回声均匀，未见明显异常回声。双侧精索静脉：未见明显曲张。

（2）盆腔磁共振平扫+增强　膀胱充盈欠佳，膀胱壁光滑，均匀，尿道起始部周围似见前列腺结构影，体积较小，信号未见明显异常，双侧精囊腺对称，体积较小，直肠周围脂肪间隙正常。盆壁结构正常，未见肿大淋巴结。矢状位可见阴囊体积缩小，两侧阴囊内可见椭圆形长 T_2 信号影，增强未见明显异常强化影。前列腺及双侧精囊腺、双侧阴囊体积缩小。未见子宫卵巢结构。

（3）垂体磁共振平扫　垂体形态尚可，垂体高度约0.58 cm，其内信号均匀，垂体柄无偏移、增粗征象，视交叉形态自然，余未见异常。印象：垂体高度约0.58 cm。

（4）左手腕关节X射线　左侧腕部可见8枚骨化核，左手诸组成骨骨质结构完整，诸组成骨骨骺线未见闭合。骨龄评估13岁左右。

（5）心电图　窦性心律不齐，间歇性A型心室预激（心律不齐慢相时发生）。

5.病史特点

（1）患儿社会性别男性，12岁，因“生长发育迟缓5年”入院。

（2）身高144 cm，体重41.3 kg，BMI 19.9 kg/m^2，乳房未发育。阴毛、腋毛稀疏，生殖器幼稚，外阴呈幼男型，双侧睾丸约2 mL（Prader睾丸计测量），发育较同年龄同性别儿童幼稚。

（3）荧光染色体原位杂交检查：染色体46，XX，SRY（-）。甲状腺功能、性激素六项、皮质醇及促肾上腺皮质激素节律、生长激素激发试验无明显异常。彩超及盆腔MRI：未见子宫卵巢结构。垂体MRI无明显异常。

6.临床诊断

（1）46，XX DSD性发育异常，性逆转？

（2）生长发育迟缓。

7. 诊断依据

(1)患儿社会性别男性,12 岁,生长发育迟缓。

(2)身材矮小,阴毛、腋毛稀疏,生殖器幼稚,外阴呈幼男型,睾丸小。彩超及盆腔MRI:未见子宫卵巢结构。垂体 MRI 无明显异常。

(3)荧光染色体原位杂交检查:染色体 46,XX,SRY(-)。

8. 基因诊断

全外显子测序结果:受检者中 X 染色体测序深度较正常男性测序深度更深,与正常女性双 X 染色体测序深度及覆盖率较为相似,但相比正常女性 X 染色体与常染色体的覆盖情况相比,其 X 染色体测序深度同样高于正常女性;同时受检者还存在 Y 染色体覆盖,但该测序深度及覆盖率较低,仅深度 17.41,覆盖率 21.5%,远低于正常男性;我们对 Y 染色体上特异基因 TSPY15P 进行检测,结果证实受检者确实存在 Y 染色体;综合以上数据并结合临床,考虑受检者为 46,XX 并伴有 46,XY 的性染色体嵌合体(彩图 20)。

修正诊断:46,XX/46,XY DSD 可能性大。

9. 治疗和随访

确定患者按照男性成长后,给予十一酸睾酮胶囊,生长激素治疗。定期门诊复诊,第二性征及身高有所改善,18 个月后(14 岁)最近一次复查性激素见表 6,表现为高促性腺性性腺功能减退,提示睾丸功能不全。生长激素应用 18 个月后,身高达到 163.5cm,面部可见痤疮。

表 6　性激素

项目名称	结果	参考值(男)
卵泡刺激素(U/L)	59.89	1.30～19.30
黄体生成素(U/L)	31.28	1.20～8.60
催乳素 (ng/mL)	14.25	2.64～13.13
雌二醇(pg/mL)	17.03	<38.95
孕酮(ng/mL)	0.38	0.10～0.84
睾酮(ng/mL)	1.62	1.75～7.81

二、讨论

人类男女性别的发育取决于是否存在 Y 染色体,或者说是否存在 SRY 基因,一般情况下含有 Y 染色体者表现为男性。本文患者初次因身材矮小就诊,初次(2015 年)查荧光染色体原位杂交检查:染色体 46,XX,诊断为“生长发育迟缓(性反转)”,按照“性反转”治疗,给予“外用雄激素(具体不详)”局部涂抹,效果一般。5 年后再行全外显子测序结果:考虑受检者为 46,XX 并伴有 46,XY 的性染色体嵌合体,推翻了既往“性反转”的诊断。

染色体嵌合指同一个体中存在超过 1 种染色体核型的现象[1];而性染色体不一致嵌

合是指个体中同时存在女性(46,XX)和男性(46,XY)细胞系,患者幼年及青春期多因性发育异常就诊,主要表现为外生殖器模糊和不孕不育等。1962 年 Gartler[2] 报道了首例人类嵌合体,其中 46,XX/46,XY 嵌合体在人群中的检出率极低。其发生机制尚未完全阐明,可能是两个精子同时与成熟卵子和第一极体受精,两个精子同时与成熟卵子和第二极体受精,两个精子同时与两个成熟卵子受精后发生胚胎融合(四配子嵌合体),单倍体卵子发生孤雌活化分裂成两个卵子后分别与两个精子受精[1,3]。

由于性别决定和性别分化的过程十分复杂,涉及众多基因,且由于细胞系嵌合比例不同,其表型存在较大差异,46,XX/46,XY 嵌合患者往往表现为外生殖器模糊,如有阴道,可伴阴蒂肥大、阴唇皮下有包块等,若有阴茎,则常伴尿道下裂、间歇性血尿、男性乳房发育、腹股沟疝等[4];有表型正常伴青春期不孕不育;有极少数个体可无任何临床症状,2022 年吉林医科大学[5] 报道了一例社会性别为女性患者,性发育正常,因反复流产查基因为 46,XX(25)/46,XY(25),此后生产一位正常女婴;另外还有报道[6] 一位 32 岁社会性别为女性核型为 46,XY(22)/46,XX(78)的患者无任何性畸形,成功受孕生育正常女婴。46,XX/46,XY 嵌合还可以表现为正常男性[7],章卫国[8] 等报道了一例表现为正常男性患者,其表型及智力均正常,因妻子怀胎畸形而查患者染色体核型为 46,XX(95)/46,XY(5),患者的妻子后续自然受孕后生育一健康男婴。本文中患者表现为男性,乳房未发育,阴毛、腋毛稀疏,生殖器幼稚,外阴呈幼男型,睾丸偏小,未见泌尿系统畸形,也未见子宫卵巢,盆腔磁共振平扫+增强中也未见异常畸形,在本院经 2 年治疗后表现为“高促性腺性性腺功能减退”,提示睾丸功能不全。该患儿还表现出身材矮小,发育迟缓特征。

有些嵌合体患者诊断起来比较困难,染色体核型分析为 46,XX/46,XY 嵌合,值得注意的是,同一个体不同组织的 46,XX/46,XY 嵌合比例可能不同,即使外周血核型分析未见异常,也不能排除嵌合体的可能。例如,2004 年 Ropke[1] 报道了几例患者因外生殖器发育畸形行组织活检,结果发现性腺组织为 46,XX/46,XY 嵌合体,而外周血核型分析却未见异常。本例患者的确诊也历经波折,先是 7 岁(2015 年左右)时荧光染色体原位杂交检查:染色体 46,XX,按“生长发育迟缓(性反转)”治疗,效果欠佳,近期(2020 年 12 岁时)查全外显子测序结果推测受检者为 46,XX 并伴有 46,XY 的性染色体嵌合体。由于本例患者染色体核型分析(2015 年)没有直接见到嵌合体及比例,因此建议患者再行染色体核型分析时增加到 100 个左右细胞判断嵌合比例,或用口唇黏膜组织或阴茎皮肤组织做染色体核型分析进一步确明确诊断,患者及其家属拒绝,因此本病例诊断为考虑为:46,XX/46,XY DSD 可能性大。46,XX DSD(性逆转)可排除。

46,XX/46,XY 嵌合体诊断需要与“性反转”相鉴别,性反转综合征的定义为染色体性别与性腺性别不一致的性分化异常现象,与真假两性畸形有所区别,包括 46,XX 男性和 46,XY 女性两型。临床表现为:46,XX 男性综合征:表型为男性,而染色体核型为正常女性,乳腺发达,须毛缺如,阴茎小,睾丸小,精索脉正常,不能或只能产生少量精子,绝大多数无生育能力。46,XY 女性综合征:表型为女性,而染色体核型为正常男性,没有乳腺发育,有些喉结缺如,没有月经,没有卵巢功能,外生殖系统正常,有些内生殖系统没有卵巢,绝大多数无法怀孕。只有检查染色体核型或全外显子测序才能将两者相鉴别,既往全外显子测序未普及时很多“性反转”患者可能是46,XX/46,XY 嵌合体患者。

治疗上包括:①内外生殖器的重建:根据布雷德量表外生殖器发育倾向评分进行性别矫治术,对患者的最终性别进行多学科会诊确认,性别的分配主要取决于外生殖器的功能状态,手术时可保留与其性别相对应的生殖腺,并进行外生殖器矫形术,还需切除部分内生殖器性腺以防肿瘤的发生;②内分泌激素替代治疗;③对于不孕或不育患者,部分经过辅助生殖能正常生育。本例中该患儿外生殖器略小,但无明显畸形,社会性别男性,患儿及家属意愿要求按照男性成长,激素替代治疗。成人后若有生育要求,可显微镜下取精,筛选正常染色体核型,人工辅助生殖。

参考文献

[1]贾静,唐红菊,何梦舟,等. 46,XX/46,XY 嵌合体性发育异常诊治进展[J]. 中国优生与遗传杂志,2017,25(8):5-6.

[2]GARTLER S M, WAXMAN S H, GIBLETT E. An XX/XY human hermaphrodite resulting from double fertilization[J]. Proceedings of the National Academy of Sciences of the United States of America, 1962,48:332-335.

[3]NIU D M, PAN C C, LIN C Y, et al. Mosaic or chimera? Revisiting an old hypothesis about the cause of the 46,XX/46,XY hermaphrodite[J]. The Journal of pediatrics,2002, 140(6):732-735.

[4]GANIE Y, ALDOUS C, BALAKRISHNA Y. The Spectrum of Ovotesticular Disorders of Sex Development in South Africa:A Single-Centre Experience[J]. Hormone research in paediatrics,2017,87(5):307-314.

[5]陈林姣,戴汝琳,刘倩. 女性嵌合体46,XX[25]/46,XY[25]伴自然妊娠1例[J]. 国际遗传学杂志,2022,45(1):79-82.

[6]唐敬龙,王丽媛,吴莉莉. 46,XY/46,XX 女性嵌合体核型患者生育正常女婴一例[J]. 中华医学遗传学杂志,2016,33(5):736-737.

[7]邹丹,徐佩文,李敬,等. 46,XX/46,XY 已生育男性嵌合体1例[J]. 山东大学学报(医学版). 2022,60(5):129-132.

[8]章卫国, 陈葆国, 章骞,等. 表现为正常男性的46,XX/46,XY 嵌合体分析[J]. 中华医学遗传学杂志, 2015,32(3):453-454.

第四节　原发性闭经、盆腔占位
——46,XY 完全性性腺发育异常(1 例)

吕丽芳　郑瑞芝
河南省人民医院

46,XY 完全性性腺发育异常(46,XY complete gonadal dysgenesis)又称 Swyer 综合征，是一种罕见的性腺发育异常疾病，其发病率仅 1/80000，1995 年由 Swyer 首次报道。其发病机制主要与性别分化过程中相关基因的突变有关，表现为染色体核型为 46,XY，但为女性表型，第二性征发育不良及原发性闭经，外生殖器为女性型或两性畸形，性腺往往为完全性发育不良(条索状)，也可表现为睾丸部分分化。30% 的 46,XY 完全性性腺发育异常患者可能出现性腺肿瘤。患者社会性别为女性，躯体发育正常，多因盆腔肿瘤或原发性闭经就诊。由于该病发病率极低，其主要研究大多来自病例报道，使得临床医生对其认识不足，易误诊、漏诊，从而延误诊治，导致器官切除、肿瘤转移等严重后果。因此，对患者进行早期诊断和积极治疗十分迫切。基于此，本文就我院发现的一例 46,XY 完全性性腺发育异常患者进行详细分析，提高临床医生对此类疾病的认识和诊断水平，为这类患者的诊断和治疗提供临床帮助。

一、病例资料及诊治过程

1. 病例摘要

患者社会性别女性，17 岁，以“发现盆腔包块 5 d”为主诉于 2020 年 7 月 25 日入院。

现病史：患者出生时为女性生殖器外观，一直按女性抚养，生长发育及智力水平与同龄人无明显差别。5 d 前因月经一直未来潮，至当地医院行彩超提示：盆腔包块(具体不详)，进一步行盆腔磁共振示：子宫区域及左侧髂窝区域占位，考虑恶性，累及右侧输尿管下段及膀胱后壁；腹腔积液；无嗅觉障碍，无通贯掌、肘外翻、皮肤菲薄、色素沉着等。今为进一步诊治来我院，门诊以“盆腔占位”收入妇科。起病以来，神志清，精神可，饮食、睡眠正常，大便正常，诉偶有尿频，体重无明显变化。

既往史、个人史：无特殊。

月经史：至今无月经来潮。

婚育史：未婚未育。

家族史：父母均体健，非近亲婚配，母亲孕期无用激素类药物史、感染史。有 1 弟，其智力及发育均正常。否认家族中有类似的青春期延迟者，无家族性遗传病史。

2. 入院查体

体温 36.2 ℃，脉搏 96 次/min，呼吸 24 次/min，血压 119/80 mmHg，身高 168 cm，营养良好，皮肤无色素沉着，未见特殊面容，无胡须、喉结，胸廓无畸形，双侧乳房 Tanner 2 期，心肺腹部无异常。无阴毛、腋毛，外阴幼稚，阴蒂无肥大，小阴唇发育欠佳，阴道、尿道分别开口。肛诊:盆腔可触及一实性质硬包块,活动度差,无压痛。

3. 实验室检查

(1)术前性激素结果详见表1。

表1 术前性激素

项目名称	检测结果	参考值
卵泡刺激素(U/L)	139.57	1.30~9.30
黄体生成素(U/L)	49.83	1.20~8.60
催乳素(ng/mL)	30.41	2.64~13.13
雌二醇(pg/mL)	<20.0	<53.0
孕酮(ng/mL)	0.84	0.10~0.84
睾酮(ng/mL)	0.39	1.75~7.81
人绒毛膜促性腺激素(IU/L)	71.82	0~5.00
抗米勒管激素(ng/mL)	0.33	
人附睾蛋白4(pmol/L)	81.2	0~70.0

(2)ACTH、COR 节律未见异常,结果详见表2。

表2 促肾上腺皮质激素及皮质醇节律

项目名称	8:00	16:00	24:00
促肾上腺皮质激素(pg/mL)	21.0 (参考值12.0~46.0)	9.4 (参考值6.0~23.0)	<5.0
皮质醇(μg/dL)	16.17 (参考值6.7~22.6)	11.07 (参考值3.35~11.3)	1.51

(3)血尿粪常规、肝肾功能、电解质、血脂、凝血功能、糖化血红蛋白无异常。

(4)染色体核型:46,XY。

4. 影像学检查

(1)心电图、胸片 无异常。

(2)彩超 ①脂肪肝;②双肾积水(右侧为著);③盆腔120 mm×100 mm×130 mm混合回声,边界欠清,形态不规整,以低回声为主;④盆腔积液;⑤盆腔内未探及正常子宫及卵巢组织回声。

(3)腹部及盆腔CT平扫+增强(图1) 盆腔内见巨大软组织高密度影,其内可见条索状钙化灶,最大截面约13.1 cm×14.7 cm,增强后强化不均匀,病变由盆腔向左侧髂窝延伸,盆腔内未见正常子宫及附件形态,病灶与输尿管下段分界不清,双侧肾盂及输尿管上段扩张积水,膀胱受压充盈差,局部与病灶分界欠清晰。直肠形态正常,未见占位性病变。盆腔淋巴结无肿大,盆腔内少量积液。诊断意见:①盆腔占位性病变,输尿管下段受累及,盆腔内未见正常子宫及附件形态;②双侧肾盂及输尿管上段积水扩张;③盆腔少量积液。

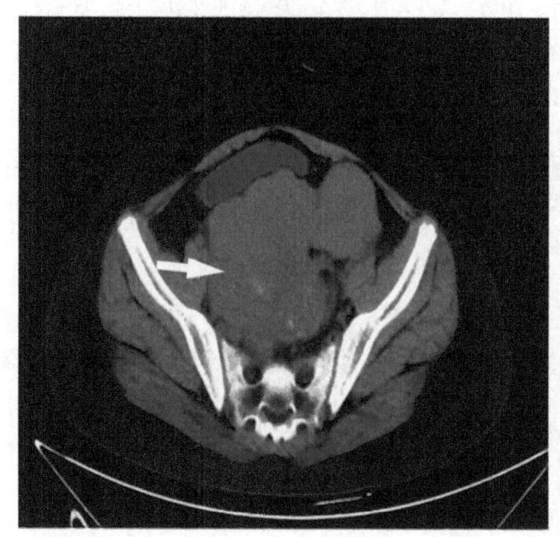
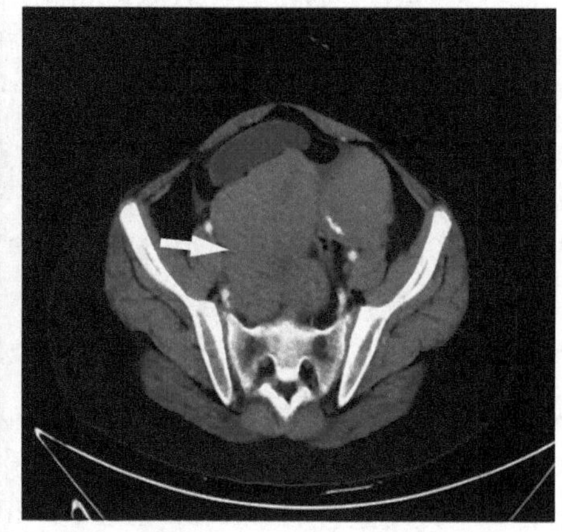

图1 腹部及盆腔CT平扫+增强

5.病史特点

(1)患者社会性别女性,17岁。

(2)无皮肤色素沉着,未见特殊面容及躯体畸形。

(3)外生殖器为女性型,有正常阴道,无小阴茎、阴蒂肥大等男性化表现。

(4)第二性征发育不良,乳房发育落后,原发性闭经。

(5)E2、T低,FSH、LH明显升高,AMH低下。

(6)染色体核型为46,XY。

6.临床诊断

(1)46,XY完全性性腺发育异常(Swyer综合征)。

(2)盆腔占位。

7.诊断依据

(1)患者17岁,社会性别女性,染色体核型:46,XY。

(2)原发性闭经,第二性征发育不良。

(3)女性外貌,双侧乳房Tanner 2期,无阴毛、腋毛,外生殖器为女性型,有正常阴道。

(4)影像学检查虽未见子宫及卵巢,影像会诊考虑为巨大肿瘤组织所包埋,未见男性内生殖器。

8.治疗和随访

患者社会性别为女性,外生殖器为女性型,有阴道,但存在原发性闭经,第二性征发育不良,性激素结果示E_2、T低,FSH、LH升高,皮质醇及ACTH均正常,外院盆腔核磁共振经我院影像科会诊后,考虑盆腔内巨大肿块,向左侧髂窝延伸,左侧附件被挤压,轮廓不清,子宫被肿块部分包埋,影像诊断倾向来源卵巢间质的肿瘤(图2A)。进一步查抗米勒管激素低,染色体核型为46,XY,考虑46,XY完全性性腺发育异常,有剖腹探查指征,完善术前检查后,于2020年8月3日由妇科、普外科及泌尿外科等多学科专家联合,在全身麻醉下行“盆腔肿瘤切除术+双侧性腺切除术+右侧输尿管部分切除术+右侧输尿管膀胱瓣再植术+肠粘连松解术”，术中见：盆腔可见巨大实性肿瘤，色灰白，质硬，形态不规则，呈分叶状，左侧肿瘤大小约 12 cm×10 cm，与左侧腹膜致密粘连，固定、无明显活动度，右侧肿瘤约 6 cm×8 cm，与右侧腹膜致密粘连，固定，活动度差，两侧肿瘤于盆底融合呈马蹄状，与盆底粘连致密，分离极其困难，两侧输卵管不可明示。分离肿瘤后见子宫附件缺如。术后病理（彩图 21）：（盆腔肿物）卵巢无性细胞瘤，免疫组化：AFP（-），CD117（+），CD30（-），CK（AE1/AE3）（-），CR（-），D2-40（+），GIypican-3（-），hGH（-），Inhibin-a（-），KI67（约 30%），Oct3/4（+），PLAP（+），SALL4（+）；（右侧输卵管肿瘤）考虑生殖细胞肿瘤。术后行“依托泊苷+顺铂+博来霉素”方案化疗 3 个疗程。

术后 3 个月复查：性激素结果见表 3：E_2、T 仍低，FSH、LH 仍高，β-hCG 降至正常；盆腔 CT 增强（图 2B）：盆腔术后改变，子宫及双侧附件缺如，双侧肾盂、输尿管及膀胱内可见金属置管影，双侧输尿管管壁增厚、毛糙，膀胱充盈欠佳。盆腔未见明显肿大淋巴结影，未见积液征象。加用戊酸雌二醇每次 0.5 mg，每日 1 次，口服。

术后 6 个月复查：性激素结果见表 3：PRL、E_2 正常，T 低，FSH、LH 较前明显下降，但仍偏高；盆腔 CT 增强（图 2C）：盆腔术后改变，子宫及双侧附件缺如，双侧输尿管管壁增厚、毛糙，膀胱充盈良好，壁稍增厚。盆腔未见明显肿大淋巴结影，未见积液征象。

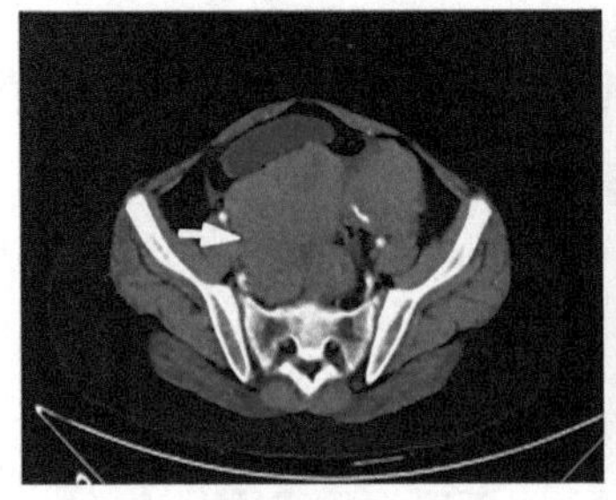

A. 术前盆腔增强 CT

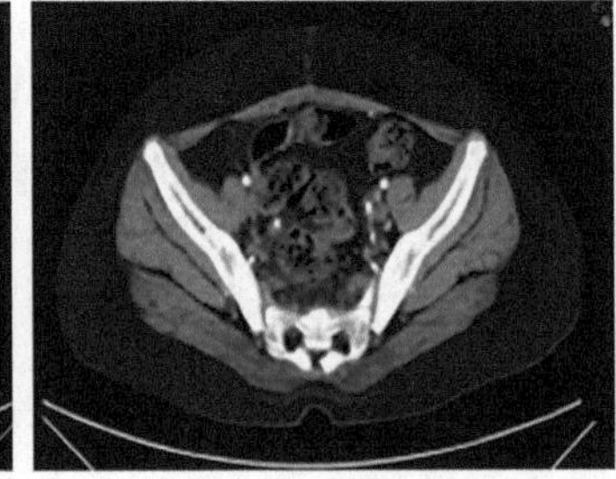

B. 术后 3 个月盆腔增强 CT

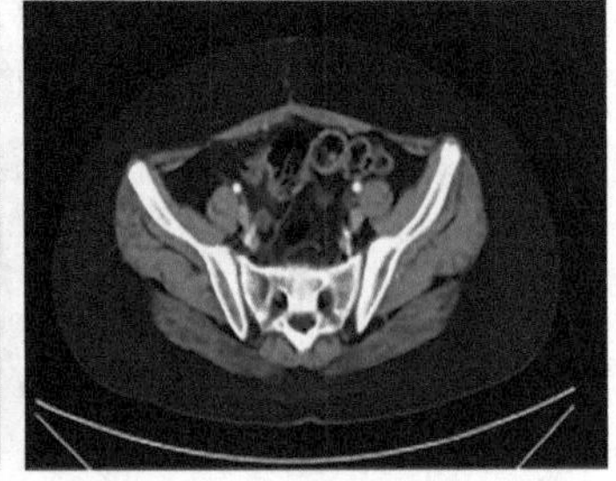

C. 术后 6 个月盆腔增强 CT

图 2　盆腔增强 CT

术后 1 年及 2 年复查：术后 1 年随访，患者乳房 Tanner 3 期，出现腋毛及阴毛。复查性激素结果与上述相仿，结果详见表 3，影像学检查未见肿瘤复发征象。

表 3　性激素

项目名称	术前	术后 3 个月	术后 6 个月	术后 1 年	术后 2 年	参考值
卵泡刺激素（U/L）	139.57	171.86	83.05	101.23	68.85	1.30～9.30
黄体生成素（U/L）	49.83	64.99	31.50	42.20	51.06	1.20～8.60
催乳素（ng/mL）	30.41	25.18	14.15	6.91	25.08	2.64～13.13
雌二醇（pg/mL）	<20.0	<20.00	41.96	<15.00	<15.00	<53.00
孕酮（ng/mL）	0.84	0.47	0.68	0.28	0.60	0.10～0.84
睾酮（ng/mL）	0.39	<0.10	0.34	0.49	0.45	1.75～7.81
人绒毛膜促性腺激素（IU/L）	71.82	<1.00		0.92	1.32	0～5.00

二、讨论

(一)正常的性分化

正常的性分化是一种自胚胎发育至青春期发育成熟的序贯而连续的分化和发育过程。在人类胚胎早期,男性和女性具有共同的性腺始基,此后,在一系列基因和激素的调控下,分别向男性或女性发生不同方向的分化,这是一个复杂的发育过程,按时间顺序可分为三个阶段:①在性别决定相关基因的作用下原始性腺分化为睾丸和卵巢;②生殖管道的分化;③外阴部的分化发育[1]。

个体的染色体性别(遗传性别)在受精卵形成时就已确定(46,XX 为女性;46,XY 为男性),决定了性腺性别。发育为卵巢及其附属器官者为女性;发育为睾丸及其附属器官者为男性。在染色体基因、性腺和其他一些因素的作用下,个体又分别向女性表型或男性表型(躯体性别和社会性别)发育。在上述性分化序贯过程中,至少有 50 种以上的基因和众多的激素参与调节。其中,性腺的分化发育过程非常复杂,参与调控的基因较多,某些环节的异常就可能导致性别逆转[1]。

人类的性染色体有 X 染色体和 Y 染色体两种,正常男性染色体为 46,XY,女性为 46,XX。Y 染色体短臂紧邻假常染色体区的是性别决定区,含有睾丸决定因子基因,命名为 SRY 基因。不管有多少条 X 染色体,只要 SRY 基因存在,将启动原始性腺向睾丸分化。Y 染色体长臂还有着影响精子发生基因和 H-Y 抗原基因等。X 染色体所含结构基因远较 Y 染色体多,与性别决定和分化有关的有雄激素受体基因、影响卵巢功能基因、KAL-1 基因、DAX-1 基因等。常染色体上也有众多与性别决定和发育相关的基因,如 2 号染色体上有类固醇 5α-还原酶基因,9 号染色体上有类固醇生成因子 1 基因,17 号染色体上的 17β-羟化酶基因。这些影响性别决定与发育的基因发生任何突变或染色体交换异常,均有可能导致性发育的异常。

胚胎性腺发育至 12 mm 时(妊娠 40 d 左右)有 300 ~ 1300 个原始生殖细胞植入未分化的性腺,并分化为卵巢中的卵原细胞或睾丸中的精原细胞。于妊娠 45 ~ 50 d 时,性腺开始分化。至胚胎第 7 周时,胎儿已具有男性和女性的两套生殖管道。副中肾管若持续存在,则分化为输卵管、子宫、子宫颈和上 1/3 阴道。中肾管分化为附睾、输精管、精囊腺与射精管。

男性胎儿睾丸的 Sertoli 细胞能合成和分泌抗米勒管激素(anti-Müllerian hormone,AMH),同时,Leydig 细胞已能合成和分泌睾酮。AMH 和睾酮作用于副中肾管,使之退化,中肾管分化发育成男性的内生殖管道,尿生殖窦分化为男性外生殖器。如无 AMH 和睾酮的作用,副中肾管自动分化发育,而中肾管退化萎缩,最终发育成正常女性的内、外生殖器。

出生后性腺继续缓慢发育。到了青春期,下丘脑-垂体-性腺轴变得活跃,性腺发育加速,此时性激素分泌增多,第二性征发育更为明显,最后成为性成熟的男性和女性。若有性腺的分化、形成与发育障碍,就会出现性分化与性发育异常。

(二)Swyer 综合征

单纯性性腺发育异常是指某些表型为女性的患者有 46,XX 或 46,XY 染色体核型和条索状性腺，而无身材矮小和先天性躯体发育异常，为临床较少见的一种性腺发育异常性疾病。根据染色体核型分为46,XX 性腺发育异常和46,XY 性腺发育异常。

46,XY 完全性性腺发育异常又称为Swyer 综合征，1995 年由 Swyer 首次提出，研究者报道了2 例临床表现不同于当时被称为“男性假两性畸形”(male pseudohermaphrodite)的性发育不良病例。患者均表现为：以原发性闭经为主诉就诊，女性外观，乳房几乎不发育或有少量的发育，腋毛和阴毛均正常，正常的女性外生殖器。其中1 例表现为阴蒂明显增大，宫颈基本正常，但为始基子宫，其肾上腺皮质激素及其代谢产物17-酮皮质类固醇水平正常，雌二醇水平高于其他以原发性闭经为主诉的患者，染色体均为46,XY[2]。

46,XY 完全性性腺发育异常的发生率为1/80000[3]，其致病原因为非单一性，主要与性别分化过程中相关基因的突变有关。胚胎期性腺始基应分化为睾丸，然而因某种未知原因，性腺未分化，结果形成条索样组织(或称为痕迹型性腺)。与此同时，由于雄激素缺乏，中肾管不能发育成为男性生殖系统，而副中肾管却因缺乏睾丸分泌的 AMH 而自动地发育为输卵管、子宫与阴道，患者的外阴也因缺乏雄激素而自动地分化为女性外阴。

1. Swyer 综合征的分子遗传学　到目前为止，临床上已发现许多基因参与46,XY 性腺发育异常的发生，这些基因主要参与性别决定或性别分化过程，可以分为以下3 类：①性别分化的关键基因，如 *CBX*2(chromobox 2)、*NR5A*1、*WT*1(Wnt family member 1)、*GATA*4(GATA-binding protein 4)；②睾丸形成过程中的关键基因，如 *SRY*、*DMRT*1(the double sex and MAB-3-related transcription factor-1,DMRT1)；③睾丸形成过程中的调节基因，如 *SOX*9、*DAX*-1、*DHH* 等基因[4]。后来还发现其他基因也可能参与这个过程：*MAMLD*1(mastermind like domain containing 1)(参与睾丸发育)、*LHCGR*(编码LH/hCG 受体)、*AMHR*2(编码抗米勒管激素受体)、*HSD*17*B*3(参与睾酮合成)、*AR*(编码雄激素受体)和 *CHD*7(因突变导致 CHARGE 综合征，可表现为生殖器异常)[5]。当上述基因发生突变时，都可能引起46,XY 完全性性腺发育异常，但仍有50%病因未明，有待进一步研究[6]。

SRY 基因突变或缺失是 Swyer 综合征最常见的病因。在20 世纪90 年代初，已经有学者从Y 染色体上的睾丸决定因子中克隆出 *SRY* 基因，该基因定位于 Yp11.23。大量研究已证实，*SRY* 基因是睾丸决定因子的最主要候选基因(但并非睾丸形成的唯一基因)，与男性性别决定有关。XY 男性女性化的患者中，有大约15%存在有 *SRY* 基因突变或缺失。刘彦玲等[7]对6 例 Swyer 综合征患者进行 *SRY* 基因测序发现，其中3 例患者存在 *SRY* 基因突变，分别为第62 位精氨酸变为甘氨酸(p. R62G)、第76 位氨精氨酸变为亮氨酸(p. R76L)、第151 位终止密码子提前出现(p. S151 *)，1 例患者 *SRY* 基因大片段缺失，只有2 例患者 *SRY* 基因正常。

除了 *SRY* 基因作为性别决定过程中的关键基因，还有许多其他基因也参与了性别的决定与分化，其突变也可导致46,XY 性腺发育异常。非 *SRY* 突变家族性患者的遗传方式可能是X 连锁、常染色体显性或常染色体隐性遗传。一些学者在研究 Swyer 综合征中Y 染色体上 *SRY* 的存在时提出，一些 Swyer 综合征家系中似乎存在着X 连锁遗传，提示可能在X 染色体上有基因能控制 *SRY* 的活性，从而产生 Swyer 综合征的外表型。此类患者为X 连锁隐性遗传，母亲有一条X 染色体带有隐性致病基因，该基因传给男孩，使Y 染色体上的 *SRY* 失活而致 Swyer 综合征；此基因传给女孩则不发病，成为携带者。Dax-1 可能

有抑制 *SRY* 表达的作用，Dax-1 重复突变可导致46，XY 个体发生性反转。*Wnt*4 基因重复突变亦可导致46，XY 性反转，推测是 *Wnt*4 影响了上游的 Dax-1 的表达所致。SOX9 基因突变、9 p-和 10q-缺失都可引起46，XY 性腺发育异常[8]。还有研究发现，X 染色体短臂上的 XP21.2 ~ XP22.1 之间的基因与本病有关，为 X 连锁遗传提供了证据。最近，逯海波[9]等率先报道了国内首例 *DHX*37 基因突变导致46，XY 部分性性腺发育异常。

遗憾的是，本病例中患者及家属由于经济原因拒绝行基因检测，未能明确该患者的基因突变类型。

2. 临床表现　46，XY 性腺发育异常患者的染色体核型为46，XY，根据外生殖器及性腺发育情况分为完全性和部分性。完全性46，XY 性腺发育异常患者主要表现为女性表型，身材高大或正常，可呈类无睾体型，患者的外生殖器为女性型，有正常的阴道，有子宫和输卵管，无附睾和输精管，但因为缺乏 XX 染色体，所以子宫发育不全，且双侧性腺为条索状组织[10]；至青春期而无第二性征发育，外阴呈幼儿型、乳腺不发育、子宫很小、无阴毛和腋毛，原发性闭经，Y 染色体缺失患者可有 Turner 综合征的躯体畸形。部分性46，XY 性腺发育异常患者的性腺可以是一侧为条索状物，对侧为发育不全的睾丸，或双侧皆为发育不全的睾丸，子宫输卵管与附睾输精管并存，患者体内有一定水平的睾酮，发育不良的睾丸能够分泌一定水平的睾酮，刺激中肾管等部分发育为附睾，影响子宫、阴道的发育与融合，患者外生殖器存在两性畸形，可有阴蒂肥大或阴唇部分融合；青春期后可有不同程度的男性化表现。一些46，XY 性腺发育异常患者的条索状性腺中仍存在卵泡，并具有一定的功能，能够启动自发的青春期发育，甚至出现月经来潮，继发性闭经。本例患者染色体核型为46，XY，具有女性表型，第二性征发育不良，原发性闭经，有阴道，无阴蒂、无睾丸，符合完全性46，XY 性腺发育异常的特征。

3. 诊断与鉴别诊断　本病的诊断要点主要包括：①女性表型；②外生殖器为女性型或有两性畸形；③身高正常或过高；④青春期年龄无第二性征发育；⑤原发性闭经；⑥染色体核型46，XY；⑦双侧性腺为条索状物；⑧性腺肿瘤多见。

凡体态修长、智力正常、外表呈女性的原发性闭经患者，有正常女性内、外生殖器官，或无睾丸/卵巢，但有条索状性腺，染色体核型为46，XY，均应考虑本病，但应与以下疾病相鉴别。①雄激素不敏感综合征：是一组与雄激素受体缺陷有关的遗传性性发育疾病综合征的总称，是引起男性假两性畸形的病因之一。由于靶组织对雄激素缺乏反应或反应不全，导致血浆睾酮或睾酮/DHT 比值明显升高，患者完全或部分丧失男性特征，外生殖器为女性或两性畸形，常有小阴茎、盲袋阴道、尿道下裂等，性腺为异位的睾丸。而该患者为女性外生殖器，有正常阴道，性腺并非睾丸，与雄激素不敏感综合征明显不符。②Turner综合征：又称先天性卵巢发育不全综合征，是女性性发育延迟和性幼稚的原因之一，是由 X 染色体部分或完全缺失以及结构异常所致的一种染色体疾病，典型 Turner 综合征患者的染色体核型为46，XO。Turner 综合征患者具有女性外表，外阴幼稚，卵巢发育不良，可为条索状纤维组织；出生时身材矮小，生长缓慢；青春期年龄表现为原发性闭经，乳房不发育；典型者有特殊面容和躯体畸形，如多发黑痣、上睑下垂、鱼形嘴、颈粗短、颈蹼、发际低、第四掌骨短、肘外翻等；患者多有智力低下；雌二醇水平低，LH 和 FSH 明显升高。而该病例患者智力正常，无特殊面容及躯体畸形，二者通过染色体核型可以鉴别。

46,XY 完全性性腺发育异常还伴有内分泌异常,主要为性激素水平降低而促性腺激素水平升高,需要与其他高促性腺激素性性腺功能减退相鉴别。①Klinefelter 综合征:简称克氏综合征,又称曲精小管发育不全症,是原发性睾丸功能减退症中最常见的疾病,也是引起男性不育最常见的遗传性疾病,患者为男性表型,具有两条或两条以上 X 染色体,临床特点为小而质韧的睾丸和雄激素缺乏的表现,大部分患者可在青春期出现无痛性双侧乳房发育,阴茎小,胡须、腋毛及阴毛稀疏,血睾酮水平低,雌二醇水平正常或升高,血清促性腺激素水平升高。而该患者为女性表型,外生殖器为女性型,无小阴茎,无睾丸,染色体核型为 46,XY 与 Klinefelter 综合征明显不符。②卵睾型 DSD:是体内同时并存卵巢和睾丸两种性腺组织的一种性分化异常疾病,60% 的患者染色体核型为 46,XX,约 23% 为 46,XX/46,XY 核型,约 12% 为 46,XY 核型,几乎所有的患者外生殖器为两性畸形,常见为小阴茎或阴蒂肥大伴尿道下裂,约 50% 的患者一侧为卵睾,对侧为卵巢或睾丸,可位于睾丸下降途径的任何位置,约 30% 为双侧卵睾,20% 为一侧为卵巢,对侧为睾丸。卵巢和卵睾的卵巢部分通常有功能,睾丸或卵睾的睾丸部分往往无功能,因而卵睾型 DSD 患者的血睾酮水平降低,雌二醇水平升高,T/E_2 比值降低,LH 和 FSH 水平升高,卵巢功能正常的患者,LH、FSH 和雌二醇水平在正常范围,并有周期性变化,约半数的患者在青春期可有乳房发育和月经来潮。而该病例患者虽然 LH、FSH 升高、睾酮降低,但雌二醇水平低,且患者外阴呈女性型,无两性畸形,体内未见睾丸或卵睾,可与之鉴别。

4. Swyer 综合征的治疗　46,XY 完全性性腺发育异常患者性腺肿瘤的发生率较高,为 25% ~30%,大多发生于儿童期和青春期,以性母细胞瘤最为常见[11-12],该肿瘤被认为是一种良性的原位生殖细胞肿瘤,由不同成熟阶段的生殖细胞和支持性索基质细胞组成。未分化性腺组织(undifferentiated gonadal tissue,UGT)被确认为性母细胞瘤前期病变的可能[13-14]。性母细胞瘤很少见于典型的男性或女性,通常仅见于表达 Y 染色体的发育不良的性腺[15]。虽然性母细胞瘤为良性,但 50% ~60% 的生殖细胞肿瘤可能会恶变,特别是发展为无性细胞瘤[12]。何敏菲[16]等对 55 例 46,XY 患者进行荟萃分析发现,24 例发生了性腺肿瘤(43.6%),以性母细胞瘤发生率最高(19 例,34.5%),8 例患者为无性细胞瘤,其中 5 例为性母细胞瘤合并无性细胞瘤。无性细胞瘤恶性程度高,可迅速转移到邻近的器官,有远处转移和频繁复发的特点。因此,对于发生盆腔肿块的儿童、青少年及年轻妇女,应首先考虑卵巢恶性生殖细胞肿瘤的可能,而 46,XY 完全性性腺发育异常一旦确诊,应及早将发育不全的性腺手术切除[17]。即使在未发现肿瘤的情况下,患者和家属也应与临床团队保持定期联系,建议每 1 ~2 年随访 1 次。初次检查未发现肿瘤的 46,XY 单纯性腺发育异常患者,因后期没有引起患者的重视而失访,在成年期因肿瘤再次就诊的病例也可见报道。

目前普遍认为卵巢无性细胞瘤应采取以手术为主辅以化疗的综合治疗。已将切除患瘤侧附件列为幼年、青年及有生育愿望患者的常规术式,其适应证不受临床期别和组织学类型的限制,甚至对Ⅱ、Ⅲ、Ⅳ期患者,在切除转移和腹膜后淋巴结后,仍可保留子宫和对侧附件。术后化疗已逐步取代放疗作为无性细胞瘤的首选辅助治疗。放疗仅适用于手术加化疗后仍有复发的患者。目前针对卵巢无性细胞瘤最有效的化疗方案为:博来霉素、依托泊苷和顺铂。有研究报道,尽管 46,XY 完全性性腺发育异常患者的子宫普遍比较小,但是仍有可能通过赠卵怀孕,而这些患者的妊娠期流产风险与卵巢衰竭患者的风险相似。孙树芬等[18]对24例卵巢无性细胞瘤患者进行回顾性分析,24例患者均行手术治疗,A组手术范围大,不予保留生育功能,术后以放疗为主,其中1例行双附件切除后再行腹腔放疗,并加上不规范化疗;B组则为保守性手术,以患侧附件切除为主,术后辅以规范化疗。A组的5年存活率为66.6%,B组的5年存活率为88.8%。因此,对于肿瘤早期的患者,可考虑实施保留子宫的手术[19],并注意化疗的重要性及随访的长期性。随访应当定期监测肝肾功能、肿瘤标志物、生殖器及其他毗邻部位,预防肿瘤的复发和或播散,改善患者的内分泌情况,提高患者的生活质量。但是,若肿瘤已处于晚期,则需尽早切除双侧性腺及子宫。本病例中患者术中探查见肿瘤巨大,与周围组织粘连,子宫及卵巢不可见,考虑已被肿瘤包埋,肿瘤已侵犯输尿管,遂切除肿瘤的同时连同输卵管、子宫、卵巢及部分输尿管切除,术后给予化疗,术后随访2年,未见肿瘤复发征象。

绝大多数46,XY完全性性腺发育异常患者由于其女性外观,患者及家长/监护人往往会选择保持女性身份,在双侧性腺切除后需予以激素替代治疗,除了促进乳房、外阴及子宫发育外,还能够防治雌激素过低导致的骨代谢异常[7,20-21]。相关研究发现,雌激素替代治疗开始的时间越早,患者的获益越大,但一旦开始替代治疗,需要持续进行,以防止雌激素撤退综合征的出现[22]。患者一般在11~12岁开始雌孕激素人工月经周期治疗。存在外生殖器两性畸形的患者根据外生殖器的解剖功能状态、诊断时的年龄,结合患者的性别取向,可考虑作为男性抚养,其外生殖器可以通过整形手术矫正。作为男性抚养的患者,如睾丸位于阴囊内,并具有功能,可予以保留,但需要定期随访检查;如睾丸不在正常位置,需予以切除;一般在12~13岁开始睾酮替代治疗。本病例中患者社会性别为女性,因盆腔巨大肿瘤已行双侧性腺切除,子宫因被肿瘤包埋也被切除,故仅给予戊酸雌二醇口服补充雌激素,以促进女性第二性征发育。术后1年随访,患者乳房Tanner 3期,出现腋毛及阴毛。

当然,本病例中也存在不足,由于患者及家属拒绝,未能对患者进行基因检测,未能从基因层面诊断该病。今后在遇到类似疾病时,应注意检查资料的完整性。

综上所述,46,XY完全性性腺发育异常是一种罕见的性腺发育异常疾病,主要与性别分化过程中相关基因的突变有关,患者为女性表型,染色体核型为46,XY,多因盆腔肿瘤、原发性闭经就诊,临床罕见且表现复杂,易被漏诊和误诊。早期诊断对预后极为重要,临床医师应当不断提高对该病的认识,凡体态修长、智力正常、外表呈女性的原发性闭经患者,有正常女性内、外生殖器官,或无睾丸/卵巢,但有条索状性腺,均应积极进行激素测定、染色体核型分析等检查,必要时行基因测序以帮助诊断。对于确诊为46,XY完全性性腺发育异常的患者,应及早将发育不全的性腺手术切除,并辅助化疗,术后予以激素替代治疗,以促进第二性征发育,提高患者生活质量。

参考文献

[1]廖二元,莫朝晖.内分泌学[M].2版.北京:人民卫生出版社,2007.

[2]Swyer G I. Male pseudohermaphroditism:a hitherto undescribed form[J]. Br Med J,1955,2(4941):709-712.

[3]MICHALA L,GOSWAMI D,CREIGHTON S M,et al. Swyer syndrome:presentation and outcomes[J]. BJOG,2008,115(6):737-741.

[4]吴维青,谢建生,张丽,等. 女性表型 46,XY 性发育障碍的临床、病理特征及遗传学检测[J]. 现代妇产科进展,2017,26(9):674-677,681.

[5]KREMEN J,CHAN Y M,SWARTZ J M. Recent findings on the genetics of disorders of sex development[J]. Current opinion in urology,2017,27(1):1-6.

[6]WHITE S,OHNESORG T,NOTINI A,et al. Copy number variation in patients with disorders of sex development due to 46,XY gonadal dysgenesis[J]. PloS one,2011,6(3):e17793.

[7]刘彦玲,张曼娜,孙首悦,等. 六例 Swyer 综合征患者临床特点及分子遗传学研究[J]. 中华内分泌代谢杂志,2013,29(5):395-399.

[8]陈家伦. 临床内分泌学[M]. 上海:上海科学技术出版社,2011.

[9]逯海波,彭慧芳,高金爽,等. DHX37 基因突变导致 46,XY 部分型性腺发育不良一例的临床及遗传学分析并文献复习[J]. 中华内分泌代谢杂志,2022,38(3):249-252.

[10]KULATHILAKE D T,JAYASUNDARA C. A germ cell tumor in a patient with swyer syndrome with ambiguous genitalia[J]. BMC Res Notes,2015,8:747.

[11]BEHTASH N,KARIMI M. Dysgerminoma in three patients with Swyer syndrome[J]. World Surg Oncol,2007,59(1):71.

[12]HANLON A J M,KIMBLE R M. Incidental Gonadal Tumors at the Time of Gonadectomy in Women with Swyer Syndrome:A Case Series[J]. Journal of Pediatric and Adolescent Gynecology,2015,28(2):e27-e29.

[13]LOOIJENGA L H J,HERDMUS R,OOSTERHUIS J W,et al. Tumor risk in disorders of sex Development (DSD)[J]. Best practice & research. Clinical endocrinology & metabolism,2007,21(3):480-495.

[14]LOOIJENGA L H J,HERDMUS R,DE LEEUW B H C G M,et al. Gonadal tumours and DSD[J]. Best Practice & Research Clinical Endocrinology & Metabolism,2010,24(2):291-310.

[15]PENA-ALONSO R,NIETO K,ALVAREZ R,et al. Distribution of Y-chromosome-bearing cells in gonadoblastoma and dysgenetic testis in 45,X/46,XY infants[J]. Mod Pathol,2005,18(3):439-445.

[16]何敏菲. SRY 基因突变致完全性性腺发育不良伴生殖细胞肿瘤的临床研究[D]. 杭州:浙江大学,2020.

[17]丁西来,孙爱军,周远征,等. 79 例 XY 性腺发育异常患者性腺肿瘤发生情况分[J]. 中华妇产科杂志,2008,43(6):442-443.

[18]孙树芬,黄燕玲. 卵巢无性细胞瘤的治疗进展——24 例临床分析[J]. 中国抗癌协会妇科肿瘤专业委员会第六次全国学术会议论文汇编,2001:214-215.

[19]PLANTE B J,FRITZ M A. A case report of successful pegnancy in a patient with pure 46,XY gonadal dysgenesis[J]. Fertil Steril,2008,90(2015):e1-e2.

[20]MARRAKCHI A,BELHAJ L,BOUSSOUF H,et al. Pure gonadal dysgenesis XX and XY: observation in fifteen patients. Ann Endocrinol (Paris),2005,66:553-556.

[21] BEN T, CHACHIAL A, ATTIIAL, et al. 46, XY pure gonadal dysgenesis with gonadoblastoma and dysgerminoma[J]. Tunis Med,2008,86(7):710-713.

[22]FENZL V, DUIC Z, POPIC-RAMAC J, et al. Unexpected outcome in a treated XY reversal syndrome patient[J]. Acta Clin Croat,2011,50:603-607.

第五节 女性外阴、原发性闭经
——46,XY 不完全性性腺发育异常(1 例)

贾海燕 郑瑞芝
河南省人民医院

性发育异常是一种临床上十分罕见的性别发育障碍的遗传性疾病[1],其主要临床特征表现为表型性别与染色体性别不相符合,包括46,XX 性发育异常和46,XY 性发育异常。46,XY 性发育异常患者的染色体核型为46,XY,其性腺为睾丸,但生殖管道及外生殖器呈不同程度的男性化不全或女性化,严重者可完全呈女性外阴,亦可呈间性,轻者为男性化不良,表现为小阴茎、隐睾或尿道下裂等。46,XY DSD 的发生是由非典型的低水平双氢睾酮作用引起的,这可能是由性腺发育不良导致的睾丸功能的整体缺陷、双氢睾酮产生的特定缺陷,或对双氢睾酮和其他雄激素无反应(雄激素不敏感)引起的。本文就我院一例46,XY 不完全性性腺发育异常患者进行详细分析,旨在提高临床医生对此类疾病的认识和诊断水平。

一、病例资料及诊治过程

1. 病史摘要

患者社会性别女性,21 岁,以“会阴外形异常 21 年”为主诉于 2012.12.24 收入我院整形外科。

现病史:患者出生后5 个月即被发现会阴外形异常,阴茎不明显,到天津某儿童医院就诊,查染色体核型示46,XY,未进一步治疗。8 年前患者因无第二性征发育到郑州某医院就诊,查体无耳朵畸形、颈蹼、扁平胸、肘外翻、面部异常,查彩超示隐睾,睾丸发育不良,约黄豆大小,未治疗。遂至我院就诊,诊断为“男性假两性畸形”,经与患者及其家属协商后行睾丸切除术,手术顺利,术后恢复可。今为进一步治疗再次到我院就诊,门诊以“46,XY 性发育异常”为诊断收入院。发病以来,患者神志清,精神可,饮食可,睡眠可,大、小便正常,体重未见明显异常。

既往史:无特殊。

月经史:未来潮。

婚育史:未婚未育。

家族史:父母健在,1 兄患“生殖器畸形(具体不详)”,否认家族性遗传病史。

2. 入院查体

脉搏 88 次/min,血压 140/50 mmHg,身高 155.5 cm,体重 64.5 kg,BMI 26.67 kg/m^2,双侧乳房未发育(Tanner 0 期),胸部未触及肿块,双侧腋窝未触及肿大淋巴结,阴毛稀疏,外阴呈幼稚女性,阴茎发育不明显,尿道外口位于会阴部,尿道外口与肛门距离近,约1.5 cm,小阴唇发育不良,阴道外口不可明视。

3.实验室检查

(1)性激素结果详见表1。

(2)血常规、肝肾功能均无异常。

(3)血电解质:血钾5.1 mmol/L(参考值3.5～5.3),血钠141 mmol/L(参考值135～145),血氯102 mmol/L(参考值98～108),血钙2.39 mmol/L(参考值2.10～2.54)。

表1　性激素

项目名称	检测结果	参考值
卵泡刺激素(U/L)	64.65	1.30～19.30
黄体生成素(U/L)	37.26	1.20～8.60
催乳素(ng/mL)	26.31	2.64～13.13
雌二醇(pg/mL)	21.99	<53.00
孕酮(ng/mL)	0.33	0.10～0.84
睾酮(ng/mL)	0.24	1.75～7.81

(4)染色体核型分析:46,XY。

4.病史特点

(1)患者社会性别女性,21岁。

(2)出生后5个月被发现会阴外形异常,8年前因睾丸发育不良(约黄豆大小)行睾丸切除术。

(3)双侧乳房Tanner 0期,外阴呈幼稚女性,阴毛稀疏,阴茎发育不明显,尿道外口位于会阴部,尿道外口与肛门距离近,小阴唇发育不良,阴道外口不可明视。

(4)染色体核型分析46,XY,未做SRY检测。性激素结果:卵泡刺激素64.65 U/L,黄体生成素37.26 U/L,催乳素26.31 ng/mL,雌二醇21.99 pg/mL,孕酮0.33 ng/mL,睾酮0.24 ng/mL。

5.临床诊断

46,XY性发育异常(不完全性性腺发育异常)。

6.诊断依据

(1)双侧乳房Tanner 0期,会阴外形异常,呈幼稚女性,阴茎不明显,阴道外口不可明视。

(2)性腺为睾丸,因隐睾和睾丸发育不良已行手术切除。

(3)卵泡刺激素、黄体生成素、催乳素升高,雌二醇、孕酮正常,睾酮降低。

(3)染色体核型分析:46,XY。

7.治疗和随访

患者于2012年12月26日于我院在全身麻醉下行“阴道再造、阴股沟皮瓣转移整复术”。术后给予雌激素替代治疗,维持女性体态。

二、讨论

1. 性腺分化发育的遗传学

人类性别的发育机制很复杂。性发育异常患者的临床表现具有较大异质性，主要表现为不同程度的生殖器官发育异常。46,XY 性发育异常患者常因原发性闭经就诊，临床特征为：原发性闭经、无女性第二性征或第二性征发育迟缓、B 超未见子宫、卵巢或仅见幼稚子宫、条索状卵巢、雌二醇水平低或处于正常下限值，卵巢活检呈发育不良的条索状性腺[2-3]。性腺发育异常可能是完全的或部分的。完全性 46,XY 性腺发育异常（即睾丸发育完全失败，也称为 Swyer 综合征）表现为典型的女性外生殖器外观、完整的 Müllerian 结构和带状性腺。不完全性性腺发育异常可广泛影响睾丸功能，进而可产生同样广泛的表型，从孤立的不育而无阳痿，到尿道下裂，到明显的非典型生殖器外观，到接近完全的阳痿伴阴蒂肿大。Müllerian 结构可能是正常的、发育不良的或缺失的。性腺发育异常和 Y 染色体的存在会增加患性腺母细胞瘤的风险，风险取决于病情和发育不良的程度（发育异常程度越低，风险越低）。本例患者染色体核型为 46,XY，社会性别是女性表型，性腺为发育不良的睾丸，临床表现为无女性第二性征发育，原发性闭经，双侧乳房 Tanner 0 期，外阴呈幼稚女性，阴毛稀疏，阴茎发育不明显，阴道外口不可明视，故考虑诊断为 46,XY 不完全性性发育异常。

（1）性腺功能　睾丸间质细胞产生睾酮，睾酮通过睾丸外表达的 2 型 5α 还原酶转化为二氢睾酮。二氢睾酮激活雄激素受体，且激活能力高于睾酮。睾丸支持细胞分泌抗米勒管激素（anti - Müllerian hormone, AMH），又称米勒管抑制物（Müllerian - inhibiting substance, MIS）和米勒管退化因子。在胚胎发育和胎儿发育期间，卵巢不会产生大量睾酮、胰岛素样因子 3（INSL3）及 AMH/MIS。性发育异常患者分泌不同程度的睾酮、二氢睾酮、INSL3 及 AMH，具体取决于基础病症。

（2）性腺分化　卵巢和睾丸是具备双性分化潜能的原始性腺。在正常 46,XY 个体中，SRY 基因的表达能够激活性腺分化成睾丸的通路。在正常 46,XX 个体中，SRY 基因缺失和睾丸通路主动抑制使性腺分化为卵巢。DSD 患者可能完全没有性腺分化（完全性性腺发育异常），性腺不完全分化（不完全性性腺发育异常），和染色体性别不符的性腺（XX 睾丸型 DSD），或性腺同时具有卵巢和睾丸特征（卵睾型 DSD）。

2. 性发育异常的发育机制

性别的分化是在多基因作用下，性腺向睾丸或者卵巢分化，如果这个过程出现问题，就有可能导致性别分化异常。

目前性发育异常的发病机制并不清楚，可能的机制如下。

（1）Y 染色体上的基因改变　SRY 基因位于 Y 染色体短臂（Yp11.32），编码产物为睾丸决定因子。*SRY* 基因在睾丸分化与发育中发挥着重要的调节作用，因此 *SRY* 基因与 DSD 的发生密切相关[4]。*SRY* 基因的易位、突变、缺失、表观遗传修饰异常都可能导致性发育异常的发生。常见 Yp-Xp 末端发生易位导致 X 染色体上带有 *SRY* 基因，使原始性腺发育成睾丸，导致 46,XX 性发育异常发生；有学者研究一名社会性别为女性的 46,XY DSD 患者时发现，经 Sanger 测序证实该患者的 *SRY* 基因上编码 98 色氨酸密码子（UGG）

的 mRNA 发生突变,转化为终止密码子(UAG)(P. Trp98ter),翻译过程提前终止。*SRY* 基因中这一新的突变的发现有助于阐明 46,XY 性发育异常的分子机制,丰富这类患者的基因突变谱[5]。

(2)X 染色体上的基因改变 *SOX*3(SRY-related HMG box,3)位于 Xq27,*SOX*3 基因与 SRY 基因相似性很高[6],在某些特殊条件下,*SOX*3 基因可表现出与 SRY 基因相似的功能。有学者[7]报道 *SOX*3 基因异常表达可能导致性发育异常发生。DAX1 基因位于人类 Xp21.1-Xp21.2,其表达产物是睾丸发育所必需的,也可拮抗睾丸通路。DAX1 基因表达过量时,通过下调 *SF*-1、*WT*1 和 *SOX*9 干扰睾丸发育[8]。研究表明 DAX1 基因序列拷贝数增加可以引起无 *SRY* 基因突变的 46,XY 性发育异常。*DAX*1 基因调节区域的 DNA 片段缺失可使 *DAX*1 基因的表达水平大幅度提高,导致 46,XY 性发育异常[9]。

46,XY 性发育异常患者染色体核型为 46,XY,性腺为睾丸,但由于雄性激素刺激作用的缺乏,生殖导管和外生殖器男性化不全,同时具有发育程度不同的女性内、外生殖器官。其病因比较复杂,可能与雄激素的产生或者其功能异常有关。临床上最常见的是雄激素不敏感综合征。临床表现:患者的性腺多表现为双侧条索状物、睾丸发育不良或正常睾丸。睾丸发育不良的患者,外生殖器为两性畸形,小阴茎,会阴或阴囊型尿道下裂,睾丸常下降不全[10]。外生殖器模糊的 46,XY DSD 患者及家庭常有沉重的思想负担,严重影响她们的社会交往和生活质量。

(3)病理生理 雄激素参与男性胎儿外生殖器的正常分化。46,XY 核型的受精卵发育至胚胎第 7 周时,原始未分化的性腺在 *SRY* 的调控下开始向睾丸方向分化。从胎龄 12 周起,睾丸的 Leydig 细胞在下丘脑-垂体-性腺轴的调节下,由促性腺激素细胞分泌黄体生成素(LH),刺激产生睾酮。睾酮的合成原料为胆固醇,合成部位在 Leydig 细胞的线粒体,参与合成的酶主要有 5 种,分别是:3β 羟脱氢酶、20,22 碳链酶、C17-20 裂解酶、17α-羟化酶和 17β 羟脱氢酶。分泌的睾酮被原始外生殖器的共同原基组织摄取,并经 5α 还原酶还原为二氢睾酮(DHT)。DHT 在男性外生殖器正常分化中起着关键作用,它较睾酮更能有效地与雄激素受体(AR)结合,使原基组织向男性外生殖器方向分化,并最终形成阴茎、阴囊、尿道和包皮等正常男性外生殖器。

(4)46,XY 性发育异常的发生机制 主要在妊娠前 3 个月时,男性胚胎的生殖管道或外生殖器原基组织未能受到充分的雄激素刺激。其原因可能是胎儿睾丸不能合成睾酮,或睾酮在外周不能转化为生物活性更强的二氢睾酮,以及靶器官对雄激素不敏感等所致。也有部分患者性发育异常可为全身畸形综合征的一部分,或是某种致畸因子作用的结果。

在雄激素作用下,中肾管所属结构发育完好,外生殖器呈完全的男性表型。雄激素缺乏或者不足,男性胎儿有形成女性内生殖器的倾向,中肾管结构分化的器官(附睾、输精管和精囊)缺乏或发育不良,表现为外生殖器男性化不全,甚至完全女性化。

3.46,XY 性发育异常的常见原因

引起 46,XY 性发育异常的常见原因有以下几种。

(1)睾酮合成缺陷 是睾酮合成途径中酶缺陷导致的疾病,主要有 3β-羟类固醇脱氢酶(3β-HSD)缺乏症、先天性类脂性肾上腺皮质增生症(congenital lipoid adrenal hyperplasia, CLAH)、17-羟类固醇脱氢酶(P450 c-17)缺乏症等。由于其中任何一种先天性酶的代谢性缺陷在宫内已经存在,所以睾酮合成不足会影响性分化。

1)3β-羟类固醇脱氢酶缺乏症(3β-HSD):此酶催化孕烯醇酮转变为孕酮、17α-羟孕烯醇酮转变为17α-羟孕酮和脱氢表雄酮转变为雄烯二酮。患者临床表现为男性化不全、小阴茎、尿道下裂、阴唇-阴囊皱褶部分融合,有盲端阴道,但无子宫,阴唇或阴囊内可以触及睾丸。3β-HSD 男孩在青春期常有男性乳房发育,也可有完全正常的男性青春期发育。此外,患者的酶活性可能随年龄而升高,至青春期时,其睾丸合成的睾酮量可达到维持生精的正常水平低限。

2)先天性类脂性肾上腺皮质增生症:是一种常染色体隐性遗传疾病,是先天性肾上腺皮质增生症中最严重的一种类型,导致糖皮质激素、盐皮质激素和性激素三者的合成均严重受阻,胆固醇堆积于肾上腺皮质细胞,并对其产生毒性作用而致病。先天性类脂质性肾上腺皮质增生症的典型临床表现有:男性外生殖器完全女性化,广泛皮肤色素沉着,糖皮质激素、盐皮质激素、性激素及其代谢产物水平明显降低,发病早期若不进行适当治疗将导致死亡。

3)17-羟类固醇脱氢酶缺乏症:这种罕见的疾病可发生于46,XX 或46,XY 个体,其特点是缺乏 *CYP*17 基因的产物,即一种具有17-羟化酶及17,20-淀粉酶两种活性的酶。其结果是皮质醇合成减少,而促肾上腺皮质激素、皮质酮及去氧皮质酮的生成过多。肾上腺及性腺不产生性类固醇激素,从而导致受累个体通常呈女性表型,合并高血压(盐皮质激素过多所致)、青春期发育缺失以及女性外生殖器(如果是46,XX)或发育不全(如果是46,XY)的外生殖器。患者无子宫和卵巢,盲端阴道,睾丸位于腹股沟或者腹腔内。少数患者因性发育异常在儿童期就诊。

(2)5α-还原酶(5α-reductase)缺乏症　5α-还原酶缺乏是另一种可导致46,XY 个体原发性闭经的先天性缺陷。由于其机体无法将睾酮转化为(通过5α-还原酶)更有活性的代谢产物二氢睾酮(dihydrotestosterone, DHT),这类新生儿出生时可能具有女性外观或性别不清的外生殖器。由于正常男性在围青春期的睾酮分泌正常增加导致男性化(男性模式的毛发生长、肌肉量增长和嗓音变低沉),此病在青春期更易识别。但是,这些患者并没有依赖于 DHT 的男性化表现(男性外生殖器及前列腺的增大)。在临床上表现为不同程度的性分化障碍。患者有盲端阴道,阴茎呈阴蒂状,有勃起功能,睾丸、输精管和附睾正常,但前列腺可呈残基状。睾丸可在阴囊内或腹股沟内、输精管。

(3)雄激素不敏感综合征(androgen insensitive syndrome, AIS)　又称为雄激素抵抗综合征,是因雄激素受体(AR)缺陷,导致机体靶组织细胞对雄激素反应能力低下或无反应而引起的一类 X 连锁隐性遗传疾病。完全性雄激素不敏感综合征是 X 连锁隐性遗传疾病,患者是46,XY 核型却具有女性表型。这些患者因雄激素受体缺陷而抵抗睾酮,因此所有依赖于睾酮的男性性征均未能出现。外生殖器呈典型的女性外观,但阴唇或腹股沟区可扪及睾丸。睾丸会产生米勒管抑制因子,使米勒管所有结构(输卵管、子宫及阴道上1/3)退化。到了青春期,乳房开始发育,但乳晕苍白,阴毛腋毛稀疏。女性携带者(46,XX)可发育出正常的内外生殖器。此病的诊断依据是:体检及盆腔超声发现阴道上段、子宫及输卵管缺失;血清睾酮水平高(在正常男性的范围);以及男性(46,XY)染色体核型。由于25岁后发生睾丸癌的风险增加（为2%～5%），若睾丸位于腹内，则应在青春期后手术切除睾丸。Pranckėnienė L. 等[11]报告描述了一个女性患者，同时具有46，XY核型和正常的女性外生殖器，其*AR*基因中新插入c. 1669_1670insC突变，从而引起雄激素不敏感综合征。

（4）米勒管抑制因子缺乏症　抗米勒管激素（anti-Müllerian hormone，AMH）缺乏症是由定位于19 p13.3-p13.2抗米勒管激素基因（AMH）或者定位于12q13上的AMH受体（*AMHR2*）基因突变所引起。AMH由睾丸的支持细胞（Sertoli细胞）分泌，是一种分子量为145 kD的糖蛋白。生理状态下米勒管应在胚胎6～10周时在AMH的作用下退化，*AMH*基因及其受体缺陷则导致米勒管不萎缩退化而分化成子宫和输卵管。抗米勒管激素缺乏症为X连锁隐性遗传性疾病。患者具有男性生殖管道和男性表现型，但是体内有输卵管和子宫，有隐睾症和腹股沟疝，在腹股沟中可发现睾丸。睾丸与输卵管还可共存于盆腔内，输卵管被包埋在子宫壁或子宫宽韧带中。

（5）Leydig细胞发育不良　患者为46，XY核型，但为女性表型，有时可见到肥大阴蒂或阴囊阴唇融合现象，特别是大阴唇后部轻度融合。病因是由于LHCGH受体（luteinizing hormone/choriogonadotropin receptor）的跨膜区发生突变，使Leydig细胞对促性腺激素无应答而致胎儿及出生后的睾酮合成不足所造成。胎儿早期睾酮不足导致性分化缺陷，但是睾丸的支持细胞正常，故AMH分泌正常，米勒管能正常退化；患者的睾丸很小，多数位于腹腔内，少数在腹股沟处。由于Leydig细胞的缺陷，患者血中除睾酮很低外，睾酮合成的前体激素亦极低。

4.46，XY性发育异常的诊断思路和鉴别诊断

46，XY性发育异常的鉴别诊断：卵睾型性发育异常是指一个机体内同时存在卵巢组织和睾丸组织的性发育异常，临床上罕见。因卵巢和睾丸组织均可分泌激素，第二性征的发育状况主要由优势激素决定，其外生殖器介于男女之间而且差别很大。染色体核型包括46，XX、46，XY或其他嵌合体，46，XX是最常见的核型。

初步检查和评估疑似DSD婴儿时，医生应尽可能准确诊断，避免过早指定性别、为孩子起名及完成出生证明；预防某些类型的先天性肾上腺皮质增生症（congenital adrenal hyperplasia，CAH）所导致的盐耗危象；尽快彻底检查，以指导性别确定（特别是尽快评估性染色体组），向亲属解释该诊断性检查的重要性，并理解家属可能产生的痛苦；结合婴儿的总体健康情况评估DSD。

评估DSD：若婴儿的生殖器外观明显不典型或不太明确，应考虑DSD，例如：大致为男性生殖器外观但具有任意下列特征：无法触及双侧性腺；重度尿道下裂，即阴囊或会阴型尿道口异位、阴茎重度弯曲、包皮与阴囊融合，和/或龟头过小（1岁前<14 mm）；任何程度的尿道下裂伴单侧或双侧隐睾（无法触及性腺）和/或小阴茎（完全足月儿阴茎牵拉长度<2.5 cm）；生殖器外观与性染色体不一致。大致为女性生殖器外观：阴蒂肥大-阴蒂宽度>6 mm或阴蒂长度>9 mm；阴唇后融合-肛门/生殖器距离比>0.5；尿道和阴道共用单一开口（有共同通道的尿生殖窦）而不是分别开口；阴唇阴囊褶内或腹股沟区可触及性腺；生殖器外观与性染色体不一致。

在46，XY性发育异常的病因诊断过程中，实验室检查非常关键。其中染色体检查在

性别鉴别诊断中起关键作用[12-13]。测定促性腺激素、睾酮/二氢睾酮、17-羟孕酮、电解质等可以协助诊断。人绒毛膜促性腺激素(hCG)刺激试验有助于鉴别5α-还原酶缺乏、雄激素合成障碍和不完全型雄激素不敏感综合征的诊断。皮质醇激素试验有助于与先天性肾上腺皮质增生症相鉴别。腹部和阴囊超声检查有助于了解性腺的性质和部位。有条件时可进行 SRY、AMH、AMH 受体、雄激素受体、5α-还原酶、21-羟化酶和雄激素合成酶等的检测和分析,以发现基因的突变,了解疾病的分子生物学基础,并可通过分子生物学技术对有家族史者进行产前诊断。由于非侵入性产前检测(NIPT)的频繁使用,DSD 的产前诊断已经增加,NIPT 通过对母亲血液的细胞 DNA 分析来筛查怀孕前 3 个月的非整倍体[14-15]。腹腔镜检查和剖腹探查结合病理检查可明确性腺性质,对诊断性发育异常和其他诊断不明确的疾病具有不可替代的价值。此外,除性发育异常外,还需注意与分泌雄激素的肿瘤鉴别。此类肿瘤分泌的雄激素水平多显著升高,可通过染色体检查、睾酮测定、盆腔检查、超声和各种影像学检查,以及腹腔镜检查或剖腹探查,确定肿瘤的部位和性质。

性别鉴定就是确定导致46,XY 性发育异常的病因,对患者需明确:①遗传性别;②性腺性别;③内、外生殖器解剖结构;④性激素合成酶有无缺陷;⑤睾丸间质细胞和促性腺激素的分泌功能;⑥靶组织对雄激素的敏感性。在具体的诊断过程中,应该与其他疾病的诊断一样,收集有关病史、体格检查以及特异性实验室辅助检查的结果并对资料加以分析。

(1)病史。询问产前病史有可能发现具体的暴露因素,故应采集的信息包括病史和生育史,如胎龄、产前检查和母体暴露因素(乙醇、处方药或违禁药品、香烟、发热、疾病、化学物质和辐射)。死产和自然流产史可能与父母一方的染色体平衡重排有关。应了解产前有创和无创检查的结果,包括超声检查。

(2)应对患儿进行全面的体格检查。体格检查应包括仔细视诊和触诊生殖器。应触诊阴唇阴囊皱和腹股沟区有无性腺,并记录尿生殖孔数目。测量阴茎/阴蒂和肛门生殖器距离比值。成年患者是否有乳房发育。

(3)染色体核型分析是确定遗传性别的基本手段,是性发育异常诊断的重要步骤之一。染色体核型分析除注意染色体的总数和常染色体的变异外,需着重注意有无 Y 染色体,有无 Y 短臂的缺失,是否嵌合体等。

早期诊治对疗效及患者的生活质量有重要意义。从临床角度看,性腺性别较染色体性别更有意义。治疗时性别取向恰当与否对患者身心健康极为重要,一般认为 2~3 岁前确定性别可避免发生心理异常[16]。对性发育异常的性别取向主要根据外生殖器的外形和功能,并综合考虑性腺、内生殖器结构及染色体核型[17]。亦有文献认为可将性腺切除术推迟到青春期或成年早期,首先从医学伦理角度质疑,家长和医生是否有权替患儿本人决定性别,建议 17 岁之后由患者本人决定,青春期后的外生殖器发育定型,有助于权衡分析,患者的性取向也已经定型。可避免过早性腺切除对生长发育可能造成的影响[18]。其次成年早期手术亦可避免发生性腺肿瘤的风险。如果性腺是腹腔内的,则进行腹腔镜手术。研究表明,如果不做性腺切除术,成年晚期的肿瘤风险增加 30% 以上[19]。青春期后约 8% 的此类患者发育不良的睾丸可发生癌变,手术切除很有必要。该病例于

13 岁时行睾丸切除术。有学者[20]研究发现,46,XY 性发育异常患者采取性腺切除术,术后性腺组织病理学检查结果分别为发育不良的性腺、睾丸组织、恶性肿瘤等。他们认为由于 46,XY 性发育异常患者存在恶性肿瘤风险,需要在不同的诊断时间进行预防性性腺切除术。

本病例需进一步完善 SRY、AMH、AMH 受体、雄激素受体、5α-还原酶、21-羟化酶和雄激素合成酶等的检测和分析及关注患者心理健康。

参考文献

[1]滕奔琦,王青青,章钧,等.性发育异常患者的细胞分子遗传学分析[J].中国病理生理杂志,2012,28(10):1851-1855.

[2]赵保静.性逆转综合征研究进展[J].国际生殖健康/计划生育杂志,2011,30(3):247-250.

[3]DAVIES K. The XY Female:Exploring Care for Adolescent Girls with Complete Androgen Insensitivity Syndrome[J]. Compr Child Adolesc Nurs,2020,43(4):378-388.

[4]文雪,张元珍.性反转综合征的临床特征及遗传学研究进展[J].中国优生与遗传杂志,2017,25(3):121-123.

[5]QIN S,WANG X,LI Y. A novel SRY pathogenic variant from a 46,XY female harboring a nonsense point mutation (G to A) in position 293 [J]. Clin Case Rep, 2021, 9(8):e04706.

[6]袁聿军.哺乳动物性别决定机制的研究进展[J].生物学通报,2010,45(10):8-12.

[7]HAINES B,HUGHES J,CORBETT M,et al. Interchromosomal insertional translocation at Xq26.3 alters SOX3 expression in an individual with XX male sex reversal[J]. J Clin Endocrinol Metab,2015,100(5):E815-820.

[8]PEREZ J,SUAREZ-OBANDO F,ROJAS A. Gene dosage of DAX-1,determining in sexual differentiation:duplication of DAX-1 in two sisters with gonadal dysgenesis[J]. Mol Biol Rep,2019,46(3):2971-2978.

[9]SMYK M,BERG J S,PURSLEY A,et al. Male-to-female sex reversal associated with an approximately 250 kb deletion upstream of NROB1 (DAX1) [J]. Hum Genet,2007,122(1):63-70.

[10]陈华,李世荣,覃霞,等.两性畸形的临床研究进展[J].中国美容整形外科杂志,2007,18(4):301-304.

[11]PRANCKENIENE L,BUMBULIENEŽ,DASEVICIUS D,et al. Novel Androgen Receptor Gene Variant Containing a Premature Termination Codon in a Patient with Androgen Insensitivity Syndrome[J]. J Pediatr Adolesc Gynecol,2019,32(6):641-644.

[12] KUTNEY K, KONCZAL L, KAMINSKI B, et al. Challenges in the diagnosis and management of disorders of sex development[J]. Birth Defects Res C Embryo Today, 2016,108(4):293-308.

[13]ACHERMANN J C,DOMENICE S,BACHEGA T A,et al. Disorders of sex development:

effect of molecular diagnostics[J]. Nat Rev Endocrinol,2015,11(8):478-488.

[14] RICHARDSON E J, SCOTT F P, MCLENNAN A C. Sex discordance identification following non-invasive prenatal testing[J]. Prenat Diagn,2017,37(13):1298-1304.

[15] MACKIE F L, HEMMING K, ALLEN S, et al. The accuracy of cell-free fetal DNA-based noninvasive prenatal testing in singleton pregnancies: a systematic review and bivariate meta-analysis[J]. BJOG,2017,124(1):32-46.

[16] 洪伟平,许达开,苏劲. 男性假两性畸形的诊断与治疗(附21例报告)[J]. 中华泌尿外科杂志,2003,24(11):772-773.

[17] BARTHOLD J S. Disorders of sex differentiation: a pediatric urologist's Perspective of new terminology and recommendations [J]. J Urol,2011,185(2):393-400.

[18] WANG T, LIU J H, YANG J, et al. 46,XX male sex reversal syndrome: a case report and review of the genetic basis[J]. Andrologia,2009,41(1):59-62.

[19] LOOIJENGA L H, HERSMUS R, DELEEUW B H, et al. Gonadal tumours and DSD[J]. Best Pract Res Clin Endocrinol Metab,2010,24(2):291-310.

[20] BASRI N I, SOON C H, ALI A, et al. Prophylactic gonadectomy in 46,XY females: why, where and when? [J]. Horm Mol Biol Clin Investig,2021,42(3):325-328.

第六节　原发性闭经、阴蒂肥大
——46,XY 性发育异常(卵睾型)(1 例)

王丹钰　郑瑞芝　袁慧娟
河南省人民医院

性发育异常是染色体核型、性腺表型以及性腺解剖结构不一致的一大类遗传异质性疾病的总称。卵睾型性发育障碍(ovotesticular disorder of sex development,OT DSD)是一种罕见的性发育障碍,既往称为真两性畸形[1],染色体核型可以为 46,XX、46,XY 或多种嵌合型,确诊时需要依据具体的组织病理检查结果,也就是同一个体内同时具有卵巢及睾丸组织。OT DSD 占全部 DSD 的 3% ~10%,总发病率仅约 1/20000[2],发病机理仍不明确,就诊时临床表现类型是可变的,但是根据性别选择因素以及发育时期出现的有功能性的睾丸和卵巢组织的发育程度进行检测后对于优化个体的诊断及治疗有着确定的意义,例如许多的 DSD 患者已经被证明存在正常的生育能力等。本文以典型 DSD 患者病例来进行相关讨论,旨在提高临床对该疾病表型的认识。

一、病例资料及诊治过程

1. 病史摘要

患者社会性别女性,22 岁,因“逾青春期第二性征不发育 8 年”为主诉于 2020 年 9 月 3 日入院。

现病史:8 年前逾青春期未见月经来潮,乳腺发育不良,未诊治。2 个月前就诊于当地医院,查超声发现可疑隐睾,无发热、头痛,无恶心、呕吐,无尿频、尿急、尿痛等不适,当地医院查染色体核型分析:46,XY;SRY(+),未治疗,今为进一步诊治入住我院泌尿外科,门诊以“男性假两性畸形、双侧隐睾”为诊断平诊收入科。自发病以来,患者神志清,精神可,食欲正常,睡眠正常,大小便正常,体重无明显变化。

既往史、个人史:无特殊。

婚育史:未婚未育。

月经史:无月经初潮。

家族史:父母体健,1 弟 1 妹,均体健。家族中无类似疾病发生。

2. 入院查体

体温 36.2 ℃,脉搏 84 次/min,呼吸 21 次/min,血压 104/78 mmHg,身高 158 cm,体重 52 kg,BMI 20.8 kg/m^2。女性体态,神志清楚,查体合作。全身皮肤黏膜无黄染,眉毛较稀疏,后发际低,眼距不宽,嗅觉无异常,全身浅表淋巴结无肿大。颈部短,未见颈蹼,甲状腺正常。心肺腹查体未见异常。双侧乳房 Tanner 2 期,乳头稍小。阴毛、腋毛稀疏,可见阴蒂肥大,约 2 cm×1 cm,双侧小阴唇发育不良,左侧大阴唇轻微肿胀,阴道口可明视,探查未见阴道。未见阴囊及睾丸,双侧腹股沟区未触及包块。脊柱、四肢未见异常。

3. 实验室检查

(1)性激素结果详见表1。

表1 性激素

项目名称	检测结果	参考值
卵泡刺激素(U/L)	1.98	4.60~8.60
黄体生成素(U/L)	6.32	1.50~7.00
催乳素(ng/mL)	21.31	3.34~26.72
雌二醇(pg/mL)	57.92	15.16~127.81
孕酮(ng/mL)	0.46	0.31~1.52
睾酮(ng/mL)	4.09	<0.75

(2)ACTH、COR 节律详见表2。

表2 促肾上腺皮质激素、皮质醇节律

项目名称	8:00	16:00	24:00
促肾上腺皮质激素(pg/mL)	23.20 (参考值12.00~46.00)	7.00 (参考值6.00~23.00)	4.20
皮质醇节律(μg/dL)	14.20 (参考值6.70~22.60)	10.60 (参考值3.35~11.30)	2.60

(3)甲状腺功能结果详见表3。

表3 甲状腺功能

项目名称	检测结果	参考值
游离三碘甲腺原氨酸(pmol/L)	5.05	3.50~6.50
游离甲状腺素(pmol/L)	16.88	11.50~22.70
超敏促甲状腺素(μIU/mL)	1.147	0.550~4.780

(4)17-羟孕酮正常。

(5)骨标志物四项结果见表4。

表4　骨标志物四项

项目名称	检测结果	参考值
25-羟维生素 D(ng/mL)	19.43	≥20.00
骨钙素(ng/mL)	30.3	11.0～43.0
总Ⅰ型前胶原氨基端延长肽(ng/mL)	61.80	15.13～58.59
β-胶原特殊序列(ng/mL)	0.880	≤0.584

(6)血尿常规、凝血功能、肝肾功能、血脂、电解质无异常。

(7)尿酸 463 μmol/L(参考值 208～428)。

4.影像学检查

(1)心电图　①异位心律;②房性逸搏心率;③逆钟向转位。

(2)彩超　盆腔未探及子宫回声;右侧卵巢大小约 23 mm×12 mm,左侧卵巢大小约 21 mm×10 mm,目前双侧卵巢内未见明显滤泡回声;盆腔未探及明显液性暗区,双侧髂血管前方实性回声(隐睾可能性大);肝内胆管欠清晰,肝内回声增强,余未见异常。甲状腺及颈部淋巴结、心脏、肾脏彩超均正常。

(3)盆腔 MRI　①双侧髂血管旁结节,可疑隐睾;②右侧髂血管旁小囊肿。

(4)垂体磁共振平扫　未见明显异常改变。

(5)肾上腺磁共振平扫　左侧肾上腺外侧支略粗。

(6)骨密度未见异常。

5.病史特点

(1)患者社会性别女性,22 岁,因“逾青春期第二性征不发育 8 年”为主诉入院。

(2)卵泡刺激素水平下降,睾酮水平升高。

(3)原发性闭经,双侧小阴唇发育不良,阴道闭锁。

(4)血压、血钾、ACTH、皮质醇、17-OHP 均正常。

(5)彩超可探及卵巢,MRI 可探及双侧隐睾。

(6)染色体核型:46,XY;SRY(+)。

6.临床诊断

46,XY 性发育异常(卵睾型)。

7.诊断依据

(1)患者社会性别女性,22 岁,染色体核型:46,XY;SRY(+)。

(2)原发性闭经。

(3)双侧乳房 Tanner 2 期,乳头稍小;阴毛、腋毛稀疏,可见阴蒂肥大,约 2 cm×1 cm,双侧小阴唇发育不良,左侧大阴唇轻微肿胀,可见阴道口,探查未见阴道。

(4)卵泡刺激素水平下降,睾酮水平升高,彩超及盆腔 MRI 提示卵巢、隐睾均存在。

8.治疗和随访

患者目前脑型性别(心理性别)为女性,患者及家属要求继续按女性生存。患者及家属要求手术治疗,于全身麻醉下行“腹腔镜下腹腔探查+双侧隐睾切除术”。术中腹腔镜下观察,左、右侧睾丸分别位于双侧腹股沟管附近位置。切开腹膜,充分游离左右侧睾丸及其周围组织,切除双侧睾丸。术后病理符合右侧为睾丸,左侧为卵巢。术后予以炔雌醇、钙片及维生素 D 联合治疗,长期坚持随访。

二、讨论

1. 性腺分化发育的遗传学

性发育异常是一种先天性的染色体核型、性腺以及表型性别的发育异常或不匹配[3]。卵睾 DSD 又叫作真两性畸形,是较为复杂的一种特殊类型 DSD,是指在同一人体内同时具有女性的卵巢和男性的睾丸这两种组织,在 XY 个体中,胎儿性别分化过程可能在性腺分化阶段中断,导致性腺发育不全,这是一种早期胎儿发病的原发性性腺功能减退症,其特点是雄激素和抗米勒管激素分泌不足,导致女性生殖器发育不清。由于雄激素或 AMH 分泌的单独缺陷,性别分化过程也可能在生殖器官分化阶段中断,但并非两者都有[4]。因为患者体内同时具有卵巢和睾丸两种组织,这两种组织均可分泌激素,所以患者第二性征的发育情况主要由哪一个是优势激素决定,其所以表现出来的外生殖器是倾向男性还是倾向女性,表现形式差别很大。

2. DSD 分类及发病机制

DSD 目前可分为 3 大类。①性染色体 DSD:性染色体 DSD 与性染色体的核型相关,主要包括先天性的睾丸发育不全、先天性的卵巢发育不全以及性染色体异常的卵睾 DSD。后者主要包括 45,XO/46,XY 等混合性腺发育不全和 46,XX/46,XY 嵌合型。②46,XY DSD:46,XY DSD 主要包括睾丸退化、46,XY 性腺发育不全、46,XY 卵睾 DSD 以及雄激素不敏感综合征,总体包括三大类别:先天发育相关的疾病、雄激素合成分泌或作用障碍疾病以及 HPG 轴障碍疾病。③46,XX DSD:46,XY DSD 的特征是生殖器不完全男性化,已发现至少 30 个与 46,XY DSD 相关的基因[5]。46,XX DSD 主要与 *SRY* 基因易位、胎儿期促进性发育和分化相关因子过量以及雄激素过量有关,主要包括 46,XX 卵睾 DSD 与先天性肾上腺皮质增生。因此,卵睾型 DSD 染色体核型主要分为三大类,60% 为 46,XX 核型,33% 为嵌合体(46,XX/46,XY、46,XX/47,XXY),7% 为 46,XY。

卵睾型 DSD 有 3 种形式[6]:①双侧型(即两侧均为卵睾),约占 30%;②单侧型(即一侧为卵睾,另一侧为睾丸或卵巢),约占 50%;③片侧型(即一侧为睾丸,另一侧为卵巢),约占 20%。本文患者为单侧型,即右侧为睾丸,左侧为卵巢。

在婴儿的胚胎时期,性发育的过程是复杂又连续的有序的一个过程,它主要包括性腺、内生殖管道、性别决定和外生殖器的分化和发育[7]。依据 Jost 理论包括下面的三步:受精时首先确定染色体,这意味着性腺是向睾丸分化还是卵巢分化,然后在相对应的性腺的内分泌激素作用下,引导内部生殖管道的分化以及外生殖器的进一步形成。所以最终决定性别表型的发展是遗传信号以及激素信号相互作用的结果。根据现在我们所知道的,正常的性腺的分化发育必须依靠下面 3 个方面功能都正常[8]:①其中主要个体的遗传性别靠性染色体(XY 和 XX)决定;②宫内调节性器官分化发育的相关因子;③下丘脑-垂体-性腺(H-P-G)轴功能。它主要涉及性别导向决定的调节和性腺分化和发育的一系列级联程序,这是一个涉及多种相关基因都参与的复杂过程。任何异常环节都可能导致性腺和性器官发育分化的异常,导致临床的性发育异常或先天性的性别异常。在这些儿童的早期时间,他们当中的大多数人出现了性别模糊的生殖器,男性和女性的外生殖器和内部管道结构表现出不同的层次,表现形式也可以有所不同。由于不同病因的DSD可能具有相同或相似的临床表型,同一病因的不同时间或者是不同影响程度都会导致患者的临床表型表现的差异也非常大,再加上当前的医疗诊断的技术非常有限,家长们存在很多的认知错误,特别容易误诊或漏诊,影响临床治疗的效果以及预后,因此临床大夫所面临的棘手问题是正确的诊断以及合理的治疗,那么应该如何准确地诊断疾病,选择合适的干预时机是每一个临床大夫应该仔细思考的。

3. DSD的诊断

对于患儿的病史采集及性腺、外生殖器的临床评估是非常重要诊断环节,这对性别的选择、手术是否干预、长期治疗以及策略制定等都具有非常重要的意义。临床评估主要包括两个方面。①表型:在临床中进一步观察患儿是否有男性化或女性化的异常表现,是否有五官、骨骼的畸形或者异常发育以及患儿智力水平的发展等各个方面;不同的患儿其外生殖器的表现也不尽相同,有的男性患儿有不同程度的尿道下裂,而女性患儿多表现为阴蒂肥大。②性腺触诊:特别是针对有腹股沟斜疝同时表型为女性化患者,需要进一步查体触诊确定睾丸及其位置、大小和质地情况。检查患儿的外生殖器状况时应按照Prader分类标准[9](从正常女性到正常男性之间可分为Ⅰ~Ⅴ型)进行分类,进一步评估患儿外生殖器的解剖情况是否与男性或者女性相似,这样更能直观的评估患儿的外生殖器情况,并能在随访中客观且标准化地记录患儿外生殖器的演变情况,对于之后的性别选择、手术方式的选择以及激素替代治疗的选择都有非常重要的意义。

卵睾型性发育异常病例临床诊断主要是基于相关的体格检查、实验室检查、影像学和染色体检查,影像学不能确诊的,最终诊断是需要依靠性腺活检来证明两种组织的存在,同时切除发育不良的性腺(如睾丸、卵睾、卵巢肿瘤等),以防恶变。超声是检查的首选,因为它方便、经济,但是它的缺点主要是特别容易受到盆腔内其他脏器的干扰,如果是患者本身生殖器官发育不正常,很难通过超声在正常解剖位上找到隐藏的异常生殖器官[10]。相对来说,MRI对盆腔内深部器官显示更清楚,受干扰更小,具有良好的软组织分辨率以及立体成像[11]。关于卵睾型性发育异常的病例MRI相关报道较少。本文患者盆腔MRI平扫示双侧髂血管旁结节,可疑隐睾。患者雄激素水平是升高的,经过腹腔镜剖腹探查,术后病理证实该患者为单侧型DSD,即右侧为睾丸,左侧为卵巢。

人类的性别主要分为社会性别和生物性别两大类,主要是根据染色体、性腺、外生殖器、性激素及社会心理等方面进行识别。社会性别是指在社会活动中显示出的性别,包括周围人群、家人、社会机构、朋友和法律机关的鉴定结果;生物性别主要包括遗传性别、性腺性别和表型性别,它是指男女之间表现出的性状差别,性发育异常DSD就是指三者中任何一者出现内在或外在性状的异常。

如果新生儿在出生时性别模糊,从生物-心理-社会医学模式的角度上考虑,这对他的家庭来说是非常严重的精神心理负担,很多研究认为DSD新生儿性别确定是一种医疗紧急情况,建议在条件具备的情况下,医疗团队能够尽快针对抚养性别给予确定建议。但是,性别确定是一个不依赖医疗或手术干预的社会和法律程序,医疗专业人员在最初性别判别中，要尽可能地将解剖学和生理学的状态（如激素的水平、激素的受体、解剖结构等）以及病因和预后进行详细阐释，以便患儿父母及 MDT 团队其他人员能够共同做出最有利于当事人本身的性别认定。

DSD 患儿最佳抚养性别选择尚没有明确统一可遵循的指南，共识推荐 DSD 患者的性别认定应当遵循以下原则：①在病理生理及解剖结构上将生物功能及结构损害降到最低（如肿瘤风险、骨质疏松、肾上腺危象以及泌尿生殖道感染、梗阻等）；②将心理和社会的不利影响最小化（如性别混乱、父母亲情淡薄、教育不公平以及社会歧视、孤立、心理压力等）；③尽量保留生育功能（如保护生殖器官解剖结构和功能、冻存生殖细胞、人工辅助生育等）；④尽量保护性功能，维持一定的性生活满意度（如避免损伤性兴奋相关的神经血管，尽量采用可能的先进手术方式保留现有生殖器官功能）；⑤如果有可能，在性器官选择手术上要留有余地，为后续抚养性别不能得到患者认同时保留修正的可能。目前认为，DSD 激素治疗的目的是维持男性或女性性器官的发育，同时改善并维持男性或女性基本的生理功能。然而，激素干预在带来好处的同时，也不能完全避免相关的风险。随着临床实践的进一步完善，临床医师应将与激素相关的不良影响控制到最低。

DSD 患者女性激素治疗：①女性青春期发育诱导的主要目的是促进女性第二性征的发育，进一步促进骨的生长来改善身高，促进骨矿盐沉积，提高骨密度，促进患者的心理健康；因为性腺发育不良、性激素合成不足或者是因为性腺切除术而缺乏内源性雌激素的 DSD 女孩，因为没有达到相关共识，目前大多研究认为可以从 11 岁开始进行青春期的诱导；雌激素的治疗应遵循个体化原则，从低剂量开始，增加药物剂量应该根据骨成熟度和临床次要性特征；目前推荐使用天然雌激素口服或透皮吸收均可以[12]，一般需要 2 年时间达到成人剂量。有子宫存在的 DSD 患儿，加用孕激素替代治疗应该是在患者出现第一次突破性出血时或者是患者的雌激素剂量增加到接近成人水平时建立正常的月经周期，进而使子宫内膜癌的风险尽量降低；治疗过程中注意监控雌激素治疗的相关不良反应，包括高血压、肝功能异常及血栓形成等；天然雌激素相对而言不良反应更少，透皮剂肝脏毒性更低，有条件的情况下推荐使用。②完全型雄激素不敏感综合征，由于雄激素受体对循环中的雄激素绝对不敏感，导致患者体内虽然睾丸分泌雄激素功能正常，但是表现却是女性性别特征。在高促性腺激素作用下，雄激素不敏感综合征患者在芳香化酶作用下血雌二醇水平远远高于青春期后的男性，血清睾酮水平高于雄激素受体正常的男性，仍然可以诱导女性第二性征和维持女性的相关的体态特征等。这类患者因为缺乏雄激素作用以及雌二醇水平相对较低，所以这类患者骨质疏松症的风险很高，因此目前相关指南推荐给予补充适量的雌激素，使患者的血清雌二醇水平维持在 300～400 pmol/L 的范围内较为合适[13]。③Swyer 综合征，主要是因为患者睾丸决定基因或其蛋白作用过程中所涉及的基因异常，导致睾丸停止发育或形成条索状性腺，不分泌睾酮和 AMH。临床表现为第二性征不发育，原发性闭经，促性腺激素水平升高，性激素水平低下，性腺为条索状纤维结缔组织；这类患者外阴为女性生殖器，有子宫、附件和阴道等器官；由于 Y 染色体的影响或性激素水平低导致的骨骺闭合延迟所致，这类患者的身材正常或比同类人要高大。由于 Swyer 综合征患者性腺肿瘤风险很高，虽然其中大多数是良性的肿瘤，但性腺母细胞瘤可发展为无性细胞瘤，导致进一步发展为恶性肿瘤风险很大，所以这类患者一经诊断,应该尽早、尽快进行性腺的切除;由于大多数患者按女性抚养,心理和社会性别均为女性,所以大多数患者选择继续维持女性社会性别。条索状性腺切除后应给予雌激素替代治疗诱导青春期,之后序贯加入孕激素建立人工周期,以促进患者的第二性征的发育以及预防骨质疏松。④性染色体异常 DSD,45,XO/46,XY 混合型性腺发育不全患者具有典型的类 Turner 综合征临床特征,如身材矮小、心肾畸形,患者外生殖器可以表现为正常的女性外阴、外生殖器模糊或正常的男性阴茎等;主要治疗方法是手术切除有肿瘤恶变风险的性腺组织,同时使用生长激素促进患者的身高增长以及应用性激素替代治疗;目前指南建议从 12 岁开始使用雌激素来诱导青春期的启动,2 年内根据患者临床症状及体征缓慢增加药物剂量,在患者骨骺闭合前使患者身高生长达到自身最高;46,XX/46,XY 嵌合型 卵睾型 DSD 患者往往同时存在卵巢和睾丸组织(即卵睾),性别的分配主要取决于患者外生殖器的功能状态。

对于 DSD 患儿的外科干预措施主要应用在两方面:性腺探查和手术的重建。为了确诊性发育障碍的患儿内生殖器情况主要是依靠性腺探查和病理活检。依据术前的性别认定及性别再修正。对于 DSD 患儿的外科重建手术方面,主要是基于以下因素进行:①改善外生殖器外观;②获得无阻碍的具有性别特异的排尿方式;③完成阴道阴茎性交。虽然 DSD 外科手术已经探索了很多年,但目前如何进行性别选择,如何选择手术时机仍然存在有很大的争议[14]。

尽管目前的治疗较为保守,但在临床工作中,我们常常遇到患儿家长要求尽早进行性别确定及外科重建手术的情况。对于 DSD 的患者,我们认为早期的正确诊断及合理的性别选择是至关重要的,因为对于性腺发育尚可并排除恶变可能的患者,应尽力保留其生育能力。性腺肿瘤发生的风险是 DSD 患者随访治疗中必须严格重视的问题,根据 DSD 患者病因的不同其肿瘤发生风险关注的问题也不完全相同[15]。总体上,携带 Y 染色体物质,睾丸特异性蛋白 Y 编码基因(testes-specific protein Y-linked region,TSPY)阳性的 DSD 患者,罹患Ⅱ型生殖细胞瘤的风险是较高的。在《性发育异常的儿科内分泌诊断与治疗共识》中认为[3]对于 DSD 患儿初始性别认定具体建议为:对于 46,XX CAH 的患儿建议选择女性。Swyer 综合征、完全型雄激素不敏感综合征的患儿更偏向选择女性,虽然这类患者具有 Y 染色体,但典型的女性社会性别认同和没有雄激素效应,选择女性角色对患者有利,查阅既往相关文献报道仅有极少数患者选择男性。混合性腺发育不良可选择男性、女性或中性,应该综合产前雄激素暴露、性腺的解剖、性腺相关功能测定以及青春期后的性腺发育情况综合进行考虑。

我们的意见是结合患儿的表型、性腺探查结果,由内分泌科医生完成激素水平的评估,同时结合患儿本人的心理性别做出判断。应与家长及患儿进行充分沟通,使其对未来的性别选择和手术有充分的认识和心理准备,并尽量尊重家长及患儿意愿,最后选择适当的手术方式。DSD 的治疗对临床医生的要求很高,需要内分泌科、泌尿外科以及妇产科、心理学专业等多个学科医生的共同参与完成。总之,能够使患儿在家庭、学校和任何社会交往中良好的生活是我们最重要的治疗目标。

总之,DSD 的精准诊断和个体化治疗,需要多学科团队,包括内分泌科医生、泌尿外科医生、精神心理及社会工作者等,共同合作努力实现。DSD 患儿管理应当以“为患儿提供稳定的性别认同,为家庭提供医疗支持,维护患儿潜在的性功能和生育能力,通过合理的激素支持、替代、维护健康的个体形象、体态以及心理行为特征"为目标。应该综合评估各个方面,最终的社会性别应该结合患者外生殖器的外观、肿瘤相关风险、性激素的水平以及患者的自我认识等多个方面。同时影响DSD患者的还有地域和文化的差异,目前推荐在青春期后再进行性别认定,关于更改性别手术-外生殖器重塑的手术在患者成年后进行,更能体现以患者为中心,允许患者自行决定最终的性别。同时还需要进行多方面的评估,比如性别焦虑症、评估性功能、生活质量和生殖功能等各个方面,这些对于将来进一步指导患者未来的生活质量有重大意义。相关文献中可以看到目前研究中的大多数患者年龄较小,缺乏对患儿整体的性腺功能的评估、性别认定和生活质量的认识,应该对这类患儿建立长期随访,长期进行相关的问卷调查,定期总结。

参考文献

[1] BERAY, EKLIOGLU S, EMRE M, et al. The 46XX Ovotesticular Disorders of Sexual Development with Dismorphic Features[J]. Journal of pediatric and adolescent gynecology, 2015, 28(6): e157-159.

[2] KRSTIC Z D, SMOLJANIC Z, VUKANIC D, et al. True hermaphroditism: 10 years' experience[J]. Pediatr Surg Int, 2000, 16(8): 580-583.

[3] 中华医学会儿科学分会内分泌遗传代谢学组. 性发育异常的儿科内分泌诊断与治疗共识[J]. 中华儿科杂志, 2019, 57(6): 9.

[4] GRINSPON R P, BERGADA I, REY R A. Male Hypogonadism and Disorders of Sex Development[J]. Front Endocrinol (Lausanne), 2020, 11: 211.

[5] YU B Q, LIU Z X, GAO Y J, et al. Prevalence of gene mutations in a Chinese 46, XY disorders of sex development cohort detected by targeted next-generation sequencing[J]. Asian J Androl, 2021, 23(1): 69-73.

[6] 王如华, 张焱, 程敬亮. 卵睾型性发育异常(真两性畸形)一例报道[J]. 中华内分泌外科杂志, 2020, 14(3): 3.

[7] 梁海燕, 张潍平, 孙宁, 等. 74例46, XX性发育异常患儿性腺探查结果及分析[J]. 中华小儿外科杂志, 2016, 37(7): 5.

[8] HOUK C P, LEE P A. Intersexed states: diagnosis and management[J]. Endocrinol Metab Clin North Am, 2005, 34(3): 791-810.

[9] WILHELM D, PALMER S, KOOPMAN P. Sex determination and gonadal development in mammals[J]. Physiol Rev, 2007, 87(1): 1-28.

[10] MANSOUR S M, HAMED S T, ADEL L, et al. Does MRI add to ultrasound in the assessment of disorders of sex development? [J]. Eur J Radiol, 2012, 81(9): 2403-2410.

[11] SANTOS X M, KRISHNAMURTHY R, BERCAW J L, et al. The utility of ultrasound and magnetic resonance imaging versus surgery for the characterization of müllerian anomalies in the pediatric and adolescent population[J]. J Pediatr Adolesc Gynecol,

2012,25(3):181-184.

[12]PALMERT M R, DUNKEL L. Clinical practice. Delayed puberty[J]. N Engl J Med, 2012,366(5):443-453.

[13] HEWITT J, ZACHARIN M. Hormone replacement in disorders of sex development: Current thinking[J]. Best Pract Res Clin Endocrinol Metab,2015,29(3):437-447.

[14]CALLENS N,VAN DER ZWAN Y G,DROP S L,et al. Do surgical interventions influence psychosexual and cosmetic outcomes in women with disorders of sex development? [J]. ISRN Endocrinol,2012,2012:276742.

[15]PYLE L C,NATHANSON K L. A practical guide for evaluating gonadal germ cell tumor predisposition in differences of sex development[J]. Am J Med Genet C Semin Med Genet,2017,175(2):304-314.

第七节 外阴发育异常、原发性闭经
——雄激素不敏感综合征(2例)

于璐 郑瑞芝 袁慧娟 张云 袁倩 曼华
河南省人民医院

(本文已发表于《中华内科杂志》2018年第57卷第6期,收录时有改动)

雄激素不敏感综合征(androgen insensitivity syndrome,AIS)属于46,XY性发育异常,是其中较为常见的类型,发病与雄激素受体(androgen receptor,AR)的异常有关,AR功能异常导致雄激素效应异常(雄激素全部或部分丧失效应),从而出现相应的临床表现[1]。本病临床表现谱较广,可从完全的女性表型到男性表型,或者仅仅表现为男性化不足或男性不育,临床上可分为3种类型:完全型AIS(complete androgen insensitivity syndrome,CAIS),外生殖器表现为典型的女性型;部分型AIS(partial androgen insensitivity syndrome,PAIS),外生殖器可以表现为女性型或者男性型为主;轻型AIS(minimal androgen insensitivity syndrome,MAIS),外生殖器表现为典型的男性型[2]。本病由*AR*基因突变导致,系X-连锁隐性遗传病,常因社会性别女性儿童患者疝、外阴异常、青春期后原发性闭经就诊,临床诊断及鉴别诊断有一定难度。现就河南省人民医院2例AIS病例进行详细分析。

一、病例资料及诊治过程

(一)病例1

1.病史摘要

患者社会性别女性,23岁,以"发现外阴异常16年"为主诉于2016年3月8日入院。

现病史:该患者出生时家人发现其为女性型外阴,按女孩抚养,无恶心、呕吐、喂养困难。7岁时渐渐出现阴蒂增大,并于大阴唇处可触及包块,有时伴有疼痛,但患者认为自己为男性,未诊疗。16岁时渐渐出现乳房增大,一直未来月经,于外院就诊,按"原发性闭经"进行相关检查,查染色体核型为46,XY,超声检查显示腹部未见子宫及附件,诊断未明,未治疗。为进一步明确诊断及治疗来我院就诊,门诊以"性发育异常"收住我院整形外科。

既往史:未及特殊。

个人史:母亲孕期无先兆流产及服药史,余无特殊。

婚育史:未婚未育。

家族史:父母非近亲婚配,1哥体健,已婚已育,家族中无类似疾病发生,否认家族性遗传病史。

2.入院查体

体温37.1 ℃,脉搏88次/min,呼吸22次/min,血压120/90 mmHg,身高178 cm,体

重 68 kg,BMI 21.5 kg/m^2,体形中等,呈女性体态,营养良好,皮肤无色素沉着,体毛稀少,无胡须、喉结发育,双侧乳房 Tanner 5 期。心肺腹查体无异常。阴蒂肥大呈小阴茎状,大阴唇、小阴唇、前庭联合,小阴茎背侧根部可见尿道口,未见明确阴道外口(彩图 22),双侧腹股沟区可触及直径约 2 cm 圆形包块,质韧,无压痛,活动可。脊柱、四肢正常。

3. 实验室检查

(1)性激素结果详见表 1;睾酮/双氢睾酮:12.16。

表 1　性激素

项目名称	检测结果	参考值
卵泡刺激素(U/L)	17.16	1.30 ~ 19.30
黄体生成素(U/L)	48.11	1.20 ~ 8.60
催乳素(ng/mL)	19.83	2.64 ~ 13.13
雌二醇(pg/mL)	18.97	<53.00
孕酮(ng/mL)	3.02	0.10 ~ 0.84
睾酮(ng/mL)	3.88	1.75 ~ 7.81
双氢睾酮(pg/mL)	319	250 ~ 800
游离睾酮(pg/mL)	7.63	0 ~ 3.09
硫酸脱氢表雄酮(ng/mL)	121	18 ~ 391
性激素结合球蛋白(mmol/L)	47.4	18.0 ~ 114.0

(2)染色体核型:46,XY;SRY(+)。

(3)ACTH、COR 节律结果详见表 2。

表 2　促肾上腺皮质激素、皮质醇节律

项目名称	8:00	16:00	24:00
促肾上腺皮质激素(pg/mL)	47.20 (参考值 12.00 ~ 46.00)	44.70 (参考值 6.00 ~ 23.00)	37.30
皮质醇(μg/dL)	15.2 (参考值 5.0 ~ 25.0)	11.6 (参考值 2.5 ~ 12.5)	2.2

(4)甲状腺功能结果详见表 3。

表3 甲状腺功能

项目名称	检测结果	参考值
游离三碘甲腺原氨酸(pmol/L)	5.05	3.50～6.50
游离甲状腺素(pmol/L)	16.88	11.50～22.70
促甲状腺素(μIU/mL)	1.147	0.550～4.780

(5)血常规、尿常规、血电解质:无异常。

4.影像学检查

(1)超声检查 子宫及双侧卵巢未探及,双侧腹股沟管可见睾丸样回声,右侧大小约25 mm×17 mm×11 mm,左侧大小约19 mm×10 mm×10 mm,提示为隐睾(双侧)。

(2)垂体磁共振(MRI) 垂体内可见异常信号,考虑为Rathke囊肿。

(3)胸部X射线 未见明显异常。

(4)骨密度 腰椎及股骨骨量正常。

5.病史特点

(1)患者社会性别女性,23岁,发现外阴异常16年。

(2)出生时外阴呈女性型,按女性抚养,7岁时渐渐出现阴蒂增大,并于大阴唇处可触及包块,有时伴有疼痛。16岁时渐渐出现乳房增大,一直未来月经。

(3)病程中无恶心、呕吐、喂养困难,无皮肤色素沉着。

(4)女性体态,体毛稀少,无胡须、喉结发育,乳房发育如同龄女性。阴蒂肥大呈小阴茎状,大阴唇、小阴唇、前庭联合,小阴茎背侧根部可见尿道口,未见明确阴道外口,双侧腹股沟区可触及直径约2 cm圆形包块,质韧,无压痛,活动可。

(5)睾酮(testosterone,T)和双氢睾酮(dihydrotestosterone,DHT)处于正常水平,游离睾酮(free testosterone,FT)高于正常水平,黄体生成素(luteinizing hormone,LH)明显升高。

(6)超声检查显示子宫及双侧卵巢未探及,双侧隐睾。

(7)染色体核型为46,XY;SRY(+)。

6.临床诊断

46,XY性发育异常(雄激素不敏感综合征)。

7.诊断依据

(1)患者23岁,表型性别女性,自幼按女孩抚养,社会性别女性,但出现男性化的表型特征(阴蒂肥大、阴唇包块、阴唇融合、尿道口/阴道口不正常、腹股沟区包块)。

(2)染色体核型为46,XY,染色体性别为男性;SRY(+)。

(3)T和DHT处于正常水平,FT高于正常水平,LH明显升高。

(4)超声检查显示子宫及双侧卵巢未探及,双侧隐睾,性腺性别为男性。

8.基因诊断

AR基因外显子1检测到半合子插入突变(c.239dupGCAGCA),导致密码子整码突变(彩图23)。

9. 治疗和随访

经过专家团队评估，建议该患者按女性生活较为理想，结合患者及家属意愿，患者强烈要求按男性生活，23 岁于整形外科行“双侧乳腺切除+隐睾下降+阴茎矫正术”，乳腺病理：玻璃样变纤维脂肪组织中见散在乳腺导管，部分扩张，个别导管增生活跃，普通型增生，未见明确小叶结构。术后补充雄激素十一酸睾酮胶丸，每次 80 mg，每日 2 次。定期超声检测睾丸未见异常，骨密度正常，患者乳腺无增大，余无异常。

（二）病例 2

1. 病史摘要

患者社会性别女性，14 岁，以“发现外生殖器发育异常 3 年”为主诉于 2015 年 2 月 13 日入院。

现病史：患者 3 年前无意中发现外生殖器发育异常，渐渐出现阴蒂增大，似小阴茎样，阴毛变密变黑，同时伴有面部胡须生长，乳房无增大，无月经来潮，无皮肤变黑，无血压升高，无血钾降低，无嗅觉异常及听力异常，未在意。2 d 前就诊于外院，查妇科超声示：子宫体积小（考虑为幼稚子宫）。1 d 前再次就诊该院查性激素提示 FSH、LH 增高，T 正常（具体不详）。今为求进一步治疗入院，门诊以“先天性肾上腺皮质增生症”收住我院整形外科。

既往史：无特殊。

个人史：足月顺产，出生后家人未发现外生殖器异常，按女孩抚养。智力正常，学习成绩一般，生长速度与同龄同性别儿童无异。母亲孕期无先兆流产及服药史。

婚育史：未婚未育。

家族史：否认父母系近亲结婚，有 1 哥，发育未见异常，目前未婚未育。否认家族中其他成员有类似疾病，否认有家族遗传病史。

2. 入院查体

体温 36.5 ℃，脉搏 76 次/min，呼吸 19 次/min，血压 120/80 mmHg，营养良好，无皮肤色素沉着，男性面容，男性体格，唇周可见小胡须，腋毛稀疏，喉结不明显，双侧乳房 Tanner 0 期，心肺腹查体未及异常。双侧腹股沟区均可触及包块，椭圆形，约蚕豆大小，无压痛，阴毛呈倒三角形分布，浓密，可见长约 3 cm 的短小阴茎，于小阴茎背侧根部可见尿道开口，未及阴囊、睾丸，未见阴道口（彩图 24）。脊柱、四肢正常。

3. 实验室检查

（1）性激素（入院时）结果详见表 4；T/DHT：11.93。

表 4　性激素（入院时）

项目名称	检测结果	参考值
卵泡刺激素（U/L）	49.03	1.30～19.30
黄体生成素（U/L）	14.59	1.20～8.60
催乳素（ng/mL）	15.57	2.64～13.13

续表 4

项目名称	检测结果	参考值
雌二醇(pg/mL)	17.69	<53.00
孕酮(ng/mL)	1.07	0.10~0.84
睾酮(ng/mL)	3.59	1.75~7.81
双氢睾酮(pg/mL)	301	250~800
游离睾酮(pg/mL)	5.30	0~3.09
性激素结合球蛋白(mmol/L)	40.9	8.0~114.0
硫酸脱氢表雄酮(ng/mL)	150	18~391

(2)促肾上腺皮质激素、皮质醇节律、甲状腺功能、血常规、尿常规、血电解质:无异常。

(3)染色体核型:46,XY;SRY(+)。

4.影像学检查

(1)超声 盆腔未探及明显子宫回声,盆腔内类前列腺及精囊回声,双腹股沟区类睾丸样回声,考虑尿道下裂并双侧隐睾。心包少量积液,右肾盏局限性扩张。

(2)垂体 MRI 垂体高度 0.84 cm,余未见异常信号。

(3)24 h 动态血压 平均血压 110/72 mmHg,未见异常。

(4)双侧肾上腺 CT 平扫 正常。

(5)盆腔 MRI 未探及子宫、卵巢,双腹股沟区可探及睾丸样回声。

5.病史特点

(1)14 岁,社会性别女性,发现外生殖器发育异常 3 年。

(2)出生后家人未发现外生殖器异常,按女孩抚养。3 年前无意中发现外生殖器发育异常,渐渐出现阴蒂增大,似小阴茎样,阴毛变密变黑,同时伴有面部胡须生长,乳房无增大,无月经来潮。

(3)病程中无皮肤色素沉着,无高血压及低血钾,不伴嗅觉及听力障碍。智力正常,生长速度与同龄同性别儿童无异。

(4)无皮肤色素沉着,男性面容,男性体格,唇周可见小胡须,腋毛稀疏,喉结不明显,乳房 Tanner 0 期,双侧腹股沟区均可触及包块,椭圆形,约蚕豆大小,无压痛,阴毛呈倒三角形分布,浓密,可见长约 3 cm 的短小阴茎,于小阴茎背侧根部可见尿道开口,未及阴囊、睾丸,未见阴道口。

(5)染色体核型为 46,XY;SRY(+)。

(6)性激素检查示 T 和 DHT 处于正常水平,FT 高于正常水平,LH、FSH 升高。

(7)超声示盆腔未探及明显子宫回声,盆腔内可见类前列腺及精囊回声,双腹股沟区类睾丸样回声,考虑尿道下裂并双侧隐睾。盆腔 MRI 示未探及子宫、卵巢,双腹股沟区可探及睾丸样回声。

6. 临床诊断

46,XY 性发育异常(雄激素不敏感综合征)。

7. 诊断依据

(1)患者 14 岁,幼时表型性别女性,社会性别女性,但出现男性化的表型特征(阴蒂肥大、面部出现胡须、阴毛浓密、乳腺无发育、月经无初潮、尿道口/阴道口不正常、腹股沟区包块)。

(2)染色体核型为 46,XY,染色体性别为男性;SRY(+)。

(3)T 和 DHT 处于正常水平,FT 高于正常水平,FSH、LH 增高。

(4)超声及盆腔 MRI 检查未探及子宫、卵巢,双腹股沟区可探及睾丸样回声,性腺性别为男性。

8. 基因诊断

AR 基因外显子 1 存在复合半合子突变[c. 231 - 239del9(彩图 25)和 c. 1428 - 1420del3(彩图 26)],导致整码突变。

SRD5A2 基因筛查结果阴性。

9. 治疗和随访

经过专家团队评估,结合患者及家属意愿,患者要求继续按女性生活,于整形外科行“隐睾切除术+阴蒂成形术+轴形组织瓣转移术”,左侧隐睾病理示:曲精小管结构,生精细胞存在,灶性细胞变性,少量炎症细胞浸润,血管增生,并见附睾结构。术后复查性激素结果详见表 5。术后补充小剂量雌激素戊酸雌二醇片,每次 0.25 mg,每日 1 次,乳腺逐渐发育至 Tanner 3 期,后将戊酸雌二醇片增至每次 0.5 mg,每日 1 次,乳腺发育为 Tanner 4 期,治疗期间查骨密度:Z 值(g/cm^2):腰椎 $L_1 \sim L_4$ 分别为:0.902,0.997,1.053,1.026,0.998,股骨:股骨颈 0.756,Wards 三角 0.618,大粗隆 0.579,全部 0.741,给予补充碳酸钙片,每次 0.6 g,每日 1 次预防骨质疏松,患者无不适,日后计划婚前择期行阴道成形术。近期未来复查。

表 5　性激素(睾丸切除术后复查)

项目名称	检测结果	参考值
卵泡刺激素(U/L)	93.74	1.30 ~ 19.30
黄体生成素(U/L)	44.51	1.20 ~ 8.60
催乳素(ng/mL)	15.53	2.64 ~ 13.13
雌二醇(pg/mL)	<0.01	<53.00
孕酮(ng/mL)	0.86	0.10 ~ 0.84
睾酮(ng/mL)	0.38	1.75 ~ 7.81

二、讨论

(一)性腺分化发育的遗传学

两性之间的差异在自然界中广泛存在。人类的男性和女性在生物学表型、人格特质、行为和兴趣、认知表现和对特定疾病的倾向性等诸多方面存在差异。多种因素影响人类的性别分化,包括基因、激素、环境等[3]。正常的性腺分化包括在性别决定相关基因的作用下原始性腺分化为睾丸或卵巢,生殖管道的分化和外生殖器的分化发育,是一个序贯过程。通常染色体性别为性腺性别的发育分化作导向,而性腺性别又引导着表型性别的发育分化,三者一致才是正常性别。

性腺分化发育是一个由众多基因严格调控的高度复杂的过程。在动物中,新个体有机体的发育始于受精、卵子和精子的融合,从而产生二倍体受精卵,随后的有丝分裂允许形成特定的、可识别的囊胚和原肠胚,然后是器官发生阶段,最终导致胚胎发育。配子的融合定义了个体的遗传模式,包括性别决定。个体的染色体性别在受精卵形成时就已确定(46,XX 为女性,46,XY 为男性),染色体核型决定原始性腺组织向睾丸或者卵巢分化。如果胚胎染色体核型为 46,XY,在正常情况下,由于 Y 染色体上存在睾丸决定因子(testis determining factor,TDF),它会朝着形成男性胎儿的方向发展。

人类男性性别特征的发育起始过程由 *SRY* 基因(位于 Yp11.2)调节[4]。该基因编码的转录因子是 DNA 结合蛋白高迁移率族(high mobility group,HMG)盒成员,编码的蛋白质是 TDF,它启动男性性别决定过程。损害 SRY 功能的突变会导致性逆转,使具有 XY 核型的人发生性发育异常,表现为女性[5]。如果把 Y 染色体上包含该基因的片段转移到 X 染色体上,或者在减数分裂时 SRY 基因从 Y 染色体易位至 X 染色体,会导致核型为 XX 的个体向男性方向发育[5]。TDF 的基本和特定任务在于激活一种雄性特异性转录因子,该转录因子属于 DNA 结合蛋白家族,称为 SRY 框蛋白 9(SRY box 9,SOX9,由位于 17q24 的 SRY 框基因家族成员之一编码)和类固醇生成因子 1(Steroidogenic factor 1,SF1,由位于 9q33 的 *NR5A1* 基因编码)。SOX9 蛋白指导男性性腺分化过程,并且在正常骨骼发育中也起重要作用[6-7]。SOX9 和 SF1 蛋白使原始性腺的胚胎细胞在受精后的第 50 天左右开始分化为支持细胞(Sertoli 细胞),从而决定了胚胎睾丸的发生[8-10]。同时,SOX9 和 SF1 通过调节抗米勒管激素(anti-Mullerian hormone,AMH,由 Sertoli 细胞产生)的生成来抑制女性特征,该激素是转化生长因子 β 家族的成员,介导男性性别分化。这种激素能够抑制男性胚胎中米勒管(否则会分化为子宫和输卵管)的发育,从而促进 Wolffian 管的形成[11-12]。

相反,具有 46,XX 核型的胚胎具有典型的女性发育。Y 染色体的缺失意味着 SRY 基因的缺失,意味着 TDF 的缺失。因此,胚胎的双向分化潜能性腺细胞发育成卵巢,Wolffian 管萎缩,米勒管发育成子宫、输卵管、子宫颈和阴道上段。此外,因卵巢不产生雄激素,原阴茎发育为阴蒂,阴囊皱襞发育成为阴唇,尿道保持女性典型位置。在青春期,性分化由卵巢产生的雌激素维持。

本文 2 例患者染色体核型为 46,XY,SRY(+),原始性腺组织在该染色体及性别决定基因的引导下会向睾丸发育,因此,尽管本文 2 例患者社会性别均为女性,但在超声或盆腔 MRI 检查中未探及子宫、卵巢,却发现了睾丸样组织。尽管性腺性别又可引导表型性别的发育分化,但这个过程又涉及众多基因及雄激素的作用,相关基因及激素的异常均可导致表型性别发育分化的异常。

(二)DSD 和 46,XY DSD

当染色体性别、性腺性别和表型性别出现不一致时称为 DSD,其发生主要因为性别决定和分化过程受到影响出现异常。社会性别或心理性别与上述性别不一致的情况不在 DSD 范畴。DSD 病因谱广泛、临床表现异质性大,患者的外生殖器表型可以是男性型、女性型或男性化不足、女性化不足[13-14]。根据染色体核型将 DSD 分为 3 类[14-15]:性染色体异常 DSD;46,XY DSD;46,XX DSD。据此,本文两例患者均诊断为 46,XY DSD。

在三大类 DSD 中,46,XY DSD 的临床表现谱和病因更加复杂,此类患者其染色体核型为 46,XY,具有男性的性腺——睾丸,但外生殖器可以从完全男性化表型、男性化不全的表型到完全女性化的表型,差异较大[16]。46,XY DSD 发病与睾丸分化发育、雄激素合成、代谢或作用过程受损有关[17-18]。根据病因不同,46,XY DSD 可以分为三大类[19-20]:先天发育相关的疾病;雄激素合成分泌或作用障碍的疾病;下丘脑-垂体-性腺轴功能障碍。本文两例患者性激素检查示 T 和 DHT 处于正常水平,FT 高于正常水平,LH 增高,不支持睾酮合成分泌障碍和垂体功能障碍,更支持雄激素作用障碍。

雄激素水平和靶器官对雄激素的反应决定患者的男性表型程度,也是此类疾病临床表现异质性极大的原因[21]。除性腺发育异常外,由于雄激素水平的异常或其效应发挥的异常也会导致该类患者出现血压升高、高脂血症、动脉粥样硬化性心脑血管疾病高风险[22]。此外,由于躯体异常,患者往往更容易合并焦虑、抑郁等精神状况[23]。早期诊断 46,XY DSD 患者意义重大,意味着可以获得早期干预和治疗,从而改善躯体发育状况和精神状态。

46,XY DSD 发病机制与众多基因异常有关,极其复杂。近年来,随着二代测序、多重连接探针扩增、单核苷酸多态性微阵列等新技术的应用,DSD 患者的病因得以更多地得到确认,现已发现超过 50 种基因参与了这类疾病的发病[24-26]。不同的致病基因突变会引起不同的症状,但也有相同的基因突变在不同个体中引起的症状却有差别,可能与遗传异质性有关[24,27-29]。

(三)AIS 的发病机制

AIS 是 46,XY DSD 中最多见的类型,由 AR 基因突变引起,X 染色体连锁隐性遗传,从携带突变的母亲处获得致病基因遗传的患者约占该病的 70%[30],估计患病率为 2/100000～5/100000,在遗传性别为男性的患儿中发病率为 1/20000～1/99000[31]。本病在 1953 年由 Morris 首次描述[32],当时称为“睾丸女性化综合征”,这些患者表型为女性但性腺为睾丸,直到之后通过对其分子机制和病因的详细研究,被重新命名为 AIS,并于 1988 年 AR 基因被定位至 Xq11-12[33]。AIS 临床表现为男子不同程度的女性体态改变和生育力的显著下降。

患者核型为 46,XY,胚胎早期 AMH 分泌正常,可正常抑制子宫及输卵管的发育。内生殖器的分化与 Leydig 细胞产生 T 激活 AR 和 AMH 共同作用相关,后 T 在 5α-还原酶 2

型(steroid 5α-reductase2,SRD5A2)的催化下生成DHT,后者激活AR,促进阴茎、阴茎尿道、阴囊的发育形成,完成外生殖器分化[11]。AIS患者的性腺为睾丸,体内T和DHT的分泌正常,但由于AR发生完全或部分功能缺陷,导致靶器官对雄激素完全或部分不敏感,从而影响男性生殖器的发育。

AR是一种核受体,它允许许多组织的细胞通过结合T和DHT对雄激素作出反应。这种受体的错误二聚体组装导致细胞对雄激素的不敏感程度从低到高不等[34]。在最严重的情况下,突变完全消除了AR的二聚化。最终,AIS患者的不同表型反映了靶器官对雄激素不敏感的程度。雄激素在男性发育的几个阶段中发挥着至关重要的作用,如性腺分化、精子发生和继发性男性特征的启动和维持、促性腺激素分泌的反馈调节等[35]。雄激素与AR之间的作用直接调节多种基因表达,促进46,XY胎儿男性特征的正确发育。

在AIS中,Y染色体的存在意味着SRY蛋白的正常活动,最后是男性性腺的产生。但胎儿细胞无法对雄激素做出适当反应,导致男性生殖系统发育异常,因此,睾丸通常保留在腹部,或者在某些情况下,它们位于大阴唇或迁移管路的不同区域[36]。因此,女性性特征的抑制不再存在,尽管个体的核型为46,XY,可导致形成完整的女性习惯,特别是当雄激素的效应缺陷特别严重或靶组织对雄激素完全无反应时。

1. *AR*基因缺陷类型　*AR*基因位于Xq11-12,是单一拷贝X染色体基因,包含有8个外显子和7个内含子,长约99 kb,编码920个氨基酸。在46,XY个体中,由于无等位染色体,AR基因的微小突变即可表现出明显的异常,已知其突变与AIS关系最密切。*AR*基因中的几种类型的突变会导致AIS:从完全和部分基因缺失到点突变,再到小的碱基插入或缺失[36]。*AR*基因的大量突变可能是导致该综合征临床异质性的原因,这取决于剩余受体的数量和质量[36]。例如,细胞质中受体功能的完全丧失可能是由于错误或不完全的蛋白质结合,否则,尽管细胞受体数量正常,导致底物结合亲和力改变的突变会产生信号传递缺陷[21-22,36]。

在基因水平,已发现的*AR*基因突变多种多样,主要包括4种[33]。①完全或部分基因缺失:主要导致蛋白质完全缺失。②点突变:最为常见,可导致形成提前终止密码,导致AR合成不完整,这些截短的受体在与激素的结合和基因转录的激活方面是无活性的,若正常剪切位点(外显子与内含子交界处)发生突变,将引起信使RNA(mRNA)的拼接异常;在所有的点突变中,编码氨基酸的点突变引起氨基酸的替换最为常见,约85%发生在甾体结合结构域。③移码突变:碱基插入或缺失引起,干扰mRNA的翻译框架。④内含子突变:如剪接供体或受体位点突变[37-38]。

2. AR基因型-表型关联　目前认为AIS的基因型和表型之间没有明确的相关性。即使有相同的基因型改变,患者的临床表型也可有较大的差异,造成这一现象的原因可能有以下几点:①*AR*基因外显子1存在CAG的重复序列,该序列存在多态性;②基因拷贝数的多态性;③共激活剂、辅阻遏物等在不同个体间的表达差异;④体细胞嵌合现象,且其发生时间与临床表现的严重程度相关,在合子期后该现象发生越早,临床缺陷越严重[39]。例如,Liu等[40]报道了经全外显子测序证实同一家庭中先证者和她的兄弟均携带p. Y764H突变,然而表型却分别为CAIS和PAIS。另外,一些根据临床表现和内分泌检查诊断的AIS,检测*AR*基因时未能发现异常,考虑可能是因为少部分*AR*基因的突变发生于基因调控区域或内含子区，影响 *AR* 基因的转录起始或转录后产物的剪辑和拼接，最终影响有功能 AR 的合成[41]。由于临床检测水平的限制，目前大部分机构只能在外显子水平探索 *AR* 基因的突变，使得部分 AIS 患者无法明确突变位置和类型。既往研究报道，*AR* 基因外显子突变只占 CAIS 的 85% ~95%，而只占 PAIS 的 50% 左右[41]。另一方面，这些患者也可能是由于其他病因（如 *SRD5A2*、*17βHSD3* 基因突变）导致产生类似 AIS 的表型，不过，近年来随着全外显子基因测序工作的开展，这些基因突变导致的疾病的鉴别诊断也取得了较大的进展。

对 AR 基因的测序也最终使本文中的 2 例患者得到了确诊，诊断为 AIS，病例 1 患者 *AR* 基因外显子 1 检测到半合子插入突变（c. 239dupGCAGCA），导致密码子整码突变，病例 2 患者 *AR* 基因外显子 1 存在复合半合子突变【c. 231-239del9 和 c. 1428-1420del3】，导致整码突变。

（四）AIS 的分型、临床表现和诊断

根据临床表型的差异，AIS 可分为 CAIS，PAIS 和 MAIS 3 型[2]。AIS 的临床表型取决于其雄激素的抵抗程度。正常男性胚胎在雄激素的作用下，其原始生殖结节增长形成阴茎，尿殖窦的下段伸入阴茎并开口于尿道沟，构成尿道海绵体部的大部分，两侧的尿生殖褶在中线融合形成阴茎缝。同时，雄激素促进胚胎中肾管发育为附睾、输精管和射精管等内生殖器，并促使睾丸下降。当雄激素作用不足时，以上过程受阻，临床上可表现为不同程度的去雄性化表现[42]。

1. AIS 的分型

（1）CAIS　CAIS 发病率约为 1/60000 ~ 1/20000，特点是染色体为 46，XY 的个体拥有女性外生殖器，睾丸有发育但未降至正常位置，原因是细胞对雄激素完全抵抗。SRY 区域的存在促使胎儿腹腔内原始睾丸形成，在孕 7 周左右，胎儿睾丸开始产生 T，但 AR 基因突变导致受体功能被破坏，靶细胞对 T 无应答，T 和 DHT 无法发挥活性作用。超过 95% 的 CAIS 可检测到 AR 基因突变，其中 70% 是遗传得来，30% 为新发突变。原始睾丸产生的 AMH 的存在抑制了女性生殖器官的形成，但阴道下段可发育，因为它不是米勒管衍生物，然而它比正常阴道要短，且呈盲端。外生殖器完全没有男性化迹象，也没有任何其他的男性特征，这部分患者常被视为女性，具有女性性别认同。因此，患者很少在新生儿时期被诊断，大多数都是青春期时因原发性闭经就诊。CAIS 患者进入青春期比正常女孩晚。下丘脑和垂体刺激睾丸产生 T，T 又进一步转化为 E_2 的出现进一步刺激青春期女性特征的形成，如正常的乳腺发育，骨盆的女性形态，体脂重新分布，但与雄激素相关的毛发如阴毛、腋毛较少，面部痤疮较少出现。在 CAIS 患者中更常见的一个特征是与正常普通女性相比，身高略有增加，原因可能与 Y 染色体的存在对生长产生的影响有关，与激素的变化关系不大[43]。总结 CAIS 的临床表型如下：①女性习惯、女性体形及女性脂肪分布；②正常女性乳房，常伴过度发育；③常伴阴毛和腋毛缺如；④呈女性外阴，阴唇发育不良，阴蒂正常，阴道呈盲管；⑤女性内生殖器缺如；⑥性激素测定发现血清 T 升高[44]。

此型应注意主要与下列疾病进行鉴别。①单纯性性腺发育不全：睾丸决定基因突变所致，睾丸早期停止发育，不能分泌雄激素及副中肾管抑制因子，染色体为 46，XY，但为女性表型；鉴别要点为乳房多不发育，有阴道、宫颈和子宫，人工周期可有出血。②先天性无阴道(Mayer-Rokitansky-Kuster-Hauser 综合征,MRKH 综合征):由副中肾管发育不良导致,常合并无阴道,部分患者可合并无子宫或仅为始基子宫,可表现为原发性闭经;鉴别要点为染色体为46,XX,性腺为卵巢,性激素为正常女性性激素水平。

(2)PAIS　PAIS 临床表现多种多样,外生殖器表现为女性或者男性或者不明确,乳房发育程度与 AR 不敏感程度呈正相关,典型临床表现为小阴茎,会阴型尿道下裂,尿道下裂伴有下降或未下降睾丸,且在青春期出现男性乳腺发育[45]。因 AIS 不存在雄激素合成障碍,因此实验室检测 T 水平表现为正常或偏高。青春期发育后,升高的 T 可经芳香化作用转化为雌激素,继而出现男性乳腺发育症状。同时因 T 对下丘脑-垂体系统的负反馈不足,LH 水平通常明显高于正常男性,FSH 亦可正常或轻度升高。升高的 LH 又刺激睾丸增加 T 的分泌,通常血中 T 处于正常男性水平或高于正常男性。临床中,根据典型的男性雄性化不足表现及高 LH、正常/高 T 表现,PAIS 较易与其他假两性畸形的病因相鉴别[46]。本文2例患者的临床表现更符合 PAIS。

此型主要的鉴别诊断如下。①5α 还原酶缺陷症(5αRD):5αRD 是46,XY DSD 常见的病因。临床特征是外阴表型可以从完全女性到接近正常的男性,但是激素水平完全正常;PAIS 临床主要与5αRD 相鉴别,二者临床表现类似,5αRD 患者睾酮分泌正常,由于体内缺乏5α-还原酶,不能使 T 转化为 DHT,表型多偏女性化,且其青春期后多无乳房发育,可作为鉴别的要点[47];过去检测 T/DHT 曾经是经典的诊断方法,但是近年来很多文献及临床实践[48-49]已经发现其可靠性差,尤其是在儿科患者中帮助不大;临床难以鉴别者,可进行基因筛查以资鉴别[50-51]。②17β 类固醇脱氢酶3缺陷症(17βHSD3)缺陷症:是一种罕见的常染色体隐性遗传病,是由于 *HSD17β3* 基因突变所致;由于17βHSD3 缺乏使雄烯二酮不能转化为 T,在胎儿期缺乏雄激素刺激,导致外生殖器男性化不足,患者常被按女性抚养,多因腹股沟疝而发现隐睾或因出生时两性畸形就诊,在青春期后多出现男性化表现[47]。③*NR5A1* 基因缺陷引起的 DSD:NR5A1 基因编码类固醇生成因子1(steroidogenic factor 1,SF1);SF1 是一种同时调节肾上腺和生殖系统发育的核受体,可调节涉及类固醇激素合成、性分化和生殖的多种基因;目前发现,该基因也是导致46,XY DSD 的常见致病基因,呈常染色体显性遗传;大多数患者出生时会有外生殖器严重雄性化不全,部分性腺发育不全,还有部分患者 T 合成功能受损少,临床表现可较轻,可仅表现为尿道下裂、隐睾或孤立性小阴茎[52]。

(3)MAIS　MAIS 特征是出生时外生殖器表现为正常男性和青春期男性 DSD,幼年通常不影响正常生活,成年后可普遍出现阳痿及男性乳房女性化表现[53]。部分患者有少精子和不育的可能。因为其通常为正常男性外生殖器,所以极易被漏诊,在已报道的 AIS 病例中占比较低。Hughes 等[54]提出若不育男性中出现 LH 升高,T 浓度正常,这可能是 AIS 的一个指征,提示可进行 *AR* 基因突变检测筛查。

2. AIS 的诊断　作为 DSD 的一种,我们推荐按照 DSD——46,XY DSD——AIS 的流程进行规范化诊断。

(1) DSD 的诊断线索　任何年龄都有可能被做出 DSD 的诊断。任何年龄出现男性女性化或者女性男性化的表现均提示有 DSD 的可能。社会性别为女性者,主诉可以包括声音变粗、皮肤厚、毛发多;阴毛或腋毛早现,痤疮早现;腹股沟包块;阴蒂肥大、阴唇或阴部包块，阴唇融合，尿道口/阴道口异常。社会性别为男性者，主诉可以包括隐睾/小睾丸、小阴茎、尿道上/下裂，或者以上症状的组合；或者男性化不足的表现，如乳房发育、毛发少、声音细、青春期发育延迟等[55]。全身及外生殖器的规范体格检查是 DSD 诊断所必需的。怀疑 DSD 后要进行进一步性腺功能评估。

基础性激素水平检测：LH、FSH、PRL、P、T、DHT、E_2、AMH、DHEA-S、17-OHP，有条件时还可测定抑制素 B(INH-b)、胰岛素样因子 3(INSL3)。DHEA-S 有助于鉴别雄激素的来源，DHT 有助于判断雄激素的外周转化，AMH 和 INH-b 是睾丸支持细胞存在的标志物。

人绒毛膜促性腺激素(hCG)激发试验、HCG 延长试验：对于青春期前的患者，这两个功能试验有助于明确患者体内是否存在有功能的睾丸组织以及睾丸间质细胞分泌 T 的功能状况，多用于小阴茎、隐睾症、青春期延迟等的鉴别。

有条件的机构可以进行促黄体激素释放激素(LHRH)激发试验：主要用于了解垂体的功能，判断是下丘脑性还是垂体性性腺功能减退症，对进入青春发育期年龄和骨龄超过 12 岁者具有较大的临床意义[55]。

内生殖器评估：超声是评价内生殖器的主要方式，泌尿生殖道造影可用于评价尿道、阴道和瘘管的解剖情况。MRI 对于盆腔内结构的评估敏感性更高，但对于排除腹腔内条索性性腺仍然不是绝对可靠，鉴别困难时可能还需行诊断性盆腔探查术[56-57]。

病因诊断：主要根据性激素水平，看属于哪一类的 DSD，包括先天发育相关的疾病、T 合成或作用障碍疾病、HPG 轴障碍。有研究显示，临床工作中除了先天性肾上腺皮质增生症(CAH)外，诊断疾病的频率由多到少依次是先天性低促性腺激素性性腺功能减退症(CHH)、5αRD、AIS、NR5A1 相关的 DSD、17α 羟化酶缺陷症(17α-OHD)、17βHSD3 缺陷症[13]。其他不典型病例或少见疾病，在缺乏特征提示时只能依靠基因确诊。

基因精准诊断：精准诊断有助于个体化的精准治疗。

(2)46，XY DSD 诊断思路　DSD 患者先进行染色体核型检测，若核型为 46，XY，则诊断为 46，XY DSD。下一步看患者是否有子宫，若有子宫，考虑性腺发育不全。若无子宫，则可能系雄激素合成、代谢或作用障碍所致。随后，看 T 水平的高低，T 低者考虑倾向雄激素合成障碍(如 17α-羟化酶缺乏症)，T 不低者要看 T/DHT 比值，若该比值增高，提示可能为 5αRD，若比值正常，提示可能为 AIS，但该比值诊断的敏感度和特异度较低，临床上不乏与此不符的病例报道，因此，基因测序可作为最终的诊断依据。

(3)AIS 的诊断要点　AIS 由于其临床异质性较大，诊断较为困难。目前尽管基因测序在临床广为应用，但 AIS 的诊断仍需结合患者的症状和体征，LH、FSH、E_2、P、T、DHT 等性腺激素水平，超声或 MRI 等影像学资料等多个方面综合考虑。

综合文献及笔者的临床诊疗经验，建议诊断可参考的依据有：①染色体核型为 46，XY，性腺为睾丸；②临床表现为不同程度的男性化不全，女性外生殖器+男性内生殖器，且根据其女性化程度判断是 CAIS 还是 PAIS 或 MAIS；③T 或/和 DHT 高于或处于正常水平，LH、E_2高于正常男性水平；④影像学检查或性腺组织活检未发现子宫、卵巢、输-卵管等米勒管结构；⑤青春期后毛发生长稀疏并伴不同程度乳房女性化；⑥排除其他引起 46，XY DSD 疾病。满足以上 AIS 的临床特点后，结合 *AR* 基因检测阳性可诊断。基因检测是可靠的诊断依据[58]。

(五)AIS 的治疗

AIS 的治疗需综合分析，多学科合作。对于 PAIS 患者，需尽早决定患者的社会性别，完成性别转化，但治疗应综合考虑社会心理性别、内分泌情况、外生殖器矫形的可能性后决定[59-60]。学者 Meyer[61]提出性别认定应基于生殖潜能、性功能、最简便的医疗处理、合适的性别外观、稳定的性别认同感和健康的性心理。其中最重要的是个体的自我期望。因此，慎重决定是否进行早期性腺或外生殖器矫形手术，咨询有经验的医疗团队及长期进行心理辅导是十分重要的。临床建议一个多学科协作从幼年到成年对患者进行临床管理。去势后需要激素替代疗法。患者选择保留性腺有发展为生殖细胞肿瘤的风险，因此，可能需监测血中的肿瘤标志物[62]。PAIS 睾丸有发生生殖细胞肿瘤的风险，病程中需要进行超声、MRI 及肿瘤标志物等监测，必要时切除睾丸[60]。PAIS 非阴囊睾丸恶变风险更高，须尽早行隐睾下降手术[60]。如本文病例 1，经过专家团队评估，根据患者及家属意愿，考虑到本例患者的心理性别和生物学性别均为男性，选择男性性别，已行“双侧乳腺切除+隐睾下降+阴茎矫正术”。术后补充睾酮，注意监测相关指标警惕恶变风险。

(六)本文 2 例患者的诊疗分析

本文中我院 2 例患者表型性别及社会性别均为女性，具有原发性闭经、无子宫卵巢表现，SRY 阳性，染色体核型为 46，XY。染色体性别与表型性别、性腺性别不一致，故诊断 46，XY DSD。其病因诊断方面，存在小阴茎、尿道下裂，超声或 MRI 在腹股沟区探及睾丸样组织，未探及子宫及卵巢，考虑雄激素合成、代谢或作用障碍。该 2 例患者睾酮不低，病例 1 患者 FT 甚至升高，考虑该 2 例患者并不存在雄激素的缺乏，而是存在雄激素作用的缺陷，考虑为 AIS。二者皮质醇和 ACTH 正常，无低钠血症、低钾血症、高血压等表现，肾上腺无增生，不支持 3β-羟类固醇脱氢酶、17α-羟化酶异常引起的 46，XY DSD。结合该 2 例患者存在 *AR* 基因突变，患者 1 *AR* 基因外显子 1 上 c.239dupGCAGCA 半合子插入突变，患者 2 存在外显子 1 上 c.231-239del9 和 c.1428-1420del3 半合子突变，3 个突变位点均位于外显子 1 上，其插入/缺失突变均导致整码突变，基因型与临床表型相符，该 2 例患者 AIS 诊断基本明确。另外，该 2 例患者外生殖器并非完全女性型，临床表型支持 PAIS。该 2 例患者临床表现类似，但突变位点不同，可能与遗传异质性有关。鉴于患者 2 初诊时无乳腺发育，除考虑年龄因素外，进一步行 *SRD5A2* 基因筛查，结果阴性，排除了 5α-RD。

本文中 2 例患者的性激素水平检测均显示 LH 升高，T 正常水平，符合 AIS 的表现。通常在 AIS 中，基础 T 水平正常或升高及 LH 水平升高表明雄激素对垂体前叶的负反馈作用受损。在大部分青春期后的 AIS 中，FSH 水平通常是正常的，这可以通过 FSH 主要受性腺抑制素调节来解释。但本文中患者 2 的 FSH 升高，文献认为长期未纠正的隐睾可能导致 FSH 的升高[63]。PAIS 临床主要与 5αRD 相鉴别，二者临床和生化重叠性较大，5αRD 患者 T 分泌正常，由于体内缺乏 SRD5A2，不能使 T 转化为 DHT，既往推荐临床可通过 T/DHT 比值(参考值≤10)来鉴别。但本文 2 例患者 T/DHT 比值均大于 10，有学者也在一些 AIS 患者中观察到了这一比值的升高，可能归因于继发于缺乏雄激素的酶活性降低[64]。

荟萃分析认为，在尿道下裂中 AIS 的患病率为 7.14%（95% *CI*，3.16% ~ 15.31%），而且尿道下裂在 PAIS 患者中较为常见，*AR* 基因突变可能是引起尿道下裂的原因之一，在尿道下裂患者的包皮组织中，*AR* 表达水平下降，这种遗传学上的改变可能与尿道下裂的发病有关。因此，尿道下裂患者中应进一步行 *AR* 基因筛查以排除 AIS[65]。该 2 例患者均存在尿道下裂，结合基因筛查，诊断 PAIS。有研究[65]发现，在 52 例 PAIS 患者中，56% 的患者（29 例）存在 *AR* 基因的 20 种突变，其中 67% 的患者（35 例）需要至少经历 1 次外科手术，并发现 *AR* 基因突变阳性的患者的尿道下裂可能需要更多次的修补手术，同时在研究中发现所有存在 *AR* 基因突变的患者均存在男性乳腺发育，无 AR 基因突变的患者只有 9% 的患者存在男性乳腺发育。本文中患者 1 在 16 岁后出现乳腺发育，23 岁时行乳腺整形术，患者 2 在 14 岁就诊时乳房尚未发育，可能与年龄偏小有关。

隐睾的发生是多因素的。未下降的睾丸可以停留在腹腔与阴囊位置以外的任何部位，更为少见的情况是，睾丸并未沿正常下降通道移动而是移行于阴囊外的异常位置。有证据表明隐睾症患者表现出广泛的基因表型异常[56]。睾丸位置异常、单侧或双侧下降不良、附睾结构异常、睾丸内部结构异常、睾丸激素异常和相关的其他先天性异常（如尿道下裂）等都是隐睾症的常见变异[56]。人类隐睾症精确的分子和遗传学机制至今未明。患 AIS 和低促性腺激素性性功能减退症患者常有双侧隐睾。隐睾患儿提睾肌 AR 数量低于正常，可能是引起睾丸未降的重要原因之一[56]。可见，AIS 与隐睾之间存在着必然的相关性，但其相关性究竟如何，如何进行简便、精确地鉴别，都仍需进一步研究明确和证实。

然而，并非所有的尿道下裂、隐睾都属于 AIS。目前要早期鉴别这 3 种疾病，遗传学检查（基因诊断）是唯一选择。但目前缺乏完善的 AIS 诊治体系，大多 AIS 患者，尤其医疗技术、经济落后地区的患者，到青春期或成人阶段才被发现，基因性别与其社会性别存在较大差异，无论能否手术改善对患者均是一种莫大的痛苦，而部分落后地区患者到晚期才被发现，预后极差[55]。

张曼娜[66]等报道 2 例 AIS 系分别由 *AR* 基因 *S579N* 及 *V747M* 所致，其中 *S579N* 突变为新发突变。蔡芸莹[67]等报道了 1 例 PAIS，患者为 15 岁男性，因双侧乳腺增大就诊，出生后即发现双侧隐睾及尿道下裂，与我院患者类似，遗精后行双侧隐睾固定术，实验室检查发现高雄激素血症，FSH、LH 正常，染色体为 46，XY，超声显示睾丸、附睾、前列腺正常，未探及子宫、附件，肾上腺 CT 平扫未见异常，基因检测证实患者 *AR* 基因 *A897E* 纯合突变。然而，也有一些 AIS 患者 *AR* 基因突变检测阴性。据文献报道，在临床和生化诊断确定的 CAIS 患者中，约 90% 可检测出 *AR* 基因突变，而 PAIS 患者的 *AR* 基因突变检测率却小于 25%[68]。薛莹[69]曾报道 2 例 AIS，AR 受体基因突变均提示阴性。

明确诊断 AIS 并准确分型是提供最佳的治疗与咨询的基础，对于性别选择、手术方式、手术时间、肿瘤发生率和性心理健康是至关重要的[70]。经过专家团队评估，根据患者及家属意愿，考虑到患者 1 的心理性别和生物学性别均为男性，选择男性性别，已行“双侧乳腺切除+隐睾下降+阴茎矫正术”。术后补充睾酮，注意监测相关指标警惕恶变风险。患者 2 的心理性别和社会性别均为女性，患者及家属要求按女性生活，已行“隐睾切除术+阴蒂成形术+轴形组织瓣转移术”。术后补充小剂量雌激素促进乳腺发育至 Tanner 4

期,日后可在婚前择期行“阴道成形术”。

总之,我们在 2 例无血缘关系的 PAIS 患者中分别检测到 AR 基因外显子 1 c.239dupGCAGCA半合子突变及 c.231-239del9 和 c.1428-1420del3 半合子突变,进一步证实了 *AR* 基因突变可能与此 2 例 PAIS 患者发病相关,有待功能研究进一步验证。AIS 的明确诊断是根据临床检查和遗传调查,该 2 例患者的检测结果有助于加强对该疾病的认识,也丰富了 *AR* 基因突变数据库。由于 DSD 的鉴别诊断比较困难,不同病因的疾病可导致相似的临床表现,因此,在条件允许的情况下,通过二代测序的方法,对部分疑难者直接筛查致病基因可能是确诊的一条简便途径,但解读基因检测结果时仍需要注意与临床特征相结合。

该 2 例患者的诊疗,给我们的启示:性发育异常疾病种类繁多,AIS 的早期识别和诊断,恰当的临床管理至关重要。临床医生要提高对 AIS 的诊治意识,社会性别女性或女性外貌特征,外生殖器发育异常、LH 与年龄不符的升高、原发性闭经、T 正常或升高、合并腹股沟肿物需警惕 AIS 的可能;男性女性化,如有乳房发育、尿道下裂、生殖器异常等需警惕 AIS 可能。应进一步检测性激素、性腺影像学和染色体筛查,最终行基因检测明确诊断。鉴别诊断方面除 5αRD、可导致雄激素合成缺陷的病症,还需基因检测排查其他引起 46,XY DSD 的病因。

参考文献

[1] HORNIG N C, UKAT M, SCHWEIKERT H U, et al. Identification of an AR Mutation-Negative Class of Androgen Insensitivity by Determining Endogenous AR Activity[J]. J Clin Endocrinol Metab, 2016, 101(11):4468-4477.

[2] SHAO J, HOU J, LI B, et al. Different types of androgen receptor mutations in patients with complete androgen insensitivity syndrome[J]. Intractable Rare Dis Res, 2015, 4(1):54-59.

[3] 张帅,唐达星,傅君芬. 大脑雄激素印迹与雄激素不敏感综合征的相关性研究进展[J]. 中华儿科杂志,2020,58(11):957-960.

[4] NISTAL M, PANIAGUA R, GONZALEZ-PERAMATO P, et al. Normal Development of Testicular Structures: From the Bipotential Gonad to the Fetal Testis[J]. Pediatric and Pathology, 2014, 18(2):88-102.

[5] SHE Z Y, YANG W X. Sry and SoxE genes: How they participate in mammalian sex determination and gonadal development? [J]. Seminars in cell &developmental biology, 2017, 63(1):13-22.

[6] KO M, CHEON K, KIM H, et al. Clinical characterization and analysis of the SRD5A2 gene in six Korean patients with 5alpha-reductase type 2 deficiency[J]. Horm Res Paediatr, 2010, 73(1):41-48.

[7] MACLAUGHLIN T, DONAHOE K. Sex Determination and Differentiation[J]. N Engl J Med, 2004, 350(4):367-378.

[8] 郑仪宁,陶月红. 男性性发育异常影响因素的研究进展[J]. 现代医学与健康研究电子

杂志,2020,4(24):102-104.
[9]BAETENS D,VERDIN H,BAERE D,et al. Update on the genetics of differences of sex development (DSD)[J]. Best Pract Res Clin Endocrinol Metab,2019,33(3):101271.
[10]HANLEY N A,HAGAN D M,CLEMENT-JONES M,et al. SRY,SOX9,and DAX1 expression patterns during human sex determination and gonadal development[J]. Mechanisms of development,2000,91(1/2):403-407.
[11]GOODARZI M O. Perspectives in Endocrinology:Genetics of Common Endocrine Disease:The Present and the Future[J]. J Clin Endocrinol Metab,2016,101(3):787-794.
[12]李文霞,全会标,窦京涛,等. 同卵双生完全型雄激素不敏感综合征两例[J]. 中华内分泌代谢杂志,2020,36(8):707-710.
[13]巩纯秀,李乐乐. 性发育异常的诊疗规程——基于大量临床实践和400余例46,XY性发育异常基因研究[J]. 中华实用儿科临床杂志,2017,32(20):1521-1525.
[14]中华医学会儿科学分会内分泌遗传代谢学组. 性发育异常的儿科内分泌诊断与治疗共识[J]. 中华儿科杂志,2019,57(6):410-418.
[15]HUGHES I A,NIHOUL-FEKETE C,THOMAS B,et al. Consequences of the ESPE/LWPES guidelines for diagnosis and treatment of disorders of sex development[J]. Best Pract Res Clin Endocrinol Metab,2007,21(3):351-365.
[16]郭卉,陆颖理,朱惠,等. 46,XY性发育异常的诊断与治疗[J]. 中华内分泌代谢杂志,2015,31(2):195-198.
[17]杨军,宁光,孙立昊,等. 男性假两性畸形——17β-羟类固醇脱氢酶3型缺陷症研究[J]. 中华内分泌代谢杂志,2008,24(3):272-274.
[18]AHMED S F,BASHAMBOO A,LUCAS-HERALD A,et al. Understanding the genetic aetiology in patients with XY DSD[J]. Br Med Bull,2013,106(1):67-89.
[19]张宁,华克勤. 性发育疾病分类及诊治的研究进展[J]. 中华医学杂志,2014(7):554-557.
[20]GARCíA-ACERO M,MORENO O,SUáREZ F,et al. Disorders of Sexual Development:Current Status and Progress in the Diagnostic Approach[J]. Curr Urol,2019,13(4):169-178.
[21]ADAM M P,VILAIN E. Emerging issues in disorders/dierences of sex development (DSD)[J]. Am J Med Genet C Semin Med Genet,2017,175 (2):249-252.
[22]HUGHES A,HOUK C,AHMED S F,et al. Consensus statement on management of intersex disorders[J]. Journal of pediatric urology,2006,2(3):148-162.
[23]HATTORI A,ZUKERAN H,IGARASHI M,et al. A novel C-terminal truncating NR5A1 mutation in dizygotic twins[J]. Human Genome Variation,2017,4(1):17008.
[24]HIORT O,BIRNBAUM W,MARSHALL L,et al. Management of disorders of sex development[J]. Nat Rev Endocrinol,2014,10(9):520-529.
[25]ALHOMAIDAH D,MCGOWAN R,AHMED S F. The current state of diagnostic genetics for conditions affecting sex development[J]. Clin Genet,2017,91(2):157-162.

[26] SUNTHARALINGHAM J P, BUONOCORE F, DUNCAN A J, et al. DAX-1 (NR0B1) and steroidogenic factor-1 (SF-1, NR5A1) in human disease [J]. Best Pract Res Clin Endocrinol Metab, 2015, 29(4): 607-619.

[27] VIGER R S, GUITTOT S M, ANTTONEN M, et al. Role of the GATA family of transcription factors in endocrine development, function, and disease[J]. Mol Endocrinol, 2008, 22(4): 781-798.

[28] MARTINEZ D E, LAPISCINA I, DE MINGO C, et al. GATA4 variants in individuals with a 46, XY disorder of sex development (DSD) may or may not be associated with cardiac defects depending on second hits in other DSD genes [J]. Front Endocrinol, 2018, (9): 142.

[29] AUCHUS R J, MILLER W L. Molecular modeling of human P450 c17 (17alpha-hydroxylase/17, 20-lyase): insights into reaction mechanisms and effects of mutations [J]. Mol Endocrinol, 1999, 13(7): 1169-1182.

[30] KOTA S K, GAYATRI K, KOTA S K, et al. Genetic analysis of a family with complete androgen insensitivity syndrome[J]. Indian J Hum Genet, 2013, 19(3): 355-357.

[31] 周丹,孙晓溪. 雄激素不敏感综合征研究进展[J]. 中华生殖与避孕杂志, 2022, 42(7): 757-762.

[32] MORRIS J M. The syndrome of testicular feminization in male pseudohermaphrodites[J]. Am J Obstet Gynecol, 1953, 65(6): 1192-1211.

[33] GULIA C, BALDASSARRA S, ZANGARI A, et al. Androgen insensitivity syndrome[J]. Eur Rev Med Pharmacol Sci, 2018, 22(12): 3873-3887.

[34] LI Y, QU S, LI P. A novel mutation of the androgen receptor gene in familial complete androgen insensitivity syndrome [J]. Eur Rev Med Pharmacol Sci, 2015, 19 (21): 4146-4152.

[35] 岳琳琳,吴萍,夏增亮,等. 一种导致完全性雄激素不敏感综合征的 AR 基因移码突变的鉴定[J]. 中华医学遗传学杂志, 2010, 27(6): 631-633.

[36] YOSHII K, NAIKI Y, TERADA Y, et al. Mismatch between fetal sexing and birth phenotype: a case of complete androgen insensitivity syndrome[J]. Endocr J. 2018, 65(2): 221-225.

[37] WANG Y, GONG C, WANG X, et al. AR mutations in 28 patients with androgen insensitivity syndrome (Prader grade 0-3) [J]. Sci China Life Sci, 2017, 60 (7): 700-706.

[38] ONO H, SAITSU H, Horikawa R, et al. Partial androgen insensitivity syndrome caused by a deep intronic mutation creating an alternative splice acceptor site of the AR gene[J]. Sci Rep. 2018, 8(1): 2287.

[39] GOTTLIEB B, BEITEL L K, Nadarajah A, et al. The androgen receptor gene mutations database: 2012 update [J]. Hum Mutat, 2012, 33(5): 887-894.

[40] LIU C, LYU Y, LI P. A hemizygous mutation in the androgen receptor gene causes

different phenotypes of androgen insensitivity syndrome in two siblings by disrupting the nuclear translocation[J]. Mol Genet Genomics,2020,295(5):1103-1111.

[41] SHIZU R, YOKOBORI K, PERERA L, et al. Ligand induced dissociation of the AR homodimer precedes AR monomer translocation to the nucleus [J]. Sci Rep, 2019, 9(1):16734.

[42]李婕一,杨雁,胡蜀红,等. 部分型雄激素不敏感综合征一例[J]. 临床内科杂志,2022,39(1):52-54.

[43]HASHMI A,HANIF F,HANIF S M,et al. Complete androgen insensitivity syndrome[J]. J Coll Physicians Surg Pak,2008,18:442-444.

[44]HUNTER I,HAY C W,ESSWEIN B,et al. Tissue control of androgen action:The ups and downs of androgen receptor expression[J]. Mol Cell Endocrinol,2018,465:27-35.

[45] KOCYIGIT C, SARITAS S, CATLI G, et al. A Novel Mutation in Human Androgen Receptor Gene Causing Partial Androgen Insensitivity Syndrome in a Patient Presenting with Gynecomastia at Puberty[J]. J Clin Res Pediatr Endocrinol,2016,8(2):232-235.

[46]范帅帅,王璟琦,庞建智,等. 雄激素不敏感综合征 2 例报道并文献复习[J]. 中国性科学,2021,30(6):20-22.

[47]李瑞珍,李爽,吴静,等. 5α-还原酶 2 型缺乏症 1 例临床及基因分析[J]. 临床儿科杂志,2017,35(4):296-299.

[48] TOPCU V, HGIN - RUHI H, SIKLAR Z, et al. Investigation of androgen receptor gene mutations in a series of 21 patients with 46,XY disorders of sex development[J]. J Pediatr Endocrinol Metab,2015,28(11-12):1257-1263.

[49]AKCAY T,FERNANDEZ-CANCIO M,TURAN S,et al. AR and SRD5A2 gene mutations in a series of 51Turkish 46, XY DSD children with a clinical diagnosis of androgen insensitivity [J]. Andrology,2014,2(4):572-578.

[50] AUDI L, FERNANDEZ - CANCIO M, CARRASCOSA A, et al. Novel (60%) and recurrent (40%) androgen receptor gene mutations in a series of 59 patients with a 46, XYdisorder of sex development [J]. J Clin Endocrinol Metab,2010,95(4):1876-1888.

[51]ITTIWUT C,PRATUANGDEJKUL J,SUPORNSILCHAI V,et al. Novel mutations of the SRD5A2 and AR genes in Thai patients with 46,XYdisorders of sex development[J]. J Pediatr Endocrinol Metab,2017,30 (1):19-26.

[52]高龙,王萍,张明英,等. 一例 NR5A1 基因新变异所致 46,XY 性发育异常的遗传学分析[J]. 中华医学遗传学杂志,2021,38(11):1123-1126.

[53]张帅,唐达星,傅君芬. 雄激素不敏感综合征的临床处理研究进展[J]. 中华小儿外科杂志,2021,42(9):856-864.

[54]HUGHES I A,WERNER R,BUNCH T,et al. Androgen insensitivity syndrome[J]. Semin Reprod Med,2012,30(5):432-442.

[55]毕永祥,赵良运,齐书武,等. 雄激素不敏感综合征与尿道下裂、隐睾的相关性[J]. 中国男科学杂志,2014,28(8):69-72.

[56] SAITO R, YAMAMOTO Y, GOTO M, et al. Tamoxifen treatment for pubertal gynecomastia in two siblings with partial androgen insensitivity syndrome. [J]. Hormone Research in Pdiatrics, 2014, 81(3): 211-216.

[57] 邓姗, 田秦杰. 性发育异常的诊治要点及现状[J]. 中国计划生育和妇产科, 2020, 12(3): 23-30.

[58] 巩纯秀, 王稀欧. 雄激素不敏感综合征的诊断现状和治疗[J]. 中国循证儿科杂志, 2015, 10(5): 376-340.

[59] BERTELLONI S, DATI E, BARONEELLI G I, et al. Hormonal Management of complete androgen insensitivity syndrome from adolescence onward[J]. Horm Res Paediatr, 2011, 76(6): 428-433.

[60] KOSTI K, ATHANASIADIS L, GOULIS D G. Long-term consequences of androgen insensitivity syndrome[J]. Maturitas, 2019, 127: 51-54.

[61] MEYER-BAHLBURG H F. Gender assignment and reassignment in 46. XY pseudohermaphroditism and related conditions[J]. J Clin Endocrinol Metab, 1999, 84(10): 3455-3458.

[62] MONGAN N P, TADOKORO-CUCCARO R, BUNCH T, et al. Androgen insensitivity syndrome[J]. Best Pract Res Clin Endocrinol Metab, 2015, 29(4): 569-580.

[63] WERNER R, ZHAN J, GESING J, et al. Invitro characterization of androgen receptor mutations associated with complete androgen insensitivity syndrome reveals distinct functional deficits[J]. Sex Dev, 2008, 2(2): 73-83.

[64] ZHAO W, YIN J, YANG Z, et al. Meta-analysis of Androgen Insensitivity in Preoperative Hormone Therapy in Hypospadias[J]. Urology, 2015, 85(5): 1166-1172.

[65] ABILASH V G, RADHA S, MARIMUTHU K M, et al. Clinical, cytogenetic and molecular analysis of androgen insensitivity syndromes from south Indian cohort and detection and in-silico characterization of androgen receptor gene mutations[J]. Clin Chim Acta, 2016, 453: 123-130.

[66] 张曼娜, 张惠杰, 杨军, 等. 雄激素受体基因新突变致雄激素不敏感综合征[J]. 中华内分泌代谢杂志, 2009, 25(1): 58-61.

[67] 蔡芸莹, 牛奔, 刘彦玲, 等. 部分性雄激素不敏感综合征一例并家系报告[J]. 中华内科杂志, 2014, 53(5): 407-408.

[68] DEEB A, MASON C, LEE Y S, et a1. Correlation between genotype, phenotype and sex of rearing in 111 patients with partial androgeninsensitivity syndrome[J]. Clin Endocrinol (Oxf), 2005, 63(1): 56-62.

[69] 薛莹, 温俊平, 张小凯, 等. 雄激素不敏感综合征两例[J]. 中华内分泌代谢杂志, 2015, 31(10): 913-914.

[70] 巩纯秀, 李乐乐. 46, XY 性发育异常的内分泌评估及治疗[J]. 临床小儿外科杂志, 2019, 18(3): 172-177.

第四章 女性性腺疾病

第一节 身材矮小、原发性闭经
——Turner 综合征(4 例)

尚敬 郑瑞芝
河南省人民医院

Turner 综合征是常见的人类染色体异常疾病之一。1938 年,美国俄克拉何马州的 Turner 医生首次报道了 Turner 综合征[1],其典型临床表现为第二性征发育不全、原发性闭经、身材矮小、躯体畸形、不能生育等,还可伴发一系列内分泌异常如糖代谢紊乱、甲状腺疾病等[2]。临床表型多样,涉及多个学科,本文列举了 4 例核型或临床表现不一的 Turner 综合征典型病例,供读者参考。

一、病例资料及诊治过程

(一)病例 1

1. 病史摘要

患者社会性别女性,14 岁,以“生长发育迟缓 14 年”为主诉于 2014 年 9 月入院。

现病史:患者出生身长与体重偏小(具体不详),自幼身高较同龄同性别儿童偏低,第二胎,足月顺产,出生时未助产,母乳喂养,按时添加辅食,18 个月会走,每年身高增长低于同龄人。青春期后,乳房未发育,月经未来潮,余发育随同龄人,学习成绩一般,无头痛、视野缺损、嗅觉障碍。无面部多痣、发际线低、颈蹼、肘外翻。1 周前至当地医院就诊,诊断为“甲状腺功能减退症”,给予左甲状腺素片每次 12.5 μg, 每日 1 次,门诊以“生长发育迟缓,特纳综合征?”收入院。自发病以来,患者神志清,精神可,食欲正常,睡眠正常,大便正常,小便正常,体重无明显变化。

既往史及个人史:无特殊。

月经史及婚育史:月经未来潮,未婚未育。

家族史:父亲身高 174 cm,母亲身高 164 cm,1 兄身高 159 cm,否认家族性遗传病史。

2. 入院查体

体温 36.6 ℃,脉搏 80 次/min,呼吸 20 次/min,血压 120/69 mmHg,身高 140 cm,体重 40 kg,发育不良,无面部多痣、发际线低、颈蹼、肘外翻,甲状腺 I 度大,乳房发育 Tanner

1 期，心肺腹未见明显畸形，外阴幼稚，无阴毛，无色素沉着，阴道口可明视。

3. 实验室检查

（1）甲状腺功能及抗体结果详见表 1。

表 1 甲状腺功能及抗体

项目名称	结果	参考值
游离三碘甲腺原氨酸（pmol/L）	4.8	3.1 ~ 6.8
游离甲状腺素（pmol/L）	13.54	12.00 ~ 22.00
促甲状腺素（μIU/mL）	7.44	0.27 ~ 4.20
甲状腺球蛋白抗体（IU/mL）	>500	0 ~ 4
甲状腺过氧化物酶抗体（IU/mL）	1186.7	0 ~ 9.0

（2）ACTH 及皮质醇节律结果详见表 2。

表 2 促肾上腺皮质激素、皮质醇节律

项目名称	8:00	16:00	24:00
促肾上腺皮质激素（pg/mL）	6.73 （参考值 12.00 ~ 46.00）	5.12 （参考值 6.00 ~ 23.00）	9.40
皮质醇（μg/dL）	4.5 （参考值 5.0 ~ 25.0）	3.5 （参考值 2.5 ~ 12.5）	24.5

（3）生长激素激发试验结果详见表 3。

表 3 生长激素激发试验

检查项目	0 min	30 min	60 min	90 min	120 min
生长激素（ng/mL）	0.26 （参考值 0 ~ 10.00）	18.10	9.10	2.90	0.90

（4）性激素六项结果详见表 4。

表 4 性激素六项

项目名称	结果	参考值（儿童）
卵泡刺激素（U/L）	131.46	0.80 ~ 11.43
黄体生成素（U/L）	20.46	0.04 ~ 24.87
催乳素（ng/mL）	7.62	3.77 ~ 26.93

续表 4

项目名称	结果	参考值(儿童)
雌二醇(pg/mL)	7.79	0～43.70
孕酮 (ng/mL)	<0.01	0.05～10.26
睾酮(ng/mL)	<0.01	0～0.74

(5)血尿粪常规+潜血、肝肾功能、电解质、心电图检查均未见异常。

(6)染色体检查报告(2014-09-02):染色体核型 46,X,i(X)(q10)。

4.影像学检查

(1)胸部正位、左手正位片(2014-08-25 本院):①骨龄在 12～13 岁之间;②双肺、心膈未见明显异常。

(2)彩超结果(2014-08-27 本院):①三尖瓣轻度反流;②甲状腺弥漫性病变;③盆腔内未探及子宫回声,可探及上段阴道回声,未探及卵巢。

(3)垂体 MRI 检查结果(2014-08-29 本院):垂体形态饱满,高度约为 0.63 cm。

(4)肾上腺 CT 检查(2014-08-30 本院):①双侧肾上腺 CT 扫描未见异常;②双侧胸膜局限性增厚。

5.病史特点

(1)患者社会性别女性,14 岁,主因“生长发育迟缓 14 年”收入院,患者自幼身高比同龄人偏低,每年身高增长低于同龄人,月经未来潮。

(2)身高 140 cm,体重 40 kg,发育不良,无颈蹼,发际不低,乳房 Tanner 1 期,外阴幼稚,无阴毛。

(3)E_2、P 降低,FSH、LH 均异常增高。FT_3、FT_4正常,TSH 偏高 ,TG-Ab、TPO-Ab 升高;皮质醇节律、ACTH 节律未见异常;生长激素激发试验可正常激发。

(4)彩超:①甲状腺弥漫性病变;②盆腔内未探及子宫回声,可探及上段阴道回声,未探及卵巢。骨龄延迟。

6.临床诊断

(1)46,X,i(X)(q10) DSD(Turner 综合征)。

(2)亚临床甲状腺功能减退症(桥本氏甲状腺炎)。

7.诊断依据

(1)患者社会性别女性,14 岁,染色体核型:46,X,i(X)(q10)。

(2)身材矮小,原发性闭经,

(3)乳房 Tanner 1 期,外阴幼稚,无阴毛。

(4)性激素六项提示 E_2、P 降低,FSH、LH 升高。彩超:盆腔内未探及子宫回声,可探及上段阴道回声,未探及卵巢。

8.治疗经过和随访

住院后完善相关检查确诊后给予左甲状腺素片每次 12.5 μg,每日 1 次,生长激素针每次 6 U,每日 1 次皮下注射,戊酸雌二醇片每次 0.25 mg,每日 1 次,3 个月后门诊复诊甲功正常，身高较前增长约 3 cm。

（二）病例 2

1. 病史摘要

患者社会性别女性，20 岁，以“生长发育迟缓 8 年”为主诉入院。

现病史：8 年前出现身高较同年龄同性别儿童低，且每年生长速度慢（每年身高增长不详）。青春期后，乳房发育差，月经未来潮，学习成绩可。伴唇周多痣，通贯手，轻度颈蹼，无肘外翻、后发髻低，无眼突、颈部肿大，无头痛、视野缺损，无嗅觉障碍等，于当地医院查染色体核型分析结果：45，XO（56）/46，X+mar（4），诊断为“Turner 综合征”。初始治疗不详，目前服用戊酸雌二醇片每次 1 mg，每日 1 次，地屈孕酮片每次 10 mg，每日 1 次，仍身材矮小（145 cm），为进一步诊治收入院。自发病以来，患者神志清，精神可，食欲正常，睡眠正常，大、小便正常。

既往史：2 年前于我院行“左肩局部皮肤切除术”。

个人史：无特殊，否认化学性物质、放射性物质、毒物质接触史。母亲孕期无先兆流产及服药史。

月经婚育史：月经未来潮，未婚未育。

家族史：家族中无类似疾病发生，否认家族性遗传病史。

2. 入院查体

身高 145 cm，体重 42.5 kg，BMI 20.2 kg/m^2，神志清晰，言语流利。皮肤黏膜无苍白、黄染及色素沉着，表浅淋巴结无肿大。头颅无畸形，头发色黑，分布均匀，眉毛无稀疏，眼距不宽，未见内眦赘皮和上睑下垂，耳廓及外耳道未见异常，鼻无畸形，嗅觉无异常，唇周多痣，通贯手，轻度颈蹼，左侧肩部约 1 枚硬币大小瘢痕组织，无肘外翻，胸廓无畸形，乳房 Tanner 3 期，心肺腹查体无异常。阴毛稀疏，外阴发育基本正常。

3. 实验室检查

（1）甲状腺功能结果详见表 5。

表 5　甲状腺功能

检查项目	结果	参考值
游离三碘甲腺原氨酸（pmol/L）	5.53	3.50～6.50
游离甲状腺素（pmol/L）	17.99	11.50～22.70
促甲状腺素（μIU/mL）	1.93	0.55～4.78

（2）生长激素激发试验结果详见表 6。

表 6　生长联合激素激发试验

检查项目	0 min	30 min	60 min	90 min	120 min
生长激素（ng/mL）	0.34 （参考值 0～10.00）	2.35	8.08	6.04	2.32

（3）促肾上腺皮质激素、皮质醇节律结果详见表7。

表7　促肾上腺皮质激素、皮质醇节律

项目名称	8:00	16:00	24:00
促肾上腺皮质激素（pg/mL）	19.60 （参考值12.00～46.00）	<5.00 （参考值6.00～23.00）	6.95
皮质醇（μg/dL）	16.85 （参考值5.00～25.00）	5.27 （参考值2.50～12.50）	2.79

（4）性激素六项结果详见表8。

表8　性激素六项

检查项目	结果	参考值
卵泡刺激素（U/L）	58.2	4.6～8.6
黄体生成素（U/L）	16.24	1.50～7.00
催乳素（ng/mL）	13.11	3.34～26.72
孕酮（ng/mL）	0.25	0.31～1.52
雌二醇（pg/mL）	72.82	<63.00
睾酮（ng/mL）	0.22	<0.75

（5）血常规、肝功能、血尿酸：无异常。

4.影像学检查

（1）X射线　①双肺、心及膈未见明显异常；②左侧腕部可见8枚骨化核，诸组成骨骨骺线部分闭合，骨龄评估14～15岁；③左侧腕骨、尺骨远端及桡骨远端形态不自然，左侧腕关节对位欠佳。

（2）垂体MRI　垂体形态尚可，垂体高度约0.5 cm，其内信号均匀，垂体柄无偏移、增粗征象，视交叉形态自然，余未见异常。结论：垂体高度约0.5 cm。

（3）彩超　子宫大小约79 mm×28 mm×35 mm，形态正常，轮廓清晰，肌壁回声均匀。内膜可见，厚7.4 mm/2，居中（节育环未见）。右侧卵巢大小约18 mm×9 mm，左侧卵巢大小约20 mm×9 mm。盆腔探及明显液性暗区。结论：双侧卵巢体积小。

（4）骨密度　骨质疏松。

5.病史特点

（1）患者社会性别女性，20岁，以“生长发育迟缓8年”为主诉入院。8年前因身材矮小和无月经来潮就诊，查染色体核型分析报告：45，XO（56）/46，X+mar（4），遂给予雌、孕激素治疗。

（2）身高145 cm，体重42.5 kg，BMI 20.2 kg/m^2，唇周多痣，通贯手，轻度颈蹼，阴毛

稀疏,外阴发育基本正常。

(3)生长激素联合激发试验提示部分性生长激素缺乏,性激素六项提示高促性腺激素性性腺功能减退,甲状腺功能、皮质醇节律及 ACTH 节律无异常。

(4)X 射线:骨龄延迟闭合。垂体 MRI:垂体高度约 0.5 cm。彩超:子宫大小约 79 mm×28 mm×35 mm,形态正常,轮廓清晰,肌壁回声均匀,双侧卵巢体积小。骨密度:骨质疏松。

(5)染色体核型结果:45,XO(56)/46,X+mar(4)。

6. 临床诊断

(1)45,XO(56)/46,X+mar(4)DSD(Turner 综合征)。

(2)骨质疏松症。

7. 诊断依据

(1)患者社会性别女性,20 岁,染色体核型分析:45,XO(56)/46,X+mar(4)。

(2)身材矮小,原发性闭经。

(3)第二性征发育不全,通贯手,轻度颈蹼。

(4)性激素六项提示 E_2、P 降低,FSH、LH 升高。骨龄延迟,彩超提示卵巢体积小。骨密度:骨质疏松。

8. 治疗和随访

该患者在 12 岁时因身材矮小就诊,染色体核型确诊 Turner 综合征,但因经济原因未予生长激素治疗,仅予性激素治疗(具体不详),后予戊酸雌二醇片每次 1 mg,每日 1 次,地屈孕酮片每次 10 mg,每日 1 次人工周期治疗。本次住院考虑患者有生长需求且骨骺未闭合,应用生长激素治疗,并继续人工周期治疗,规律定期门诊复诊。出院后因经济原因生长激素应用 4 个月后停用,最终身高达 148 cm,此后每年到门诊持续复诊。

(三)病例三

1. 病史摘要

患者社会性别女性,43 岁,以“发现血糖高 8 年,食欲缺乏、呕吐 1 个月”为主诉于 2022 年 7 月入院。

8 年前当地医院诊断为“糖尿病”,口服降糖药物无效,即开始应用胰岛素治疗,平日血糖波动较大难以控制,4 年前逐步出现难以控制的腹泻及便秘交替出现,1 个月以来出现食欲差,进食后呕吐,并多次出现体位变动时晕厥。为进一步诊治收入院。自发病以来,神志清,精神差,食欲差,睡眠正常,大便量少,小便正常,体重明显减轻(具体不详)。

生殖系统回顾:患者诉自幼(年龄具体不详)较同龄同性别儿童身材矮小,学习成绩良好,未予重视,未治疗。29 年前(14 岁时)因月经未来潮于医院就诊,曾诊断为“子宫发育不全”(具体不详),后多次因原发性闭经于多家医院就诊,间断应用人工周期治疗(具体用药不详),效差。

个人史:自幼较同龄人矮小。

月经史:详见生殖系统回顾。

婚育史:23 岁结婚,未育,领养 1 子 1 女。

家族史:患者父母非近亲婚配,母亲患有“高血压、糖尿病”;2 妹 3 弟,均体健,家族中无类似疾病发生。

2. 入院查体

体温 36.3 ℃，脉搏 88 次/min，呼吸 18 次/min，血压 67/55 mmHg（坐位），107/71 mmHg（卧位），身高 137 cm，体重 29 kg，BMI 15.5 kg/m^2，慢性虚弱面容，营养差，神志清，智力无异常，听力无异常，未见腋毛及阴毛。无面部多痣，发际不低，眉毛较稀疏，眼距不宽，嗅觉无异常，甲状腺不大，未见颈蹼。胸廓无畸形，乳房 Tanner 0 期，外阴呈女性幼稚型，脊柱无畸形，双肘未见外翻，活动度正常，双下肢无水肿，足背动脉搏动可。

3. 实验室检查

（1）甲状腺功能及相关抗体结果详见表 9。

表 9　甲状腺功能及相关抗体

项目名称	结果	参考值
游离三碘甲腺原氨酸（pmol/L）	1.80	3.10～6.80
游离甲状腺素（pmol/L）	20.84	12.00～22.00
促甲状腺素（μIU/mL）	1.50	0.27～4.20
甲状腺球蛋白抗体（IU/mL）	24.78	0～4.00
甲状腺过氧化物酶抗体（IU/mL）	67.9	0～9.0

（2）促肾上腺皮质激素、皮质醇节律结果详见表 10。

表 10　促肾上腺皮质激素、皮质醇节律

项目名称	8:00	00:00
促肾上腺皮质激素（pg/mL）	13.3（参考值 12.00～46.00）	17.2（参考值 6.00～23.00）
皮质醇（μg/dL）	21.01（参考值 5.00～25.00）	23.51（参考值 2.50～12.50）

（3）性激素六项结果详见表 11。

表 11　性激素六项

项目名称	结果	参考值
卵泡刺激素（U/L）	150.34	4.60～8.60
黄体生成素（U/L）	41.63	1.50～7.00
催乳素（ng/mL）	36.97	3.34～26.72
雌二醇（pg/mL）	<15.00	15.16～127.81
孕酮（ng/mL）	0.48	0.31～1.52
睾酮（ng/mL）	0.48	<0.75

(4)胰岛素样生长因子-1(IGF-1) 92.5 ng/mL(参考值84.0~259.0)。

(5)葡萄糖20.0 mmol/L(参考值4.1~5.9),C肽(空腹) <0.1 ng/mL(参考值0.9~7.1),糖化血红蛋白9.7%(参考值4~6.5),尿微量白蛋白定量94.2 mg/L(参考值0~30.0)。

(6)血钾3.49 mmol/L(参考值3.50~5.30),血钠132 mmol/L(参考值137~147)。

(7)甲胎蛋白9.66 ng/mL(参考值0~7.00),癌胚抗原5.75 ng/mL(参考值0~5.00),糖类抗原CA199 135.7 U/mL(参考值0~27.0)。

(8)血常规、肝肾功能、凝血功能无明显异常。

(9)外周血染色体核型分析:45,XO。

4.影像学检查

(1)彩超　子宫宫体大小约24 mm×9 mm×21 mm,轮廓清晰,肌壁回声均匀。内膜:可见,厚:1.2 mm/2,呈强回声,居中(节育环未见)。双侧卵巢未探及。盆腔可探及液性暗区,范围约32 mm×16 mm。甲状腺及颈部淋巴结:①甲状腺双侧叶及峡部实性结节(部分纵横比>1)。②甲状腺双侧叶混合性结节(右侧其一伴钙化)。心脏:主动脉瓣局部钙化,心包微量积液,左心室收缩功能正常。肾脏:双肾呈对侧融合超声改变(蹄铁形肾)右肾肾盂分离。膀胱残余尿量测定:膀胱残余尿量约:103 mL。颈部血管:左侧颈总动脉分叉处及右侧锁骨下动脉起始处斑块形成。

(2)头颅MRI(外院)　脑内多发脑小血管病变-慢性缺血性改变V-R间隙,左侧胚胎型大脑动脉,脑动脉硬化。

(3)眼底照相　双眼视网膜动脉细。

(4)骨密度(双能X射线)　骨质疏松,结果详见表12。

表12　骨密度

项目名称	L_1	L_2	L_3	L_4	L_1~L_4	髋	Word三角	大粗隆	全髋
Z值	-2.7	-2.7	-2.8	-2.7	-2.7	-1.5	-1.5	-4.1	-4.0
T值	-1.0	-1.0	-0.9	-1.0	-1.0	-2.2	-2.3	-2.3	-2.7

(5)四肢神经传导速度　四肢多发性周围神经传导异常,考虑为糖尿病性周围神经病变。四肢深感觉传导通路未见异常。

(6)心脏CTA(外院)　前降支近端钙化斑块,管腔轻度狭窄,右冠中断钙化斑块,管腔轻度狭窄。

5.病史特点

(1)患者社会性别女性,43岁,以"发现血糖高8年,食欲缺乏、呕吐1个月"为主诉入院,8年前诊断为"糖尿病",平日血糖波动较大难以控制。1个月以来出现食欲差,进食后呕吐,并多次出现体位变动时晕厥。生殖系统回顾:患者诉自幼较同龄同性别儿童身材矮小,月经未来潮。

(2)查体:血压67/55 mmHg(坐位),107/71 mmHg(卧位),身高137 cm,体重29 kg,

BMI 15.5 kg/m^2,慢性虚弱面容,营养差,未见腋毛及阴毛,眉毛较稀疏,乳房 Tanner 0 期,外阴呈女性幼稚型。

(3)辅助检查:①性腺方面:染色体核型 45,XO。性激素六项提示高促性腺性性腺功能减退。彩超:子宫体积小,双卵巢未探及,马蹄肾。骨密度:骨质疏松。②糖尿病方面:葡萄糖 20.00 mmol/L。糖化血红蛋白 9.7%。尿微量白蛋白定量 94.20 mg/L。C 肽(空腹)<0.10 ng/mL。膀胱残余尿量 103 mL。颈部动脉斑块。四肢 NCV+SEP:考虑糖尿病性周围神经病变。心脏 CTA:前降支近端钙化斑块,管腔轻度狭窄,右冠中段钙化斑块,管腔轻度狭窄。

6. 临床诊断

(1)45,XO DSD(Turner 综合征)。

(2)1 型糖尿病伴多发并发症,糖尿病自主神经病变(胃肠自主神经病变、神经源性膀胱、直立性低血压),糖尿病性周围神经病变,糖尿病大血管病变。

(3)骨质疏松症。

(4)马蹄肾。

(5)甲状腺结节。

7. 诊断依据

(1)患者社会性别女性,43 岁。

(2)自幼身材矮小,第二性征未发育,原发性闭经。

(4)合并 1 型糖尿病。

(5)乳房 Tanner 0 期,外阴呈女性幼稚型。

(6)性激素六项 E_2、P 降低,FSH、LH 升高。

(7)彩超:双侧卵巢未探及,子宫体积小,马蹄肾。

(8)染色体核型 45,XO。

8. 治疗经过

入院后患者由于糖尿病胃轻瘫无法进食,频繁发生晕厥,十分虚弱,且经济情况较差,很多检查未完善,入院后予胰岛素控制血糖,并采取积极并发症治疗。因患者年龄大,无月经和生育功能需求,暂未予 Turner 综合征治疗。

(四)病例 4

1. 病史摘要

患者社会性别女性,23 岁,以“食欲缺乏、便秘、消瘦、多饮 7 个月”入院于消化内科。

现病史:7 个月前无明显诱因出现纳差、便秘、消瘦,伴多饮,小便发黄,言语减少,无腹痛、呕吐,遂至当地医院就诊,消化内镜检查:轻度浅表性胃炎,慢性结肠炎,给予促消化、改善胃肠功能治疗,效果欠佳。10 d 前为求进一步诊治,就诊于当地医院,腹部 CT 平扫:①考虑消化道不全梗阻可能(盆腹腔炎、胆囊炎不排除);②子宫及附件区结构未正常显示,考虑发育异常可能。给予改善肠道功能治疗,上述症状稍有好转,为求进一步诊治收入我院消化内科。因原发性闭经、第二性征不发育转入内分泌科,追问病史患者诉自幼身高自幼较同年龄同性别儿童低,且生长速度慢,乳房未发育,月经未来潮,学习成绩一般,无头痛、视野缺损,无嗅觉障碍。

既往史:12 年前患白癜风,药物治疗半年(具体不详),控制可。余无特殊。

月经史:无月经来潮。

婚育史:未婚未育。

个人史、家族史无异常。

2. 入院查体

身高 134 cm,体重 24.5 kg,BMI 13.6 kg/m^2,发育不良,极度消瘦,慢性病容,表情淡漠,全身皮肤无黄染,无瘀点、瘀斑,未见腋毛及阴毛,眉毛较稀疏,未见颈蹼。胸廓无畸形,乳房 Tanner 0 期,幼女型外阴,脊柱无畸形,双肘未见外翻,活动度正常,双下肢无水肿,足背动脉搏动可。

3. 实验室检查

(1)空腹生长激素>17.6 ng /mL(参考值 0 ~ 10.0),低血糖诱发后生长激素>40 ng/mL,IGF-1<25 ng/mL(参考值 116 ~358)。

(2)性激素六项结果详见表 13。

表 13　性激素六项

项目名称	结果	参考值(成人 d3 期)
卵泡刺激素(U/L)	0.85	4.60 ~ 8.60
黄体生成素(U/L)	0.05	1.50 ~ 7.00
催乳素(ng/mL)	10.02	3.34 ~ 26.72
雌二醇(pg/mL)	8.39	15.16 ~ 127.81
孕酮(ng/mL)	0.72	0.31 ~ 1.52
睾酮(ng/mL)	0.07	<0.75

(3)GnRH 兴奋试验结果详见表 14。

表 14　GnRH 兴奋试验

检查项目	0 min	30 min	60 min	90 min	120 min
卵泡刺激素(U/L)	0.82 (参考值 1.30 ~ 19.30)	3.79	7.24	8.62	9.92
黄体生成素(U/L)	0.07 (参考值 1.20 ~ 8.60)	0.58	0.89	1.03	1.08

(4)甲状腺功能结果详见表 15。

表15　甲状腺功能

检查项目	检测值	参考值
三碘甲状腺原氨酸(ng/mL)	0.15	0.61～1.81
甲状腺素(ug/dL)	3.30	4.5-10.9
游离三碘甲腺原氨酸(pmol/L)	2.03	3.50～6.50
游离甲状腺素(pmol/L)	13.54	11.50～22.70
促甲状腺素(μIU/mL)	3.526	0.550～4.780

(5)促肾上腺皮质激素、皮质醇节律结果详见表16。

表16　促肾上腺皮质激素、皮质醇节律

项目名称	8:00	16:00	24:00
促肾上腺皮质激素(μg/dL)	6.56 (参考值6.70～22.60)	5.51 (参考值3.35～11.30)	9.53
皮质醇(μg/dL)	16.4 (参考值5.0～25.0)	13.5 (参考值2.5～12.5)	8.7

(6)空腹血糖2.83 mmol/L(参考值4.10～5.90),HbA1c 5.1%(参考值4.0～6.5),总胆固醇8.74 mmol/L(参考值2.33～5.17),甘油三酯0.63 mmol/L(参考值0～1.70),肝肾功能无异常。

(7)外周血染色体核型分析:45,XO。

4.影像学检查

(1)骨密度　骨质疏松。

(2)彩超　膀胱后方低回声(始基子宫?),双侧卵巢显示不清。心脏彩超未见明显异常。

(3)左手正位片　8枚骨化核,诸组成骨骨骺未完全闭合,提示骨龄延迟,骨龄评估14～15岁。

(4)垂体MRI平扫　垂体薄,高径约2.3 mm(图1)。

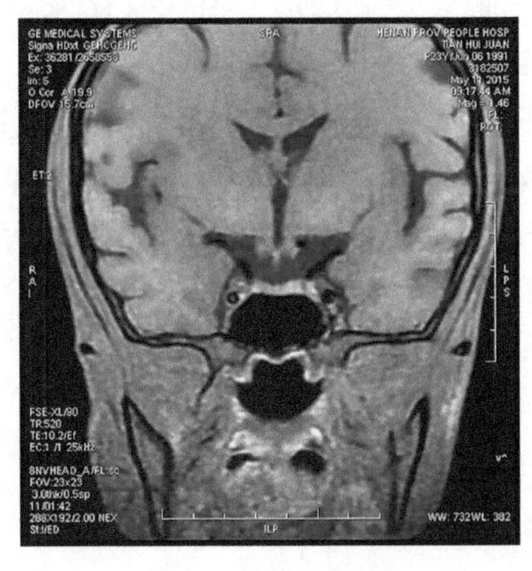

图1　垂体MRI

(5)盆腔 CT　子宫及附件区结构未正常显示,考虑发育异常可能。

(6)骨密度　骨质疏松。

5. 病史特点

(1)患者社会性别女性,23 岁,主因"食欲缺乏、便秘、消瘦、多饮 7 个月"入院,身高自幼较同年龄同性别儿童低,且生长速度慢,乳房未发育,月经未来潮。

(2)查体:身高 134 cm,体重 24.5 kg,BMI 13.6 kg/m^2,营养差,未见腋毛及阴毛,眉毛较稀疏,乳房 Tanner 0 期,幼女型外阴。

(3)染色体核型:45,XO。甲功:FT_3 降低,FT_4、TSH 正常,FSH、LH、E_2 降低,GnRH 兴奋试验显示延迟反应,总胆固醇 8.74 mmol/L。骨密度:骨质疏松。彩超:膀胱后方低回声(始基子宫?),双侧卵巢显示不清。左手正位片:骨龄延迟,骨龄评估为 14～15 岁。垂体 MRI 平扫:垂体薄。盆腔 CT:子宫、附件等结构未见正常显示。

6. 临床诊断

(1)45,XO DSD(Turner 综合征)。

(2)腺垂体功能减退症(营养不良性)?

(3)骨质疏松。

(4)高脂血症。

7. 诊断依据

(1)患者社会性别女性,23 岁。

(2)原发性闭经,身材矮小。

(3)极度消瘦,第二性征未发育。

(4)FSH、LH、E_2 均降低,GnRH 兴奋试验显示延迟反应。

(5)彩超:膀胱后方低回声(始基子宫?),双侧卵巢显示不清。盆腔 CT:子宫、附件等结构未见正常显示。骨龄延迟,骨质疏松。

(6)染色体核型:45,XO。

8. 治疗和随访

患者因"食欲缺乏、便秘、消瘦、多饮 7 个月"就诊于消化内科,查盆腔 CT:子宫、附件等结构未见正常显示,引起主管医师注意,遂转到内分泌科进一步诊疗,发现患者原发性闭经,身材矮小,进一步查性激素六项显示 FSH 及 LH 水平低,甲状腺功能、皮质醇及 ACTH 节律异常,低血糖发作时生长激素偏高,行 GnRH 兴奋实验显示延迟反应。其性激素不符合典型 Turner 综合征的"高促性腺激素性性腺功能减退症",而表现为"低促",考虑可能患者极度消瘦营养不良导致。对于性腺发育异常患者,强调染色体核型分析的重要性,以免误诊。治疗上,予支持对症治疗,同时予泼尼松片早 5 mg,下午 2.5 mg;左甲状腺素钠片每次 25 μg,每日 1 次;碳酸钙维生素 D_3 片每次 300 mg,每日 2 次;阿法骨化醇胶囊每次 0.25 μg,每日 1 次。患者症状好转后出院。

二、讨论

(一)Turner 综合征概述

Turner 综合征又称先天性卵巢发育不全综合征,是一种相对常见的女性染色体遗传性疾病。在成活女婴中,Turner 综合征发生率 1/4000 ~ 1/2000,占原发性闭经患者的 1/3[3]。由于表型较轻的患者可能未经诊断,Turner 综合征的真实患病率仍难以确定。一些表型轻微的患者直到成年期后期才得到诊断。

本文中 4 位病例诊断年龄均较晚,年龄跨度从 14 岁到 43 岁。4 位患者临床表现较为典型,均有身材矮小、发育迟缓和原发性闭经,均未能及时得到诊断,其中一例甚至到 43 岁才得以确诊。早发现是关键,提高医生早期识别该病能力很有必要。Bondy 等[4-5]提出疑诊 Turner 综合征一些标准,以下具备一项即怀疑 Turner 综合征,建议行染色体检查:①小儿淋巴水囊瘤,积水,尤其是严重的;②特发性矮小;③梗阻性左侧先天性心脏缺损;④无法解释的青春期或月经初潮延迟;⑤女性特征的 Turner 综合征面部特征。至少有以下 2 项的也需要考虑 Turner 综合征:①肾脏异常(马蹄,缺席,或发育不良);②马德隆畸形;③神经精神问题;④多个典型或黑色素痣;⑤指(趾)甲发育不良;⑥其他先天性心脏缺陷;⑦年龄低于 40 岁听力障碍合并身材矮小。有以上情况的需要做染色体核型排除 Turner 综合征。

Turner 综合征是由 X 染色体部分或全部缺失引起的性染色体异常疾病,常见有 4 种核型[5]。

1. 以 45,XO 核型较为常见,大约 45% 的 Turner 综合征活产儿有 45,XO 单倍剂量不足(X 单体)。2/3 患者的 X 染色体来源于母亲,1/3 来源于父亲。

2. 45,XO 嵌合体 - 大约一半的 Turner 综合征患者有嵌合染色体(如 45,XO/46,XX,45,XO/47,XXX,或 45,XO 与下述 X 染色体异常嵌合);细胞系嵌合是由合子后细胞分裂期间性染色体不分离导致。含正常细胞系的嵌合型女孩的临床表型通常比 45,XO 核型患者更轻微,不过这取决于出现嵌合的组织以及发生嵌合的时间。低度嵌合现象可见于正常表型的女性。

3. X 染色体异常,伴或不伴嵌合现象,包括:等臂染色体 Xq[46,X,i(X)q],环状染色体 X(rX),Xp 或 Xq 缺失。

4. 有 Y 染色体嵌合的 Turner 综合征:10% ~12% 的 Turner 综合征患者存在含 Y 染色体物质的细胞系嵌合。

无论哪种核型,都会缺乏 X 染色体物质,并导致临床综合征的发生。

表 17 总结了 4 个病例的特点,病例 3 和病例 4 核型均为 45,XO,是较为常见的一种核型,均身材极度矮小(137cm 和 134cm),且彩超均未见到卵巢,子宫小,筛查发现畸形和合并症多,表现较为严重。另外的病例 1 核型和病例 2 核型中缺失的染色体相对较少,而临床表现也相对较病例 3 和病例 4 为轻。2 条完整的 X 染色体是女性维持卵巢功能正常和正常发育的前提,异常核型所占比重越大临床症状越严重,相对而言,异常核型所占比重越小临床症状越轻微。

表 17 4 个病例特点

病例	核型	子宫附件	合并疾病及畸形
病例 1	46,X,i(X)(q10)	盆腔内未探及子宫回声,可探及上段阴道回声,双侧卵巢未探及	亚临床甲状腺功能减退症,桥本病
病例 2	45,XO(56)/46,X +mar(4)	子宫体积小,双侧卵巢体积小	通贯手,轻度颈蹼,骨质疏松
病例 3	45,XO	子宫体积小,双侧卵巢未探及	1 型糖尿病伴多发并发症,桥本病,骨质疏松,马蹄肾
病例 4	45,XO	彩超:膀胱后方低回声(始基子宫?) 盆腔 CT:子宫、附件等结构未见正常显示	腺垂体功能减退症,骨质疏松,白癜风

(二) Turner 综合征累及多个组织系统

Turner 综合征最为一致的特征是身材矮小,其他异常包括盾状胸、乳头间距宽、颈短伴颈蹼、肘外翻以及前臂和手腕 Madelung 畸形,盾状胸和身材矮小有时会形成一种不成比例的宽大或矮壮外形。新生儿可能有先天性手足淋巴水肿,蹼颈,指甲发育不良,窄且高拱的腭畸形,以及第四掌骨和/或跖骨短小。研究显示 Turner 综合征是一个累及全身各组织系统的疾病,包括多种畸形和疾病,其症状及其大致比率总结如表 18[4,7-8]。

表 18 Turner 综合征累及的全身各组织系统疾病

系统组织	组织系统及比例
内分泌疾病	成长障碍,成年人身高下降(95% ~100%) 高促性腺激素性性腺功能减退(90% ~95%) 葡萄糖耐量异常(15% ~50%) 1 型糖尿病(频率未知) 2 型糖尿病(10%) 甲状腺炎和甲状腺功能减退(15% ~30%) 雄性化身体组成(频率未知) 自身免疫性疾病(所有自身免疫性疾病的风险增加)
胃肠和肝脏疾病	肝酶升高(50% ~80%) 腹腔疾病(8%) 炎症性肠病(2% ~3%)
表型特征:眼睛	内眦赘皮(20%) 近视(20%) 斜视(15%) 上睑下垂(10%)

续表 18

系统组织	组织系统及比例
表型特征:耳朵	中耳感染(60%) 听力缺陷(30%) 外耳畸形(15%)
表型特征:嘴	小颌(micrognathia,60%) 高腭弓(35%) 牙齿发育异常(频率未知)
表型特征:颈部	后发际线低(40%) 颈部粗短(40%) 蹼状颈(webbed neck,40%)
表型特征:胸部	盾状胸(shield chest,30%) 乳头内陷(5%)
表型特征:皮肤、指甲和毛发	皮肤嵴数增加(30%) 手足淋巴水肿(25%) 多发性色素痣(25%) 指甲发育不全/营养不良(10%) 白癜风(5%) 脱发(5%)
表型特征:骨骼	骨龄延迟(85%) 骨矿物质含量降低(50% ~80%) 肘外翻(cubitus valgus,50%) 第四掌骨短(35%) 膝外翻(35%) 先天性髋关节脱位(20%) 脊柱侧凸(scoliosis,10%) 马德隆畸形(madelung deformity,5%)
表型特征:心脏	双叶主动脉瓣(14% ~34%) 主动脉缩窄(7% ~14%) 主动脉扩张/动脉瘤(3% ~42%) 高血压(50%)
表型特征:肾脏	马蹄形肾(10%) 肾盂、输尿管或血管的异常定位或重复(15%) 肾脏发育不全(3%)
神经认知和心理社会问题	情感不成熟(0~40%) 特定(非语言)学习障碍(0~40%) 心理和行为问题(0~25%) 在生命的第一年未能茁壮成长(50%)

鉴于 Turner 综合征可能存在的累计全身各系统、组织、器官的临床表现，且对患者健康造成较大影响，建议在得到诊断后筛查相关合并疾病针对性治疗[9]。本文中 4 个病例中均可见到矮小和原发性性腺功能减退，合并各种不同疾病。临床上医生在诊断 Turner 综合征后要尽可能全面对各系统组织器官进行筛查。

1. Turner 综合征与身材矮小

几乎所有的 Turner 综合征患者均患有身材矮小，其矮小原因可能与生长激素样胰岛素样生长因子-1 轴受损相关，研究发现，Turner 综合征患儿 GH 释放脉冲减少，IGF-1 水平在患者整个儿童期均偏低[10]；此外，同源异形框基因 *SHOX*（位于 X 染色体上的身材矮小同源异形框基因）与 Turner 综合征及 Leri-Weill 软骨骨生成障碍中的身材矮小相关[11]。身材矮小是唯一一种与 45，XO 染色体核型及 SHOX 缺陷始终相关的临床表现，也是唯一一种几乎见于所有 Turner 综合征患者的表型异常。本文中 4 个病例均有幼时辗转多次因身材矮小就诊，均未得到及时诊治。

2. Turner 综合征的性腺发育异常

原发性性腺功能减退是 Turner 综合征最常见的特征之一，Turner 综合征也是卵巢早衰最常见的原因之一，并有原发性闭经。大多数女性患者的乳房不发育。15% ~30% 的 Turner 综合征女性表现为最初有乳房发育然后在青春期停滞，或者在完成青春期发育后出现继发性闭经。本文中 4 个病例均较为典型，均无月经来潮，病例 1、3、4 甚至未探寻到卵巢，病例 2 核型相对较轻（嵌合体），可以见到卵巢，提示异常核型所占比重越小临床症状越轻微；除病例 4 合并腺垂体功能减退症外，其余 3 例性激素六项都有高促性腺激素性性腺功能减退症。病例 4 也提醒我们：Turner 综合征患者可能合并某些疾病，例如严重营养不良或其他垂体疾病，而表现为“低促”，Turner 综合征的诊断仍依据染色体核型。

值得注意的是，Turner 综合征的不同核型导致的性腺功能减退临床表现有一定异质性，青春期发育高度依赖于染色体核型，例如，只有 2% ~3% 的 45，XO 女性有规律的月经出血；少数人通常在几年后进入继发性闭经。相比 45，XO 单体女孩，嵌合（主要是 45，XO/46，XX）女孩更常出现这些较轻的卵巢衰竭表型。少数女性的青春期发育正常，且月经正常，甚至生育。由于卵巢功能衰竭，许多 Turner 综合征女孩的 FSH 浓度升高，不过，需要注意 FSH 不高并不能排除 Turner 综合征，本文病例 4 就是如此。作为即将发生卵巢功能衰竭的标志物，测定抗米勒管激素可能比 FSH 的敏感性更高。虽然月经初潮正常在 Turner 综合征女性中并不常见，但对于原因不明的矮身材女孩，即使其经历了青春期且有月经周期，也应考虑到 Turner 综合征的可能性。

Turner 综合征患者的卵巢特征是有少量结缔组织，没有卵泡或仅有一些闭锁的卵泡（索状性腺）[12]。不过，卵巢功能障碍的程度不一，最差的情况是卵巢没有功能，而最好的情况是卵巢功能完全正常，表现为月经初潮正常及初潮后至少数年具有正常生殖功能。可能由于 X 染色体上基因的单倍剂量不足很可能导致了卵母细胞的存活率降低，这些基因的 2 个拷贝数是正常卵母细胞存活的必要条件。本文中，病例 2 为嵌合体，核型相对较轻，显示卵巢较小，而其余 3 例未检测到卵巢，但不代表没有卵巢，可能卵巢表现为少量结缔组织不易发现。

3. Turner 综合征与自身免疫性疾病和代谢疾病

本文病例 3 患者合并 1 型糖尿病并多发并发症值得关注，既往病例报道显示 Turner 综合征患者发生自身免疫性疾病的风险增加，约 10% Turner 综合征患者合并一个或多个自身免疫疾病[13]，尤其是自身免疫性甲状腺疾病较为多见，与一般人群相比，类风湿性关节炎、炎症性肠病、银屑病、白癜风和斑秃的发病率也有所增加[14]。病例 4 合并白癜风，未治疗。病例 3 患者糖尿病史 8 年，其病程变化及临床特点符合成人隐匿性自身免疫性糖尿病。研究显示与普通人群相比，Turner 综合征患者发生 1 型糖尿病的风险增加了 4 倍[15]。但 Turner 综合征合并 1 型糖尿病并不常见，国内也有数例文献报道 Turner 综合征患者合并 1 型糖尿病[16-18]。有学者认为，X 染色体短臂缺失可能导致了 Turner 综合征合并 1 型糖尿病[19]。本文病例 3 初诊糖尿病时多饮、多尿、消瘦，很快口服降糖药无效，日常依赖胰岛素治疗，无明确酮症酸中毒病史，但血糖脆性很大，难以控制，最终导致严重糖尿病合并多发并发症。

Turner 综合征患者有发生代谢性疾病的风险。胰岛素抵抗（通过正葡萄糖钳夹试验检测）是 Turner 综合征患者的一种早期代谢缺陷。此外，有研究报道，Turner 综合征成年女性的向心性肥胖、2 型糖尿病和血脂异常发生率高于无 Turner 综合征的女性[20]。不同的研究报道显示，2 型糖尿病在 Turner 综合征青年患者中的发病率为 5% ~25%，这相比一般人群的发病率大幅增加。Turner 综合征患者的胰岛素分泌功能通常也受损[21]。

4. Turner 综合征与骨代谢异常

骨量减少和骨质疏松症是 Turner 综合征患者的临床表现之一，Turner 综合征患者较普通女性骨质疏松症提前 20 ~30 年，骨折风险增加，本文中病例 2、病例 3 和病例 4 均成年且年龄不大，明确诊断有骨质疏松；病例 1 因年龄轻未检测骨密度，但随年龄增长，需要在随访中加入骨代谢指标检测。

据报道，Turner 综合征患者的峰值骨量相比正常女性减少 25%，与对照组相比，Turner 综合征妇女骨折的风险增加了约 25%，骨折发生率是正常人的 3 倍，有些 Turner 综合征患者 10 岁以下（尤其是腕部骨折）即可出现骨量减少，随年龄增长骨量下降越明显，尤其在儿童期和 45 岁以后，骨折发生率明显升高[22-23]。皮质骨和小梁骨中可有骨折，通常位于掌骨、股骨颈、下脊柱和前臂。Turner 综合征患者低骨量的机制复杂，有研究认为是 X 染色体中 SHOX 基因异常所致[24]，也有研究认为是雌激素缺乏致骨形成不足所致；还有研究认为 Turner 综合征高促 FSH 水平高，从而促进破骨细胞生成致骨量下降[25]。

5. Turner 综合征与心血管畸形

本文中患者还筛查了其他系统可能出现的合并症，幸运的是 4 个病例彩超均未发现心血管系统疾病。Turner 综合征心血管疾病发病率很高，是女性最严重的健康问题[26]，并会显著增加患者的死亡率，因此心血管疾病筛查是重点之一。颈蹼和胸廓前后径增加是心血管畸形的有用预测指标[27]。最常见的先天性畸形是二叶主动脉瓣，在特纳综合征个体中发现约占 25%。Turner 综合征患者的心血管畸形患病率在各研究中不尽相同。不同研究中估计患病率不一致，其原因包括研究人群的年龄差异或嵌合程度差异。例如，45，XO 患者的心血管畸形患病率似乎高于 45，XO/46，XX 嵌合患者[28]。一些在

Turner 综合征人群中较常见的心脏畸形包括:①任意畸形,高达 50%;②主动脉瓣畸形(主要是二叶主动脉瓣畸形),15% ~30%;③细长型主动脉横弓,40% ~50%;④其他主动脉弓畸形(主要是缩窄),7% ~18%;⑤室间隔缺损,1% ~4%;⑥房间隔缺损,1% ~2%;⑦体循环静脉畸形(如,左侧上腔静脉永存),8% ~13%;⑧肺静脉畸形,13% ~15%;⑨冠状动脉畸形,多达 2%。

2000 年起,在 3 个三级中心对 Turner 综合征妇女($n=622$)的病历进行回顾性检查时,569 名妇女至少进行了一次超声心动图成像,其中只有 70% 的妇女在研究期间进行了超过 1 次的成像。总共有 321 名女性患有某种形式的先天性心脏病[29]。因此,对于任何医生而言,重要的是在最初诊断时或以后在成人生活中进行彻底的临床检查。

(三) Turner 综合征鉴别诊断

Turner 综合征的诊断需要与以下疾病相鉴别[2]。

1. 低促性腺激素性性腺功能减退症

由各种原因(垂体鞍区的肿瘤、炎症或组织增生症及先天性等)导致下丘脑促性腺激素释放激素和(或)垂体促性腺激素合成、分泌或作用障碍进而引起性腺功能不全。临床上也可表现为女性第二性征发育不全、生长障碍及青春期加速生长缺如,特发性低促性腺激素性性腺功能减退症患者可有嗅觉功能障碍,但无 Turner 综合征特殊容貌。性激素检查提示 FSH 和 LH 水平低或正常,雌二醇水平低。

2. Noonan 综合征

Noonan 综合征又称先天性侏儒痴呆综合征或翼状颈综合征[30],大多数病例为散发性,家族性患者为常染色体显性遗传,基因突变是基本的病因,表现为以特殊面容、身材矮小、智力障碍伴先天性心脏病、骨骼发育异常、出血倾向、淋巴管发育不良,其与 Turner 综合征有诸多相似之处,如特殊面容、骨骼异常、身材矮小及低骨量等;而 Noonan 综合征大多为常染色体显性遗传,有家族史,部分有正常的性发育。Noonan 综合征染色体核型正常(46,XX)。

3. 营养状态、慢性系统性疾病对身高、青春发育的影响

过度节食、营养不良、长期腹泻、严重甲状腺功能减退症、肾病综合征、肝硬化、炎症性肠病等病因会引起身高滞后和女性青春发育延迟。纠正营养状态或去除原发疾病后,身高和青春发育可恢复正常。

4. 垂体性侏儒,只有单纯身材矮小,无 Turner 综合征的特殊表现,且有正常性腺及第二性征发育。性激素检测及染色体核型分析可鉴别。

5. 46,XX 型单纯性性腺发育不全,呈常染色体隐性遗传或散发性。临床表现、性激素改变和 Turner 综合征相似,染色体核型为 46,XX 可鉴别。

6. 自身免疫性卵巢炎、卵巢抵抗、半乳糖血症及感染等导致的高促性腺激素性性腺功能减退症,存在原发性性腺发育不良或功能衰竭,辅助检查亦提示性激素水平降低和 FSH、LH 明显升高。无 Turner 综合征的特殊面容和畸形,染色体核型分析可鉴别。

综上,Turner 综合征是一种累及多系统多组织的疾病,诊断、筛查涉及多个专业学科,需要多个学科协作。

(四)Turner 综合征治疗

Turner 综合征治疗更是如此,涉及多个学科,治疗目的包括:提高患者最终成人身高,诱导性发育,维持第二性征,使子宫正常发育;提高骨密度,促其达到峰值骨量;防治各种并发症[2]。另外,由于 Turner 综合征可累及多器官系统,患者年龄跨度大,在不同年龄阶段,同时面临不同的问题,因此为提高 Turner 综合征的预后及生存质量,患者的治疗需多学科协作[31],其中包括儿科内分泌科、内分泌科、妇科、生殖专家、遗传学家、心脏内科、整形外科。

1. 促生长治疗

促生长治疗目标:①尽早获得与年龄匹配的正常身高;②重塑青春期加速生长过程;③最终达到正常成年身高水平。目前推荐使用重组人生长激素治疗以改善成年身高,首先务必尽早识别和诊断 Turner 综合征,以便患者能够充分获益于生长激素治疗。应在特制的生长曲线图上绘制 Turner 综合征患者的身高以监测生长情况。未治疗的 Turner 综合征患者的成年身高比一般女性人群低大约 20 cm。与一般人群相同,Turner 综合征女孩的成年身高也与父母身高相关,但明显低于正常女孩的预期身高。矮身材继发于整个生命中的异常生长模式。身材矮胖的原因是身体高度的减少程度较身体宽度更明显,以及许多患病女孩超重。患 Turner 综合征的女孩通常在出生时即有轻度生长迟缓(平均出生身长约低 1 个标准差)。在婴儿期和整个儿童期,身高生长依然缓慢。青春期延迟会进一步加重生长障碍,而且缺乏青春期生长突增。不幸的是,许多女孩虽然身材矮小,但直到 8 ~ 10 岁甚至更晚才诊断出 Turner 综合征,此时已错过了生长激素治疗最有效的时机。评估身材矮小女孩的生长时,不仅应关注其身高在一般女性人群中的百分位数,还要与基于父母身高的预期目标身高进行比较。对于重度身材矮小患者,若 10 ~ 12 岁患者存在重度身材矮小(即很难达到一般成年女性身高的第 5 百分位数),建议在生长激素治疗基础上加用氧雄龙(非芳香化雄激素)或者延迟青春期诱导[4]。

2. 诱导并维持性发育

Turner 综合征女孩治疗几乎都需要外源性雌二醇,这包括 15% ~20% 有自发青春期的患者,其青春期可能会持续一段时间,但随后常有原发性卵巢功能不全(卵巢早衰)[32]。雌激素替代治疗可诱导性发育,维持女性第二性征,使子宫正常生长发育,还可提高患者骨密度,促使其达到峰值骨量,雌激素及时补充治疗可能也有益于心血管结局。雌激素替代治疗开始的时间以及药物的剂量、递增方案、剂型均需模拟正常的青春期发育进程[31]。

雌二醇补充治疗旨在模拟正常青春期进程,同时尽量以低风险的方式促进生长。此后增加周期性孕激素治疗,以诱导周期性子宫出血,并防止子宫内膜增生。早期诊断的患者,推荐骨龄 11 ~ 12 岁时开始雌激素治疗。对诊断较晚,特别是青春期年龄诊断的患者可权衡生长潜能和性发育的情况,采取个体化治疗。

3. 其他治疗

1)针对骨密度的治疗:为提高骨密度,Turner 综合征患者推荐青春期前常规口服钙剂,此后需要补充雌激素、钙和维生素 D。一方面,补充雌激素可诱导破骨细胞凋亡而抑制骨吸收,进而促进骨骼的生长发育并维持骨量;另一方面,雌激素补充治疗可降低血清

FSH 水平。

研究认为低剂量的雌激素不干扰生长激素对最终身高的影响[33]，因此应尽早启用雌激素治疗。但雌激素补充的最佳剂量和 Turner 综合征启动雌激素最佳治疗时机，目前仍存在争议。据报道，Turner 综合征患者 12 岁之前启动生长激素并联合雌激素替代治疗至少 1 年，可提高骨密度、减少骨折风险[34]。有研究建议起始生长激素治疗比雌激素替代治疗应早 4 年，起始雌激素治疗最晚不超过 18 岁[35]。Turner 综合征患者成年后继续雌激素治疗可增加骨密度，起始雌激素疗法时机越早越好。因此，对 Turner 综合征患者骨质疏松的防治要做到：①在婴幼儿和青少年，做到补钙和维生素 D 并坚持负重运动，青春期发育时开始雌激素替代治疗；②成年以后，在补充钙、维生素 D 和锻炼基础上，进行雌、孕激素的周期治疗，减少骨丢失；③到绝经期年龄，根据患者的具体情况和骨质疏松防治指南，选择抗骨质疏松药物，如双膦酸盐等。

2）针对自身免疫性疾病的治疗：若出现甲状腺功能减退，给予左甲状腺素钠补充治疗。存在相应的自身免疫性疾病如类风湿性关节炎、炎症性肠病、银屑病、白癜风和斑秃在及时发现诊断后给予相应治疗。

3）针对心血管异常的治疗：动态观察心血管系统，结合心血管科建议，对于没有心脏结构异常疾病的 Turner 综合征患者，需每年评估血压。若有高血压，可积极采用 β 受体阻滞剂、血管紧张素受体阻滞剂的治疗。若心电图提示存在明显 QT 间期延长情况，应避免使用延长 QT 间期的药物。

4）针对神经心理问题的治疗：身材矮小和第二性征发育不良可导致患者自卑心理，焦虑情绪风险增加，注意筛查神经心理的异常及时干预，在诊治过程中要同时给予心理支持。

5）生育问题：2% ~5% 核型较轻的患者可有自发月经来潮及自然受孕，45，XO 的患者也可多次自然妊娠[36]。美国 146 例加入供卵系统患者中，受孕率高达 69%，流产率仅为 6.4%。受法规限制，国内目前尚无合法供卵系统，故不能自然受孕的 Turner 综合征患者几乎无生育可能。

本文 4 个病例，只有病例 2 做到了早诊断，得到了部分治疗，也是在 4 个病例中身高最高者，子宫发育较好，其余未能得到规范化诊疗。可见，Turner 综合征患者的规范化系统化治疗任重道远。

综上所述，Turner 综合征临床表型复杂多样，可累及多个系统、多个器官，某些症状的出现如主动脉扩张、高血压、糖尿病等随年龄增长而增加。且患者在不同年龄段面临问题不同，如婴儿、儿童期生长落后为主要就诊原因，青春期面临性发育不良，成人期面临不孕不育等，年长的 Turner 综合征患者还应注意筛查骨质疏松、高血压、糖尿病、血脂异常等。因此，早发现早诊断至关重要，另外对 Turner 综合征患者的临床规范化诊治、监测、随访宜贯穿诊治的整个过程，其中多学科团队协作必不可少。

参考文献

[1] Classic pages in obstetrics and gynecology by Henry H. Turner. A syndrome of infantilism, congenital webbed neck, and cubitus valgus. Endocrinology, vol. 23, pp. 566-574, 1938. Am

J Obstet Gynecol,1972,113(2):279.

[2]中华医学会内分泌学分会性腺学组. 特纳综合征诊治专家共识[J]. 中华内分泌代谢杂志, 2018;34(3):181-186.

[3]PINSKER J E. Clinical review: Turner syndrome: updating the paradigm of clinical care [J]. The Journal of clinical endocrinology and metabolism,2012,97(6):E994-1003.

[4]GRAVHOLT C H, ANDERSEN N H, CONWAY G S, et al. Clinical practice guidelines for the care of girls and women with Turner syndrome: proceedings from the 2016 Cincinnati International Turner Syndrome Meeting[J]. European journal of endocrinology, 2017,177(3):G1-G70.

[5]BONDY C A. Care of girls and women with Turner syndrome: a guideline of the Turner Syndrome Study Group[J]. The Journal of clinical endocrinology and metabolism,2007, 92(1):10-25.

[6]Clinical Practice Guidelines for the Care of Girls and Women With Turner Syndrome[J]. Pediatrics. 2017;140(5).

[7]MORTENSEN K H, ANDERSEN N H, GRAVHOLT C H. Cardiovascular phenotype in Turner syndrome—integrating cardiology, genetics, and endocrinology[J]. Endocrine reviews,2012,33(5):677-714.

[8]CAMERON-PIMBLETT A, LA ROSA C, KING T F J, et al. The Turner syndrome life course project: Karyotype - phenotype analyses across the lifespan [J]. Clinical endocrinology,2017,87(5):532-538.

[9]STEINER M, SAENGER P. Turner Syndrome: An Update[J]. Advances in pediatrics, 2022,69(1):177-202.

[10]GRAVHOLT C H. Epidemiological, endocrine and metabolic features in Turner syndrome [J]. Arquivos brasileiros de endocrinologia e metabologia,2005,49(1):145-156.

[11]OLIVEIRA C S, ALVES C. The role of the SHOX gene in the pathophysiology of Turner syndrome[J]. Endocrinología y Nutrición (English Edition),2011,58(8):433-442.

[12]SINGH R P, CARR D H. The anatomy and histology of XO human embryos and fetuses [J]. The Anatomical record,1966,155(3):369-383.

[13] EATON W W, ROSE N R, KALAYDJIAN A, et al. Epidemiology of autoimmune diseases in Denmark[J]. Journal of autoimmunity,2007,29(1):1-9.

[14]INVERNIZZI P, PASINI S, SELMI C , et al. Podda M. Female predominance and X chromosome defects in autoimmune diseases[J]. Journal of autoimmunity,2009,33(1): 12-16.

[15]BAKALOV V K, CHENG C, ZHOU J , et al. X-chromosome gene dosage and the risk of diabetes in Turner syndrome [J]. The Journal of clinical endocrinology and metabolism,2009,94(9):3289-3296.

[16]钟霓,苏俊蕾,盛春君,等. Turner 综合征合并 1 型糖尿病、桥本甲状腺炎及严重骨质疏松症一例[J]. 中华内分泌代谢杂志,2016,32(11):959-962.

[17]应纪祥,钟莉,王敏,等. Turner 综合征并 1 型糖尿病及桥本氏甲状腺炎 1 例报告[J]. 实用糖尿病杂志,2015,11(3):40-41.

[18]冷飞,李鹏飞,施克新.糖尿病合并 Turner 综合征一例降糖治疗体会[J].中华糖尿病杂志, 2021,13(Z1):26-29.

[19]GRAVHOLT C H, JUUL S, NAERAA R W,et al. Morbidity in Turner syndrome[J]. Journal of clinical epidemiology,1998,51(2):147-158.

[20]FRERIKS K, TIMMERMANS J, BEERENDONK C C,et al. Standardized multidisciplinary evaluation yields significant previously undiagnosed morbidity in adult women with Turner syndrome[J]. The Journal of clinical endocrinology and metabolism, 2011, 96(9): E1517-526.

[21]BAKALOV V K, COOLEY M M, QUON M J , et al. Impaired insulin secretion in the Turner metabolic syndrome[J]. The Journal of clinical endocrinology and metabolism, 2004,89(7):3516-520.

[22]BAKALOV V K, BONDY C A. Fracture risk and bone mineral density in Turner syndrome[J]. Reviews in endocrine & metabolic disorders,2008,9(2):145-151.

[23]GRAVHOLT C H, LAURIDSEN A L, BRIXEN K, et al. Marked disproportionality in bone size and mineral, and distinct abnormalities in bone markers and calcitropic hormones in adult turner syndrome: a cross-sectional study[J]. The Journal of clinical endocrinology and metabolism,2002,87(6):2798-2808.

[24]ROSS J L, SCOTT C, MARTTILA P, et al. Phenotypes Associated with SHOX Deficiency[J]. The Journal of clinical endocrinology and metabolism,2001,86(12): 5674-5680.

[25]SHI K, LIU L, HE Y J, et al. Body composition and bone mineral status in patients with Turner syndrome[J]. Sci Rep,2016,6:38026.

[26]DONADILLE B, CHRISTIN-MAITRE S. Heart and Turner syndrome[J]. Annales d'endocrinologie, 2021,82(3-4):135-140.

[27]HO V B, BAKALOV V K, COOLEY M, et al. Major vascular anomalies in Turner syndrome: prevalence and magnetic resonance angiographic features[J]. Circulation, 2004,110(12):1694-1700.

[28]GOTZSCHE C O, KRAG-OLSEN B, NIELSEN J,et al. Prevalence of cardiovascular malformations and association with karyotypes in Turner's syndrome[J]. Archives of disease in childhood,1994,71(5):433-436.

[29]HAAK M C, BARTELINGS M M, GITTENBERGER-DE G,et al. Cardiac malformations in first-trimester fetuses with increased nuchal translucency: ultrasound diagnosis and postmortem morphology[J]. Ultrasound in obstetrics & gynecology : the official journal of the International Society of Ultrasound in Obstetrics and Gynecology, 2002, 20(1): 14-21.

[30]ALLEN H D, LARTER W E, GOLDBERG S J. Letter: The Ullrich-Noonan syndrome

[J]. American journal of diseases of children,1974,128(1):115-116.

[31]华医学会儿科学分会内分泌遗传代谢学组,《中华儿科杂志》编辑委员会. Turner 综合征儿科诊疗共识[J]. 中华儿科杂志,2018,056(6):406-413.

[32]PASQUINO A M, PASSERI F, PUCARELLI I, et al. Spontaneous pubertal development in Turner's syndrome. Italian Study Group for Turner's Syndrome[J]. The Journal of clinical endocrinology and metabolism,1997, 82(6):1810-1813.

[33]ROSENFIELD R L, DEVINE N, HUNOLD J J, et al. Root AW. Salutary effects of combining early very low-dose systemic estradiol with growth hormone therapy in girls with Turner syndrome[J]. The Journal of clinical endocrinology and metabolism,2005, 90(12):6424-6430.

[34] CLEEMANN L, HJERRILD B E, LAURIDSEN A L, et al. Long-term hormone replacement therapy preserves bone mineral density in Turner syndrome[J]. European journal of endocrinology,2009,161(2):251-257.

[35]KODAMA M, KOMURA H, KODAMA T, et al. Estrogen therapy initiated at an early age increases bone mineral density in Turner syndrome patients[J]. Endocrine journal, 2012,59(2):153-159.

[36]BAKALOV V K, SHAWKER T, CENICEROS I, et al. Uterine development in Turner syndrome[J]. The Journal of pediatrics,2007,151(5):528-531, 31 e1.

第二节　阴茎短小、不育
——46,XX 睾丸性腺发育异常(2 例)

贾海燕　郑瑞芝　李旭晴
河南省人民医院

睾丸性腺发育异常是性别决定和分化异常导致的男性性腺性别与染色体性别不相符合的一类疾病,染色体核型大多表现为 46,XX,也有极少数男性患者表现为 45,XO。出生时生殖器表现为不典型的男性或女性。生殖器外观与染色体性别不一致的婴儿被归类为性发育异常。DSD 在 1000 ~ 4500 例活产婴儿中约有 1 例发生。常见的原因有:先天性肾上腺增生(CAH);性染色体 DSD,X/XY 嵌合;XY 个体雄激素不敏感综合征(AIS)。本文对我院两例 46,XX 睾丸性腺发育异常患者进行详细分析,旨在提高临床医生对此类疾病的认识和诊断水平。

一、病例资料及诊疗过程

(一)病例 1

1. 病史摘要

患者社会性别男性,26 岁,以"发现阴茎短小、包皮过长 26 年,性交痛 3 年"为主诉于 2016 年 12 月 15 日入院。

现病史:患者 26 年前出生时,父母即发现患儿阴茎短小,包皮过长,无发热、四肢畸形、肌张力低下,未就诊。10 年前出现龟头不能自然伸出,偶有龟头红肿、疼痛,尿频,无血尿、尿痛症状,无嗅觉缺失、智力障碍,未予正规治疗。3 年前患者同房时出现性交痛,不伴出血、发热等症状,未就诊。3 个月前因上述症状就诊于我院,行彩超检查,结果提示:隐匿性阴茎,建议行包皮过长手术治疗和减脂治疗。现为进一步治疗,门诊以"隐匿性阴茎、包皮过长"收住泌尿外科。患者自发病以来,神志清,精神可,食欲可,大便正常,体重减轻约 15 kg。

既往史:3 个月前患"2 型糖尿病",自行口服"二甲双胍片"每次 0. 25 g,每日 1 次,现血糖控制可。

婚育史:25 岁结婚,配偶体健,夫妻关系和睦。试管婴儿(供精),育 2 儿 1 女,均体健。

家族史:父母体健。独子。否认家族中有类似疾病患者。

2. 入院查体

脉搏 65 次/min,血压 120/80 mmHg,身高 174 cm,体重 90 kg,BMI 29. 73 kg/m^2,偏胖体形。全身皮肤黏膜无黄染、皮疹。嗅觉、视觉、听力正常。双肾区无叩击痛,未闻及血管杂音,双侧输尿管压痛点无压痛,耻骨上膀胱区无压痛,阴茎外观短小,上推阴茎两侧皮肤可显露阴茎干,放手后迅速回缩,双侧阴囊内可触及睾丸,睾丸偏小,大小约 2 mL,质软。四肢无畸形，肌张力正常。

3. 实验室检查

(1)性激素结果详见表1。

表1　性激素

时间	卵泡刺激素/(U/L)	黄体生成素/(U/L)	催乳素/(ng/mL)	雌二醇/(pg/mL)	孕酮/(ng/mL)	睾酮/(ng/mL)
2016.12.16	32.92	13.94	6.59	26.43	0.59	0.40
2019.09.07	46.91	20.67	10.64	19.81	0.62	0.47
2019.11.10	44.43	18.69	4.84	13.33	0.35	0.92
2019.12.12	/	/	/	/	/	1.50
2020.05.07	/	/	/	/	/	0.42

(2)空腹血糖5.02 mmol/L(参考值4.10～5.90)，糖化血红蛋白5.5%(参考值4.0～6.5)，口服葡萄糖耐量试验和C肽释放试验结果详见表2。

表2　口服葡萄糖耐量试验和C肽释放试验

时间	0 min	30 min	60 min	120 min	180 min
血糖(mmol/L)	7.1	11.4	13.5	15.6	12.2
C肽(ng/mL)	2.30	5.56	6.82	8.82	7.41

(3)甲状腺功能结果详见表3。

表3　甲状腺功能

项目名称	检测结果	参考值
游离三碘甲腺原氨酸(pmol/L)	4.48	3.10～6.80
游离甲状腺素(pmol/L)	17.93	12.00～22.00
促甲状腺素(μIU/mL)	1.80	0.27～4.20

(4)肝功能、肾功能、血常规均正常。

(5)染色体核型分析：46，XX。

4. 影像学检查

(1)前列腺、睾丸、附睾、精索静脉彩超：睾丸体积小，右侧大小约12.0 mm×8.3 mm×7.4 mm，左侧大小约14.0 mm×9.2 mm×8.6 mm，形态正常，轮廓清晰，左侧睾丸内可见一大小约2.7 mm×2.1 mm低回声，边界清。双侧附睾大小形态正常，轮廓清晰，内回声均匀，未见明显异常回声，双侧精索静脉未见明显曲张。前列腺：大小约29 mm×19 mm×

18 mm,形态正常,内回声均匀。提示:双侧睾丸体积小,左侧睾丸内低回声。

(2)乳腺彩超:双侧乳腺形态轮廓正常,腺体厚度正常,腺体层次结构清晰,双乳腺体内未见明显异常回声团块。

5. 病史特点

(1)患者,社会性别男性,26 岁。

(2)26 年前发现阴茎短小。10 年前出现龟头不能自然伸出,偶有龟头红肿、尿频症状出现。3 年前患者同房时反复出现性交痛。

(3)辅助检查:

1)染色体核型分析:46,XX。

2)生殖器彩超:双侧睾丸体积小,左侧睾丸内低回声。

3)乳腺彩超:双乳腺体内未见明显异常回声团块。

4)性激素结果:卵泡刺激素 32.92 U/L,黄体生成素 13.94 U/L,催乳素 6.59 ng/mL,雌二醇 26.43 pg/mL,孕酮 0.59 ng/mL,睾酮 0.40 ng/mL。

6. 临床诊断

(1)46,XX 性发育异常(睾丸性腺发育异常)。

(2)2 型糖尿病。

7. 诊断依据

(1)以"发现阴茎短小 26 年,性交痛 3 年"为主诉。

(2)阴茎外观短小,双侧阴囊内可触及睾丸,睾丸偏小,大小约 2 mL,质软。嗅觉、视觉、听力、智力正常。四肢肌张力正常。

(3)无生育能力。

(4)染色体核型分析 46,XX;表型为男性。

8. 治疗和随访

入院后完善相关辅助检查,无明显手术禁忌证,因"阴茎短小、包皮过长"在泌尿外科行"隐匿阴茎矫形+阴茎延长固定术"。

患者发现血糖升高 3 个月,现口服"二甲双胍片"每次 0.25 g,每日 1 次,血糖控制可,入院后继续给予控制饮食,监测血糖,口服"二甲双胍"控制血糖。

2019 年 11 月复诊后给予补充十一酸睾酮每次 80 mg,每日 2 次,1 个月后复查血睾酮水平明显升高,但患者未坚持服用十一酸睾酮,导致 2020 年 5 月复查睾酮水平仍呈低下状态。

为更好地治疗糖尿病,患者定期到我科复诊,复查糖化血红蛋白,完善糖尿病相关慢性并发症检查,给予相应治疗方案。

(二)病例 2

1. 病史摘要

患者社会性别男性,16 岁,以"发现双侧乳腺发育 20 d"为主诉于 2021 年 4 月 27 日入院。

现病史:20 d 前无意中发现双侧乳房肿块,直径约 2 cm,有触痛,无溢乳、血性分泌物,阴毛、腋毛正常,无肘外翻,无面部畸形,无听力下降,无头晕、头痛、视力减退,遂到当地医院就诊，查性激素六项：卵泡刺激素 36.36 U/L、黄体生成素 19.27 U/L、催乳素 15.95 ng/mL、雌二醇 9.99 pg/mL、孕酮 0.70 ng/mL、睾酮 0.80 ng/mL。彩超：男性乳腺腺体发育。为进一步明确病因及治疗来我院，门诊以“男性乳腺发育查因?”为诊断收入我科。发病以来，患者神志清，精神可，饮食可，睡眠可，大、小便正常，体重未见明显变化。

既往史：因“先天性尿道下裂”多次行手术治疗。否认高血压、心脏病史，否认糖尿病、脑血管疾病病史。

婚育史：未婚未育。

家族史：母亲已故，父亲患听力障碍。独生子。家族中无类似疾病发生，否认家族性遗传病史。

2. 入院查体

体温 36.2 ℃，脉搏 92 次/min，呼吸 23 次/min，血压 107/60 mmHg，身高 158 cm，体重 65 kg，BMI 26.03 kg/m^2，营养良好，正常面容，无面部畸形，全身皮肤黏膜无黄染，无皮疹。嗅觉正常。双侧乳房发育（Tanner 2 期），直径约 2 cm，触痛，皮肤细腻，阴毛、腋毛发育正常，外生殖器发育正常。无肘外翻。

3. 实验室检查

（1）性激素结果详见表 4。

表 4　性激素

项目名称	卵泡刺激素	黄体生成素	催乳素	雌二醇	孕酮	睾酮
检测结果	30.87 U/L	19.28 U/L	15.77 ng/mL	<15 pg/mL	0.22 ng/mL	1.26 ng/mL

（2）甲状腺功能、ACTH、皮质醇结果详见表 5。

表 5　甲状腺功能、ACTH、皮质醇

项目名称	检测结果	参考值
游离三碘甲腺原氨酸（pmol/L）	5.46	3.93～7.70
游离甲状腺素（pmol/L）	12.31	12.60～21.00
促甲状腺素（μIU/mL）	13.90	0.51～4.30
8:00 ACTH（pg/mL）	16.6	12.0～46.0
8:00 皮质醇（μg/dL）	5.92	5.00～25.00

（3）口服葡萄糖耐量试验和胰岛素释放试验结果详见表 6。

表6 口服葡萄糖耐量试验和胰岛素释放试验

时间	0 min	30 min	60 min	120 min	180 min
血糖(mmol/L)	4.9	10.2	8.8	6.6	5.4
胰岛素(μU/mL)	7.67	63.89	100.64	74.42	34.57

(4)甲状旁腺素 59.9 pg/mL(参考值12.0～88.0)。

(5)25-羟维生素 D 8.45 ng/mL(参考值≥20.00)。

(6)染色体核型分析:46,XX;SRY(-)。

4. 影像学检查

(1)左手 X 射线　骨龄约相当于15岁(实际年龄16岁)(图1)。

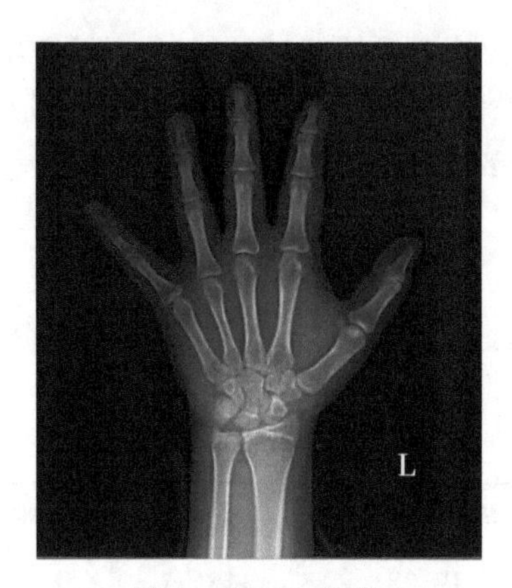

图1　左手 X 射线

(2)肾上腺 CT:双侧肾上腺 CT 扫描未见明显异常(图2)。

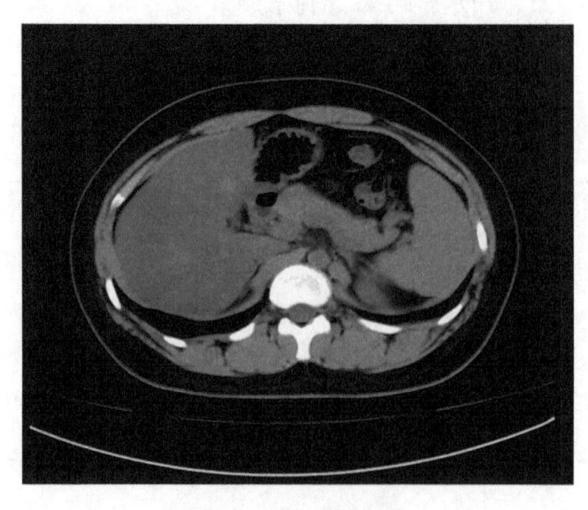

图2　肾上腺 CT

(3)乳腺彩超　男性双侧乳腺发育。

(4)前列腺、睾丸、附睾、精索静脉彩超　前列腺显示不清;右侧睾丸大小约 17 mm×

8 mm×10 mm，左侧睾丸大小约21 mm×10 mm×12 mm，体积小，形态正常，轮廓清晰，内回声均匀，左侧睾丸内可见一大小约4.0 mm×1.7 mm×4.8 mm囊性回声，右侧睾丸内未见明显异常回声。CDFI：双侧睾丸血流信号未见明显异常；右侧附睾，头7.9 mm×5.2 mm，体2.0 mm，尾3 mm；左侧附睾，头5.8 mm×3.2 mm，体2.1 mm，尾：显示不清；双侧附睾大小形态正常，轮廓清晰，内回声均匀，未见明显异常回声；双侧精索静脉未见明显曲张。提示：双侧睾丸体积小，左侧睾丸内囊性回声，前列腺及左侧附睾尾显示不清（发育不良？）。

（5）甲状腺彩超　甲状腺区未见明显甲状腺回声，舌骨上方舌根处可见范围约18 mm×9 mm×14 mm低回声，边界清，形态规则。考虑异位甲状腺。

5.病史特点

（1）患者，社会性别男性，16岁。

（2）主要临床表现：20 d前发现双侧乳房肿块，有触痛。

（3）查体：无面部畸形，双侧乳房发育（Tanner 2期），触痛，阴毛、腋毛正常，外生殖器发育正常，无肘外翻。

（4）实验室检查：

1）性激素：睾酮1.26 ng/mL、孕酮0.22 ng/mL、雌二醇<15 pg/mL、催乳素15.77 ng/mL、黄体生成素19.28 U/L、卵泡刺激素30.87 U/L。

2）染色体核型分析：46，XX；SRY（-）。

6.临床诊断

（1）46，XX性发育异常（睾丸性腺发育异常）。

（2）舌根异位甲状腺、甲状腺功能减退症。

（3）维生素D缺乏症。

7.诊断依据

（1）患者，社会性别男性，16岁。

（2）16岁时发现双侧乳腺发育（Tanner 2期），伴有触痛。

（3）黄体生成素19.28 U/L、卵泡刺激素30.87 U/L、睾酮1.26 ng/mL。

（4）染色体核型：46，XX；SRY（-）。

8.治疗和随访

入院后完善性激素、染色体核型分析、*SRY*基因、睾丸彩超等检查。舌根异位甲状腺并甲状腺功能减退症，给予左甲状腺素片对症处理，同时建议患者行异位甲状腺手术治疗，进一步明确诊断。给予阿法骨化醇对症处理。观察患者乳腺发育和男性第二性征发育情况。

二、讨论

性发育异常表现为染色体、性腺和解剖上的性别不一致，包括外生殖器模糊、生殖器和性腺及染色体异常与发育异常，性腺功能异常和生育能力下降或不育。

在卵子受精时，性别已经确定，从原始性腺至成年的性发育是一个十分复杂的序列过程，具有卵巢及其附属器官者为女性，具有睾丸及其附属器官者为男性。个体的染色体性别在受精卵形成时就已经确定了(遗传性别,46,XX 为女性,46,XY 为男性)。在染色体基因、性腺和其他因素的作用下,个体分别向女性表型或男性表型(社会性别)发育。

目前发现至少有 50 种以上的基因(存在于性染色体和常染色体上)和众多的激素参与调节性分化和性发育,其中某些环节异常可能导致性发育异常。

目前,人类性别的决定因素尚未完全阐明。1990 年 Sinclair 等[1]发现位于 Y 染色体 Yp11.32 的 *SRY* 基因(sex-determining region Y gene)为睾丸决定因子(testis-determining factor,TDF),该基因编码的蛋白质在人类性别决定中发挥着重要作用,可以引导原始性腺发育成熟为睾丸,在性别决定过程中起到关键作用[2]。

SRY 基因作为睾丸决定基因,决定原始生殖腺分化为睾丸,胚胎第 4 周性腺嵴分化成为原始性腺,第 7 ~8 周在 SRY 基因作用下,原始性腺髓质出现精曲小管、支持细胞及间质细胞,支持细胞构成睾丸索,启动睾丸分化,支持细胞分泌抗米勒管激素抑制米勒管向女性生殖器官发育,12 ~14 周睾丸间质细胞分泌雄激素达高峰,以后逐渐下降,睾酮和双氢睾酮诱导男性内外生殖器官分化与发育。Y 染色体无精子症因子(azoospermia factor, AZF)缺失导致胚胎时期原始生殖细胞无法分化为精原干细胞,终生无生育能力。

Delachapelle 等[3]于 1964 年报道了世界首例 46,XX 性腺发育异常病例,之后该病种引起了遗传和生殖领域广大学者的兴趣。该病发病率极低,国际上报道的例数也仅仅数百例[4]。性染色体为 XX 的 DSD 是由非典型的高水平雄激素引起的,这可能是由于肾上腺皮质的雄激素过量,性腺的雄激素过量,或者雄激素的异位或外源性来源。

性腺发育异常的定义是:染色体性别与性腺性别不一致的性分化异常现象,包括 46,XX 性腺发育异常和 46,XY 性腺发育异常两型[5]。临床表现为:46,XX 性腺发育异常,表型为男性,而染色体核型为 46,XX,乳腺发达,须毛缺如,阴茎小,睾丸小,精索脉正常,不能或只能产生少量精子,因而绝大多数无生育能力。46,XY 性腺发育异常,表型为女性,而染色体核型为 46,XY,没有乳腺发育,有喉结,没有月经,没有卵巢功能,外生殖系统正常,有些内生殖器没有卵巢,因而绝大多数无法怀孕。

46,XX 性腺发育异常为原发性睾丸发育不良,青春期雄激素缺乏,表现为身材矮小和男性第二性征不足,须毛稀少、喉结不显、声音尖细、乳腺发育、睾丸小或阴茎小,甚至出现隐睾、尿道下裂、阴茎阴囊转位[6]。青春期疑似患儿早期进行染色体核型分析为 46,XX,与性腺性别不符即可确诊此病,Y 染色体微缺失检测 *SRY* 和 *AZF* 基因,有助于了解患者发病机制,指导生育、预后。Majzoub 等[7]报道的 55 例 46,XX 性腺发育异常患者的身高为(166.0±6.6)cm。骨骺闭合前补充生长激素可有效改善患儿身高不足,补充睾酮可促进生殖器发育,避免成年后身材矮小和男性第二性征不足。Capron 等[8]同样发现 46,XX;SRY 阳性男性患者中也表现出身材矮小。我们观察的两例病例染色体核型分析均为 46,XX,本病例 1 患者临床表现为阴茎短小,睾丸偏小,无生育能力;病例 2 患者除具有典型男性第二性征外还有乳房发育。

性腺发育异常历来被认为是生殖细胞癌的低风险,评估性腺组织学的必要性一直受到质疑。但 Costanzo M. 等[9]研究发现 46,XX 性发育异常存在早期生殖细胞恶性肿瘤,应该引起人们的注意。

Faleiro D. 等[10]报道了 1 例 46,XX 性腺发育异常患者,具有女性核型,因为存在性别决定区域 Y 基因而临床表现有了男性第二性征的表现。该报告强调了遗传评估的重要性，认为在正确诊断的基础上，可以通过多学科治疗提高患者生活质量。SRY（Y 染色体上的性别决定区域）易位到 X 染色体或常染色体，约占 46，XX 睾丸 DSD 病例的一半。SRY 的存在可导致生殖腺中睾丸通路的激活。

根据 *SRY* 及 *AZF* 基因缺失情况，刘贵中等[11]总结 46，XX 性腺发育异常存在如下情况：①*SRY*(+)，*AZF*(-)，临床较常见，具有男性表型，表现为身材矮小、睾丸小、无精子症，伴或不伴有小阴茎、尿道下裂或隐睾等，该型报告 4 例病例。②*SRY*(-)，*AZF*(-)，临床罕见，患者表现为阴茎小、睾丸小、尿道下裂、无精子症、隐睾等，该型报告 1 例病例。③*SRY*(+)，*AZF*(+)，具有正常男性特征及外生殖器，生精基因存在，理论上有正常精子发生，有自然生育的可能。④*SRY*(-)，*AZF*(+)，生殖器发育不良或畸形，可伴有少精症、弱精症或无精子症，理论上可采用辅助生殖技术孕育后代。*AZF* 基因位于 Y 染色体长臂，理论上如果易位至 X 染色体或常染色体，有生精可能，但目前尚无相关临床病例报道。

46，XX 性腺发育异常 *SRY* 基因(+)者占 83.7%。*SOX*9、*WT*-1、*SF*-1、*RSPO*1 等基因是 *SRY* 下游基因，当 *SRY* 基因缺失或突变时，下游基因表达异常，将影响胚胎原始生殖嵴向睾丸分化。Tallapaka 等[12]报道一例 *SRY* 下游基因 *RSPO*1 突变引起的 46，XX DSD 病例。

性别的决定是个错综复杂的过程，目前研究结果认为 *SRY* 并非决定性别的唯一基因，而且 *SRY* 本身也含有很多的调节基因。性别决定与分化是一个以 *SRY* 基因为主导的、多基因（*SOX*9、*AMH*、*WT*-1、*SF*-1 及 *DAX*-1 等）参与的有序表达过程。

有学者报告了一例由 *SOX*3 重复引起的 46，XX；*SRY*(-)的男性前列腺胞囊，*SOX*3 的重复可能导致性腺发育异常，因此所有 46，XX；*SRY*(-)的男性都应该进行 SOX3 突变筛查，建议用性腺活检来评估卵巢和睾丸组织的发育。在胎儿发育过程中，睾丸发育不良和低暴露于雄性激素会导致前列腺囊增大。因此，对于 *SRY*(-)的 46，XX 男性患者，术前应进行内镜检查，检查前列腺囊，以确定手术方案，减少术后并发症[13]。

*NR5A*1(*SF*1)基因长期以来一直被认为在最初的性腺发育和睾丸分化中发挥重要作用，这是 46，XY 型 DSD 的一个众所周知的原因。此外，有 10% ~20% 的 46，XX 睾丸或卵睾丸型 DSD 病例也描述了 *NR5A*1 杂合突变。这些突变都影响单一氨基酸残基，所以有可能这些功能获得突变，导致 46，XX 性腺中睾丸通路的不适当激活。或者，*NR5A*1 可能在卵巢发育过程中因抑制睾丸通路（除了在睾丸发育过程中促进睾丸通路）而发挥作用。

某些类型的先天性肾上腺增生（CAH）可导致肾上腺性雄激素的过量产生，从而导致 46，XX 婴儿的男性化。血清 17-羟基孕酮（17-OHP）的测定确定了大多数 46，XX 婴儿的雄性化 CAH 诊断，因为这种代谢物在最常见的 CAH 类型（21-羟化酶缺陷症）中是升高的，而在其他一些类型的 CAH（3β-羟化酶缺陷症和 11-羟化酶缺陷症）中则升高较小。17-羟基孕烯酮、11-脱氧皮质醇、皮质醇和脱氢表雄酮（DHEA）的浓度可用于区分这些不同类型的 CAH。

21-羟化酶缺乏约占 CAH 病例的 95%，是最常见的导致非典型生殖器的酶缺陷，这是因为编码 21-羟化酶(*CYP21A2*)的基因容易发生突变。21-羟化酶缺乏可根据血清 17-OHP 升高诊断,17-OHP 是该酶的底物之一。在某些病例中,可能需要进行促肾上腺皮质激素刺激试验或基因检测来确定诊断。

21-羟化酶活性的降低会导致皮质醇和醛固酮的分泌减少,肾上腺雄激素(脱氢表雄酮、雄烯二酮和十一酸睾酮)的分泌过多。21-羟化酶缺乏的患儿常伴有盐耗,导致低钠血症伴高钾血症和低血压,有发生危及生命的肾上腺危象并发症的危险。

由于编码糖皮质激素受体的 *NR3C1* 基因突变导致的糖皮质激素耐药,可以导致与 CAH 的男性化形式类似的特征,尽管它不是 CAH 的原因,因为皮质醇合成没有中断,但对皮质醇的反应受损可导致负反馈的丧失和 ACTH 的高水平,从而导致肾上腺产生过多的矿物皮质激素(可导致高血压、低钾血症和碱中毒)和过多的雄激素(可导致出生时的非典型生殖器外观或在受影响的 46,XX 个体晚年出现高雄激素症)。

46,XX 睾丸性 DSD 是一个术语,指性腺沿睾丸而不是卵巢途径发育。由此产生的性腺可能是正常的或发育不良的睾丸。随之而来的表型取决于睾酮和 Anti-Müllerian 激素(AMH)。46,XX 睾丸型 DSD 的大多数病因也可引起 46,XX 卵巢睾丸型 DSD,其中卵巢组织和睾丸组织同时存在;尽管有时可以根据影像学和/或激素评估建议诊断,诊断还是基于组织学检查。46,XX 的睾丸或卵睾丸 DSD 是通过检测睾酮(在基线或人类绒毛膜促性腺激素刺激后)和/或 46,XX 个体中高于预期的 AMH/MIS 水平来诊断的。由于精子发生需要完整的 Y 染色体,46,XX 睾丸 DSD 与不孕有关。如果有完整的卵巢组织,在 46,XX 卵睾型 DSD 的某些病例中可能有生育能力。

治疗方面:虽然患者睾丸发育不良,没有生精能力,但其间质组织具有内分泌功能,在成年以后可有正常的性冲动和性生活。矫正泌尿生殖系统畸形是治疗重点,让其有接近正常的生殖器外观,促进发育,减轻心理障碍;青春期应给予雄激素替代治疗,以促进男性第二性征发育。通过这些综合治疗提高患儿的生活质量。

生育方面:46,XX 性腺发育异常患者的生育选择有限,目前唯一可行的选择是供精人工授精,如本文第一个病例夫妇采取供精的助孕手段已成功妊娠分娩。采用供精助孕虽具有良好的成功率,但在心理上难以接受,生殖医生应该与心理学家密切联系,对患者进行长期随访。

此病患者身材矮小与体内生长激素和性激素紊乱相关,青春期纠正内分泌紊乱可弥补患者成年后身高不足。

本文两例病例收集较早,尚需完善 DSD 相关常见基因变异检测,从而进行基因诊断。病例一需完善荧光原位杂交法(FISH)检测 Y 染色体性别决定基因。这两个病例都需要完善肾上腺轴功能评估,ACTH(8:00 和 16:00)、血清皮质醇(8:00 和 16:00)、17-羟孕酮、脱氢表雄酮、雄烯二酮等检测,从而与肾上腺疾病鉴别,还可以通过 ACTH 激发试验鉴别不同类型 CAH。病例二需要完善盆腔彩超,注意查找有无卵巢。

参考文献

[1] SINCLAIR A H, BERTA P, PALMER M S, et al. A gene from the human sex-determining region encodes a protein with homology to a conserved DNA-binding motif[J]. Nature,

1990,346(6281):240-244.

[2]ANIK A,ÇATLI G,ABACI A,et al. 46,XX male disorder of sexual development:a case report[J]. Clin Res PediatrEndocrinol,2013,5(4):258-260.

[3] DELACHAPELLE A, HORTLING H, NIEMI M, et al. XX sex chromosomes in a human male. First case[J]. Acta MedScand,1964,175(suppl 412):25-28.

[4]AKINSAL E C,BAYDILI N,DEMIRTAS A,et al. Ten cases with 46,XX testicular disorder of sex development:single center experience[J]. Int Braz J Urol,2017,43(4):770-775.

[5]滕奔琦,王青青,章钧,等. 性发育异常患者的细胞分子遗传学分析[J]. 中国病理生理杂志,2012,28(10):1851 -1855.

[6]唐耘熳,黄鲁刚,刘之英,等. 46,XX 男性性别逆转综合征(附四例报告)[J]. 中华泌尿外科杂志,2002,23(11):676-677.

[7] MAJZOUB A, ARAFA M, STARKS C, et al. 46, XX karyotype during male fertility evaluation; case series and literature review[J]. Asian J Androl,2017,19(2):168-172.

[8]CAPRON C,JANUEL L,VIEVILLE G,et al. Evidence for high breakpoint variability in 46, XX SRY - positive testicular disorder and frequent ARSE deletion that may be associated with short stature[J]. Andrology,2022,10(8):1625-1631.

[9]COSTANZO M,TOUZON M S,MARINO R,et al. Gonadal tumor development in 46,XX disorders of gonadal development[J]. Eur J Endocrinol,2022,187(3):451-462.

[10]FALEIRO D,ISER B,SILVA A A D,et al. The importance of genetic research in cases of severe male factor infertility:A case of 46,XX testicular disorder of sex development[J]. JBRA Assist Reprod,2022,26 (3):559-562.

[11]刘贵中,牛远杰,吴宝军,等. 46,XX 男性性逆转综合征五例报告[J]. 中华泌尿外科杂志,2019,40(4):304-305.

[12]TALLAPAKA K,VENUGOPAL V,DALAL A,et al. Novel RSPO1 mutation causing 46, XX testicular disorder of sex development with palmoplantar keratoderma: a review of literature and expansion of clinical phenotype[J]. Am J Med Genet A,2018,176(4): 1006-1010.

[13]WEI J,LIU C,ZHANG M,et al. Duplication of SOX3 in an SRY-negative 46,XX male with prostatic utricle:case report and literature review[J]. BMC Med Genomics,2022,15 (1):188.

第三节　外生殖器模糊、尿道异常
——46,XX 性发育异常(卵睾型)(2 例)

王丹钰　郑瑞芝　袁慧娟
河南省人民医院

性发育异常是染色体核型、性腺表型以及性腺解剖结构不一致的一大类遗传异质性疾病的总称。卵睾型性发育障碍(ovotesticular disorder of sex development,OT DSD)是一种罕见的性发育障碍,既往称为真两性畸形[1],染色体核型可以为 46,XX、46,XY 或多种嵌合型,确诊时需要依据具体的组织病理检查结果,也就是同一个体内同时具有卵巢及睾丸组织。本文以典型 46,XX DSD 患者病例来进行相关讨论,旨在提高临床对该疾病表型的认识。

一、病例资料及诊治过程

(一)病例 1

1. 病史摘要

患者社会性别男性,28 岁,以“发现尿道异常 28 年”为主诉于 2019 年 11 月 6 日入院。

现病史:28 年前患者出生时即发现尿道异常,表现为阴茎头裸露,阴茎下屈,尿道外口位于阴茎腹侧会阴部,需蹲位排尿,不能站立排尿,未重视,未诊治。6 年前就诊于当地人民医院,查染色体核型为 46,XX,无发热、头痛,无恶心、呕吐,无尿频、尿急、尿痛等不适,未治疗。今患者为求进一步治疗来我院,门诊以“尿道下裂会阴型”为诊断平诊收入院。自发病以来,患者神志清,精神可,食欲正常,睡眠正常,大小便正常,体重无明显变化。

既往史:10 年前行“右侧腹股沟疝修补术”,术后恢复可。

个人史:无特殊。

婚育史:未婚未育。

家族史:母亲已故,因“肝硬化”去世,父亲体健,1 兄体健。家族中无类似疾病发生,否认家族性遗传病史。

2. 入院查体

体温 36.6 ℃,脉搏 78 次/min,呼吸 18 次/min,血压 116/76 mmHg,身高 168 cm,体重 65 kg,BMI 23.0 kg/m^2。神志清楚,声音较细,查体合作。毛发正常,眼距不宽,嗅觉无异常,颈部短,未见颈璞,未见喉结,甲状腺正常,心肺腹查体未见异常。双侧乳房 Tanner 4 期,乳晕较深。右腹股沟有一斜行术后瘢痕切口,长约 10 cm。阴毛呈倒三角形,阴毛发育不完全,阴茎下弯(彩图 27),阴茎背侧包皮呈帽状堆积,龟头裸露,尿道外口位于会阴部。双侧阴囊上方未触及蚯蚓样静脉曲张团块,双侧阴囊发育较差,左侧睾丸发育不良,约花生米大小；右侧睾丸未触及。脊柱、四肢正常。

3. 实验室检查

（1）性激素结果详见表1。

表1　性激素

项目名称	检测结果	参考值
卵泡刺激素（U/L）	6.52	1.30～19.30
黄体生成素（U/L）	6.09	1.20～8.60
催乳素（ng/mL）	33.92	2.64～13.13
雌二醇（pg/mL）	38.12	< 33.00
孕酮（ng/mL）	< 0.01	0.10～0.84
睾酮（ng/mL）	0.63	1.75～7.81

（2）ACTH、COR 节律结果详见表2。

表2　促肾上腺皮质激素、皮质醇节律

项目名称	8:00	16:00	24:00
促肾上腺皮质激素（pg/mL）	21.00 （参考值12.00～46.00）	8.60 （参考值6.00～23.00）	4.90
皮质醇节律（μg/dL）	16.20 （参考值6.70～22.60）	8.20 （参考值3.35～11.30）	3.40

（3）甲状腺功能结果详见表3。

表3　甲状腺功能

项目名称	检测结果	参考值
游离三碘甲腺原氨酸（pmol/L）	4.75	3.50～6.50
游离甲状腺素（pmol/L）	13.38	11.50～22.70
促甲状腺素（μIU/mL）	1.18	0.55～4.78

（4）17-羟孕酮正常。

（5）骨标志物四项结果详见表4。

表4 骨标志物四项

项目名称	检测结果	参考值
25-羟维生素 D(ng/mL)	19.46	≥20.00 ng/mL
骨钙素(ng/mL)	29.1	24.0～70.0
总 I 型前胶原氨基端延长肽(ng/mL)	73.20	16.89～65.49
β-胶原特殊序列(ng/mL)	0.89	

(6)血尿常规、肝肾功能、血脂、电解质、空腹血糖、凝血功能:无异常。

4.影像学检查

(1)心电图示　①窦性心律;②房性逸搏心率。

(2)彩超　盆腔膀胱后方低回声,考虑幼稚子宫;右下腹低回声,考虑残角子宫,左侧卵巢未探及,右侧卵巢大小约 8 mm×10 mm,目前卵巢内未见明显滤泡回声。右下腹包裹性积液。右侧睾丸未探及,左侧睾丸显示。肝、胆、胰、脾、甲状腺及颈部淋巴结、心脏均正常。

(3)腹部 CT(图 1)　①右侧腹膜后占位性病变,建议结合其他检查;②左肾结石;③双侧精囊腺不对称,左侧精囊腺体积较小;④阴茎形态失常,睾丸单侧显示(左侧),右侧髂窝结节影,隐睾?

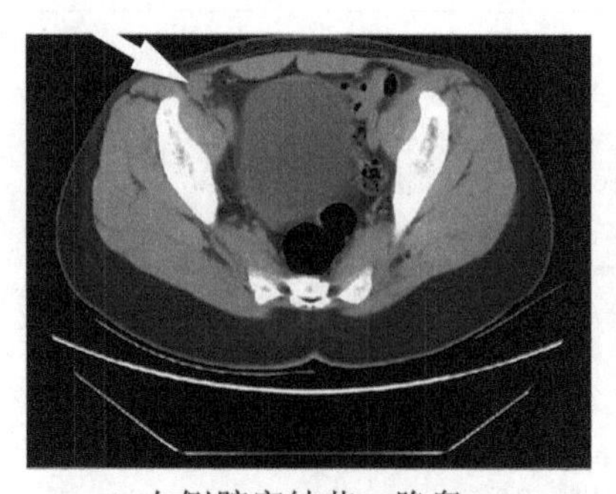

A 右侧髂窝结节,隐睾?

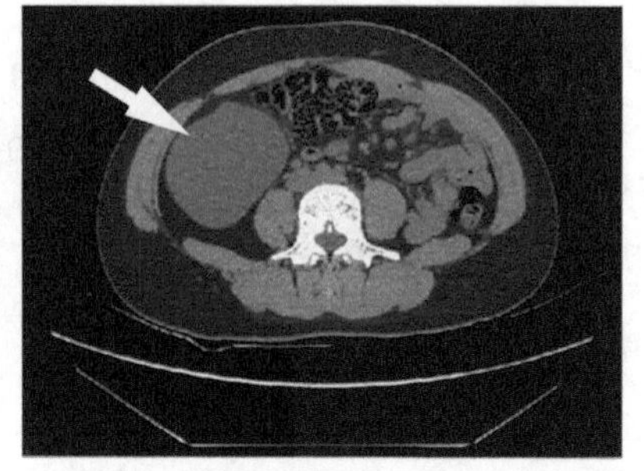

B 右侧腹膜后占位

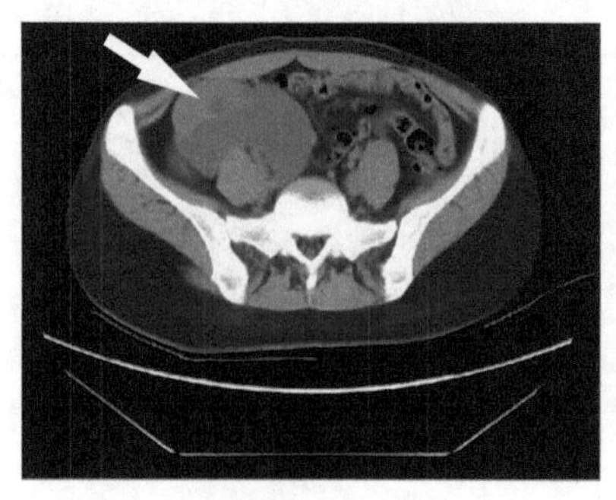

C 右侧腹膜后占位

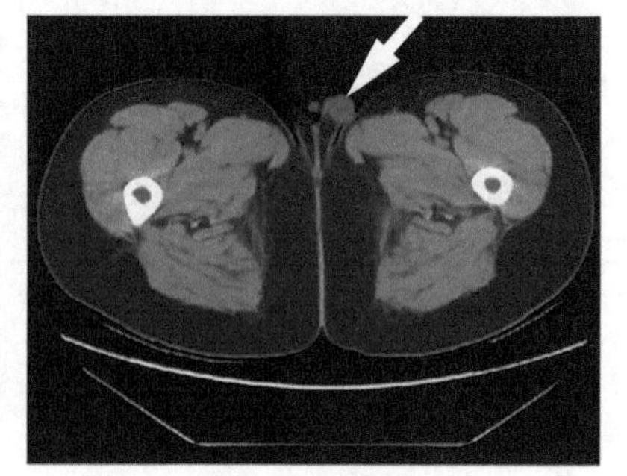

D 左侧睾丸单侧显示

图1 腹部 CT

(4)腹部 MRI　①左侧肾上腺结合部小结节影;②右腹腔囊样占位。

(5)垂体 MRI　未见异常。

5. 病史特点

(1)患者社会性别为男性,28 岁,以“发现尿道异常 28 年”为主诉入院。

(2)卵泡刺激素、黄体生成素正常,雌二醇、催乳素水平升高,睾酮水平降低。

(3)双侧乳房 Tanner 4 期,阴茎下弯,阴茎背侧包皮呈帽状堆积,龟头裸露,尿道外口位于会阴部。

(4)血压、血钾、ACTH、皮质醇、17-OHP 均正常。

(5)影像学检查可见幼稚子宫和右侧卵巢,同时可见隐睾,垂体 MRI 无异常。

(6)染色体核型检查 46,XX;SRY(-)。

6. 临床诊断

46,XX 性发育异常(卵睾型)。

7. 诊断依据

(1)患者社会性别为男性,28 岁,染色体检查:46,XX;SRY(-)。

(2)双侧乳房 tanner 4 期,乳晕较深,阴毛呈倒三角形,阴毛发育不完全,左侧睾丸发育不良,右侧睾丸未触及。

(3)卵泡刺激素、黄体生成素正常,催乳素、雌二醇水平升高,睾酮水平降低。

(4)彩超、腹部 CT、MRI 均提示卵巢、睾丸均存在。

8. 治疗和随访

该病常规按女性生存较易,但患者目前脑型性别(心理性别)为男性,参考患者及家属(患者父亲)意见:要求继续按心理性别——男性生存。于 2019-03-22 在全身麻醉下行“尿道镜膀胱镜检查+腹腔镜探查+子宫附件及囊肿切除术”,术后病理:可见子宫内膜及肌壁组织、输卵管及卵巢结构,未见宫颈结构。于 2019-07-09 在全身麻醉下行“阴茎伸直+尿道成形+皮瓣转移术”。于 2019-12-31 在全身麻醉下行“二期尿道成形+皮瓣转移术”,术后给予雄激素替代治疗。定期复查性激素、骨标志物、骨密度等相关检查。

(二)病例二

1. 病史摘要

患者社会性别女性,17 岁,因“发现外生殖器异常 17 年,喉结生长 1 年”为主诉于 2016 年 7 月 10 日入院。

现病史:患儿 17 年前出生后不久即被发现尿道异常,尿道腹侧包皮缺如,无阴囊,排尿时,尿液自尿道根部后 1 cm 处排出,尿线正常。两侧有似大阴唇突起。查 B 超示:右侧睾丸正常,左侧隐睾,染色体核型:46,XX。16 年前(1 岁时)在外院小儿外科,诊断为“假两性畸形”,行“右侧斜疝高位结扎术、阴蒂成形术”。6 年前复查腹部彩超示:始基子宫。青春期后阴蒂迅速增大,呈阴茎状。4 年前口服雌孕激素,2 个月后月经来潮,停药后月经亦停止,乳房未发育。1 年前发现喉结生长,门诊查激素示:卵泡刺激素6.95 U/L、黄体生成素 11.33 U/L、催乳素 12.26 ng/mL、雌二醇 34 pg/mL、孕酮0.38 ng/mL、睾酮 2.17 ng/mL,ACTH 8:00 18.8 pg/mL、16:00 10.7 pg/mL,皮质醇 8:00 311.1 ng/mL、16:00 232.2 ng/mL,24 h 尿游离皮质醇 88 nmol/d,肾上腺 CT 未见明显异常。口服雌孕激素及中成药调经治疗，维持人工月经周期，外院门诊查17-羟孕酮0.55 ng/mL。为求进一步诊治，门诊以“外阴发育异常”收住整形外科，患者自发病来，神志清，精神可，睡眠可，食欲正常，睡眠正常，大小便正常，体重无明显变化。

既往史：16年前(1岁时)全身麻醉下行“右侧斜疝高位结扎术、阴蒂成形术”，腹股沟结节组织活检：幼稚睾丸组织，术后恢复可。余无特殊。

个人史：无特殊。

婚育史：未婚未育。

月经史：原发性闭经，服用雌孕激素后月经来潮，停药后月经停止，平素月经不规律、量少。

家族史：祖父母体健，父母体健，其母在妊娠期身体健康，无特殊药物应用史，1弟体健，家族中无类似疾病发生，否认家族性遗传病史。

2. 入院查体

体温36.6 ℃，脉搏70次/min，呼吸18次/min，血压90/60 mmHg，身高173 cm，体重50 kg，BMI 16.7 kg/m^2。神志清楚，查体合作。全身皮肤黏膜无黄染。毛发正常，眼距不宽，嗅觉无异常，未见颈蹼，喉结突出，无胡须，甲状腺正常，心肺腹查体未见异常。双侧乳房Tanner 0期，乳晕颜色浅。阴毛呈倒三角形，阴茎长5～6 cm，直径2～3 cm，未触及阴囊及睾丸，尿道开口于阴茎背侧(尿道下裂)阴道口处，可显示。四肢肌力、肌张力未见异常。

3. 实验室检查

(1)2009年性激素结果详见表5。

表5 性激素

项目名称	检测结果	参考值
卵泡刺激素(U/L)	1.0	4.0±3.5
黄体生成素(U/L)	0.1	4.0±3.5
催乳素(ng/mL)	5.6	2.0～25.0
雌二醇(pg/mL)	<20.0	25.0～100.0
孕酮(ng/mL)	0.5	0.1～2.0
睾酮(ng/mL)	<20	10～60

(2)2014年、2015年性激素结果详见表6。

表6 性激素

项目名称	2014年检测结果	2015年检测结果	参考值
卵泡刺激素(U/L)	6.95	5.71	3.08～8.08
黄体生成素(U/L)	11.33	7.16	2.39～6.60
催乳素(ng/mL)	12.26	7.61	5.18～26.53
雌二醇(pg/mL)	34	40	21～251
孕酮(ng/mL)	0.38	0.35	0.10～0.30
睾酮(ng/mL)	2.17	1.89	0.11～0.57

(3)24 h 尿游离皮质醇 88 nmol/24 h(参考值 73～372),ACTH、COR 节律详见表 7。

表 7　促肾上腺皮质激素、皮质醇节律

项目名称	8:00	16:00
促肾上腺皮质激素(pg/mL)	18.1(参考值 7.2～63.3)	10.7(参考值 4.0～32.0)
皮质醇节律(nmol/L)	311.1(参考值 171.1～536.1)	232.3(参考值 64.0～327.0)

(4)17-羟孕酮正常。

(5)甲状腺功能结果见表 8。

表 8　甲状腺功能

项目名称	检测结果	参考值
游离三碘甲腺原氨酸(pmol/L)	4.15	3.50～6.50
游离甲状腺素(pmol/L)	12.14	11.50～22.70
促甲状腺素(μIU/mL)	2.36	0.55～4.78

(6)血尿常规、凝血功能、肝肾功能、血脂、电解质、空腹血糖:正常。

4.影像学检查

(1)心电图　①窦性心律;②三尖瓣轻度反流。

(2)肾上腺 16 排 CT　双侧肾上腺、双肾 SCT 平扫未见明显异常。

(3)子宫及附件彩超(2005 年、2009 年、2014 年)结果详见表 9。

表 9　子宫及附件彩超

年份	彩超
2005 年	(6 岁)子宫发育明显小于同龄儿,呈始基状
2009 年	(10 岁)双附件区可探及似卵巢组织回声,范围分别约:左侧 18.0 mm×6.5 mm、右侧 21 mm×10 mm,考虑始基子宫
2014 年	(15 岁)子宫体积大小约 33 mm×22 mm×16 mm,内部回声均匀,内膜显示不清,可及阴道气线,右侧卵巢大小 25 mm×12 mm,左侧卵巢大小 22 mm×13 mm,内部回声均匀未见异常,双侧附件区未见明显异常回声,印象:子宫体积小(始基子宫?)

(4)左手正位片(2015 年,16 岁):左手符合 14～15 岁女孩骨龄(图 2)。

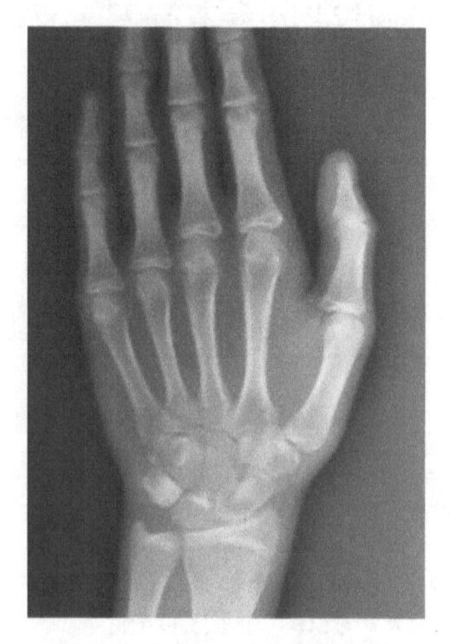

图2 左手正位 X 射线片

(5)盆腔核磁平扫(图 3):①“阴蒂成形术后”改变,外阴区异常信号,阴囊结构?②子宫体积较小;③盆腔积液;④右髋关节积液;⑤双侧腹股沟区多发淋巴结影。

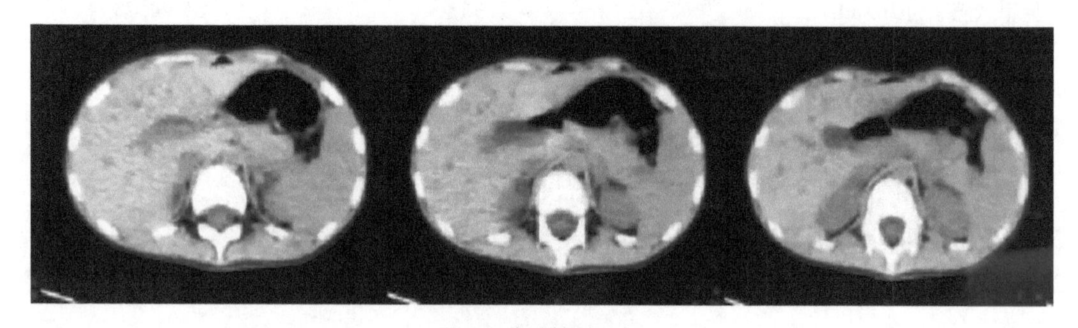

图3 盆腔核磁平扫

5. 病史特点

(1)社会性别为女性,17 岁,发现外生殖器异常 17 年,喉结生长 1 年。

(2)患者 1 岁时于外院行“右侧斜疝高位结扎术、阴蒂成形术”,同时予以腹股沟结节组织活检:镜下见为幼稚睾丸组织,目前给予雌孕激素贯序替代治疗,月经来潮。

(3)阴蒂肥大呈小阴茎状,1 周岁手术。

(4)卵泡刺激素、黄体生成素基本正常,睾酮水平升高。血压、血钾、ACTH、皮质醇、24 h 尿皮质醇、17-OHP 均正常。

(5)有幼稚子宫和卵巢,影像学未探及睾丸组织,肾上腺无增生。

(6)予以雌孕激素建立人工周期维持月经。

(7)染色体核型:46,XX;SRY(-)。

6. 临床诊断

46,XX 性发育异常(卵睾型)。

7. 诊断依据

(1)社会性别为女性,17 岁,46,XX;SRY(-)。

(2)出生时即被发现阴蒂肥大呈小阴茎状,1 岁时于外院行“右侧斜疝高位结扎术、阴蒂成形术”,同时予以腹股沟结节组织活检:镜下见为幼稚睾丸组织。青春期后阴蒂再次肥大呈小阴茎状,人工周期治疗维持月经来潮。

(3)喉结突出,双侧乳房 Tanner 0 期,乳晕颜色浅;阴毛呈倒三角形,阴茎长 5 ~6 cm,直径 2 ~3 cm,未触及阴囊及睾丸,尿道开口于阴茎背侧(尿道下裂)阴道口处,可显示。

(4)睾酮水平升高,卵泡刺激素、黄体生成素基本正常。

(5)彩超、盆腔 MRI 提示始基子宫,双侧卵巢可见,未发现睾丸。

8. 治疗和随访

按照患者及家属意愿:要求继续按女性生存。16 年前(1 岁)于外院行“右侧斜疝高位结扎术、阴蒂成形术”,右侧为幼稚睾丸组织,目前给予雌孕激素贯序替代治疗,月经来潮,本次入院拟于整形外科行“外阴整形术”。建议择期进一步剖腹探查,切除卵睾,以防恶变,后患者失访。

二、讨论

性发育异常是一种先天性的染色体核型、性腺以及表型性别的发育异常或不匹配[3]。卵睾 DSD 又叫作真两性畸形,是较为复杂一种特殊类型的 DSD,是指在同一人体内同时具有女性的卵巢和男性的睾丸这两种组织,在 XY 个体中,胎儿性别分化过程可能在性腺分化阶段中断,导致性腺发育不全,这是一种早期胎儿发病的原发性性腺功能减退症,其特点是雄激素和抗米勒管激素(AMH)分泌不足,导致女性生殖器发育不清。由于雄激素或 AMH 分泌的单独缺陷,性别分化过程也可能在生殖器官分化阶段中断,但并非两者都有[4]。因为患者体内同时具有卵巢和睾丸两种组织,这两种组织均可分泌激素,所以患者第二性征的发育情况主要由哪一个是优势激素决定,其所以表现出来的外生殖器是倾向男性还是倾向女性,表现形式差别很大。

DSD 目前可分为三大类:①性染色体 DSD:性染色体 DSD 与性染色体的核型相关,主要包括先天性的睾丸发育不全、先天性的卵巢发育不全以及性染色体异常的卵睾 DSD。后者主要包括 45,XO/46,XY 等混合性腺发育不全和 46,XX/46,XY 嵌合型。②46,XY DSD:46,XY DSD 的特征是生殖器不完全男性化,已发现至少 30 个与 46,XY DSD 相关的基因[5]。46,XY DSD 主要包括睾丸退化、46,XY 性腺发育不全、46,XY 卵睾 DSD 以及雄激素不敏感综合征,总体包括三大类别:先天发育相关的疾病、雄激素合成分泌或作用障碍疾病以及 HPG 轴障碍疾病。③46,XX DSD:46,XX DSD 主要与 *SRY* 基因易位、胎儿期促进性发育和分化相关因子过量以及雄激素过量有关,主要包括 46,XX 卵睾 DSD 与先天性肾上腺皮质增生。因此,卵睾型 DSD 染色体核型主要分为三大类,60% 为 46,XX 核型,33% 为嵌合体(46,XX/46,XY、46,XX/47,XXY),7% 为 46,XY。

对于 46,XX DSD 鉴别诊疗思路[6]见图 4。

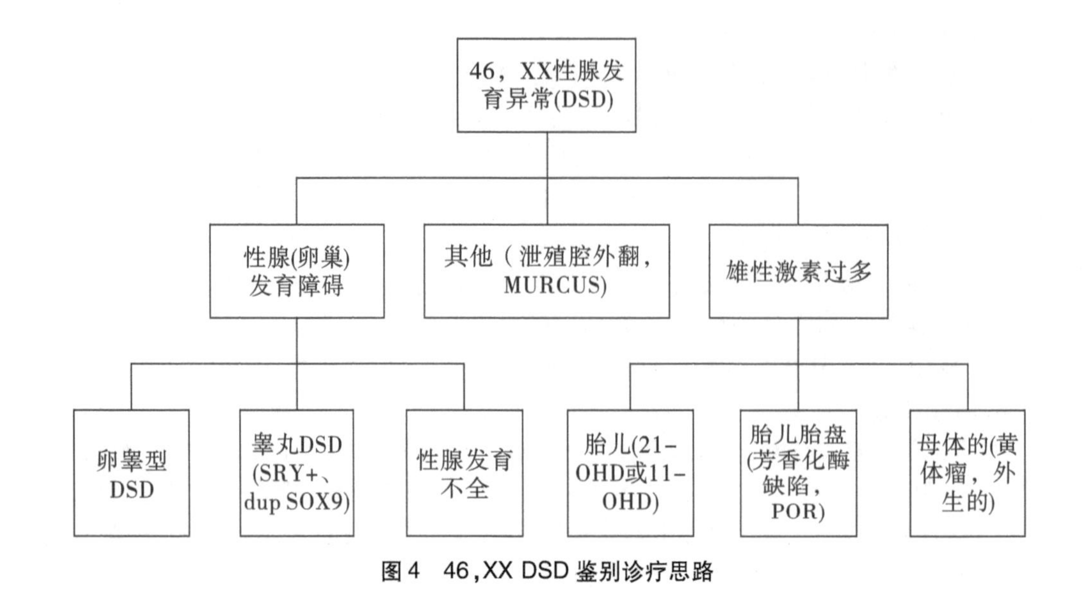

图4 46,XX DSD 鉴别诊疗思路

卵睾型 DSD 有 3 种形式[7]:①双侧型(即两侧均为卵睾),约占 30%;②单侧型(即一侧为卵睾,另一侧为睾丸或卵巢),约占 50%;③片侧型(即一侧为睾丸,另一侧为卵巢),约占 20%。

为了能临床明确诊断,病史采集及体格检查是非常重要的。每一个临床大夫应该首先带着问题仔细询问患者病史,采集相关的信息,然后根据鉴别诊断完善具有针对性的实验室检查,在《性发育异常的儿科内分泌诊断与治疗共识》中建议:①是否由于雄激素暴露导致女性外生殖器外观男性化(即 46,XX DSD);②是否雄激素不足男性女性化(即 46,XY DSD)是因为雄激素的分泌不足或作用减弱而导致的;③是否存在着复杂的性染色体疾病(如卵睾型 DSD);④是否因为先天的生殖缺陷儿进一步引起了比较严重的生殖器的异常(如阴茎或阴蒂缺如、尿道下裂和泄殖腔外翻等)。另外,以下这些内容也应该引起足够的关注重视:①孕产妇既往整个过程多的用药史(如是否使用辅助生殖用药物、雄激素和合成代谢类固醇等),是自然怀孕还是人工助孕;②孕期期间身体的一般健康和内分泌状况(例如男性化或者孕产妇多毛症,包括怀孕期间发生的女性男性化等);③家族史(例如外生殖器发育异常、闭经、男性乳房发育、不孕不育、隐睾和母亲家系中与雄激素不敏感相关的阴毛和腋毛发育不良等);④目前的观点认为基因遗传学检测的结果以及产前超声相关检查对确定胎儿性别十分重要,如果胎儿的核型(46,XY)与产前超声生殖器女性类型不匹配,则表明外生殖器发育不良或者是雄激素不敏感;⑤可利用绒毛膜和/或绒毛取样或羊膜穿刺等方法来得到胎儿相关的产前资料。临床评估主要包括表型及性腺触诊:观察患儿是否有男性化或女性化的异常表现,五官、骨骼是否畸形或者异常发育,外生殖器是否存在异常等。

真两性畸形病例临床诊断主要是基于相关的体格检查、实验室检查、影像学和染色体检查,但最终诊断是需要依靠性腺活检来证明两种组织的存在。超声是检查的首选,因为它方便、经济,但是它的缺点主要是特别容易受到盆腔内其他脏器的干扰,如果是患者本身生殖器官发育不正常,很难在超声上在正常解剖位上找到隐藏的异常生殖器官[8]。相对来说,MRI 对盆腔内深部器官显示更清楚,受干扰更小,具有良好的软组织分辨率以及立体成像[9]。

人类的性别主要分为社会性别和生物性别两大类。性发育异常 DSD 就是指遗传性别、性腺性别和表型性别中任何一者出现内在或外在性状的异常。2006 年发表的《芝加哥两性间疾病管理共识声明》中指出[10],影响性别分配的因素包括诊断、手术的选择、生殖器外观、生育的潜力、终生替代治疗的需要、家庭观点、文化背景相关因素等各个方面。

如果 DSD 患儿表现性别模糊,抚养性别的确定将是艰难的。性别确定是一个不依赖医疗或手术干预的社会和法律程序,医疗专业人员要尽可能将解剖学和生理学的状态(如激素的水平、激素的受体、解剖结构等)以及病因和预后进行阐释详细,以便患儿父母及 MDT 团队能够共同做出最有利于当事人本身的性别认定。目前,DSD 患儿最佳抚养性别选择尚没有明确统一可遵循的指南,共识推荐 DSD 患儿的性别认定应当遵循以下原则:生物功能及结构损害最小化、心理和社会的不利影响最小化、尽量保留生育功能及性功能。

目前认为,DSD 激素的治疗目的是维持男性或女性性器官的发育,同时改善并维持男性或女性基本的生理功能。然而,激素干预在带来好处的同时,也不能完全避免相关的风险。随着临床实践的进一步完善,临床大夫应将与激素相关的不良影响控制到最低。

对于 DSD 患者雄性激素的相关治疗:①对于阴茎小的患者,可以给予小阴茎的婴儿肌内注射外源性睾酮,从而进一步模拟小青春期促性腺激素介导的雄激素分泌从而实现阴茎生长[11]。对于一些小阴茎患儿,其社会压力负担较大或者青春期前期直立排便困难,可以短期给予每月肌内注射十一酸睾酮也可起到促进阴茎增长的效果[12];但是需要注意的是,青春期前使用低剂量睾酮必须十分谨慎,为了避免睾酮治疗可能导致的过早的骨龄提前或青春期过早的性发育的风险,对于青春前期的小阴茎患儿,应该避免在骨龄 8 岁后注射睾酮。②雄激素不敏感综合征,PAIS 男性,由于雄激素受体结合亲和力较低,通常需要给予超过同年龄生理水平的睾酮(最高可达 5 倍生理剂量)才能够对抗雄激素抵抗效应;超高剂量的睾酮转换导致的雌激素增高,可引起男性乳房女性化,也应该引起足够的重视[13]。③5α-还原酶的缺乏症,大多数患有 5α-还原酶缺乏症的男性患者在青春期可以保持正常的睾丸功能,不需要常规剂量的睾酮来进行替代;对于由于 5α-还原酶的缺乏导致的男性化不足或 DSD 患儿,大剂量的睾酮治疗可以补充自身 5α-还原酶的功能不足,进一步增强雄激素的效应,获得较为满意的临床效果。④对于低促性腺激素性性腺功能低下的这一部分,针对低促性腺激素性性腺功能低下患儿的青春期诱导,目前国际上没有统一的国际共识,各个临床中心使用的治疗方案也都不尽相同,没有统一定论。

对于 DSD 患儿的外科干预措施主要应用在两个方面:性腺探查和手术的重建。为了确诊性发育障碍的患儿内生殖器情况主要是依靠性腺探查和病理活检。依据术前的性别认定及性别再修正。

对于 DSD 患儿的外科重建手术方面,主要是基于以下因素进行:①改善外生殖器外观;②获得无阻碍的具有性别特异的排尿方式(如男性可以站立排尿);③完成阴道阴茎性交。虽然DSD外科手术已经探索了很多年,但目前如何进行性别选择,如何选择手术时机仍然存在有很大的争议[14]。

在《性发育异常的儿科内分泌诊断与治疗共识》中认为[3]对于DSD患儿初始性别认定具体建议为:对于46,XY DSD中5α-还原酶2缺乏症和17β-羟基类固醇脱氢酶缺乏症的患儿偏向选择男性,建议保留睾丸,因为这类患者具有男性生育的潜力,一般不需要外源性的激素启动和维持第二性征,和PAIS或部分性腺发育不全的患儿相比更倾向于男性特征。性染色体异常DSD(Klinefelter综合征及变体)的患者建议选择男性,但应注意性别焦虑的发生率较高。卵睾型DSD患者可选择男性或女性,选择女性者较易出现性别不认同,选择男性趋势增多。混合性腺发育不良可选择男性、女性或中性,应该综合产前雄激素暴露、性腺的解剖、性腺相关功能测定以及青春期后的性腺发育情况综合进行考虑。

总之,DSD的精准诊断和个体化治疗,需要多学科团队,包括内分泌科医生、泌尿外科医生、精神心理及社会工作者等,共同合作努力实现。DSD患儿管理应当以"为患儿提供稳定的性别认同,为家庭提供医疗支持,维护患儿潜在的性功能和生育能力,通过合理的激素支持、替代、维护健康的个体形象、体态以及心理行为特征"为目标。应该综合评估各个方面,最终的社会性别应该结合患者外生殖器的外观、肿瘤相关风险、性激素的水平以及患者的自我认识等多个方面。同时影响DSD患者的是地域和文化的差异,目前认为推荐在青春期后才性别认定,关于更改性别手术-外生殖器重塑的手术在患者成年后进行更应该体现是以患者为中心的,允许患者自己决定自己的最终性别。同时还需要进行多方面的评估,比如性别焦虑症、评估性功能、生活质量和生殖功能等各个方面,这些对于将来进一步指导患者未来的生活质量有重大意义。我们在相关文献中可以看到目前研究中的大多数患者年龄较小,缺乏对患儿整体的性腺功能的评估、性别认定和生活质量的认识,应该对这类患儿建立长期随访,长期进行相关的问卷调查,定期总结。

参考文献

[1] BERAY, EKLIOGLU S, EMRE M, et al. The 46XX Ovotesticular Disorders of Sexual Development with Dismorphic Features[J]. Journal of pediatric and adolescent gynecology, 2015, 28(6): e157-159.

[2] KRSTIC Z D, SMOLJANIC Z, VUKANIC D, et al. True hermaphroditism: 10 years' experience[J]. Pediatr Surg Int, 2000, 16(8): 580-583.

[3] 中华医学会儿科学分会内分泌遗传代谢学组. 性发育异常的儿科内分泌诊断与治疗共识[J]. 中华儿科杂志, 2019, 57(6): 9.

[4] GRINSPON R P, BERGADA I, REY R A. Male Hypogonadism and Disorders of Sex Development[J]. Front Endocrinol (Lausanne), 2020, 11: 211.

[5] YU B Q, LIU Z X, GAO Y J, et al. Prevalence of gene mutations in a Chinese 46, XY disorders of sex development cohort detected by targeted next-generation sequencing[J]. Asian J Androl, 2021, 23(1): 69-73.

[6]SHIRYAEV N D,KAGANTSOV I M,SIZONOV V V. Disorders of sex differentiation: state of the problem 15 years after the Chicago consensus[J]. Probl Endokrinol (Mosk),2020,16;66(3):70-80.

[7]王如华,张焱,程敬亮. 卵睾型性发育异常(真两性畸形)一例报道[J]. 中华内分泌外科杂志,2020,14(3):262-264.

[8] MANSOUR S M, HAMED S T, ADEL L, et al. Does MRI add to ultrasound in the assessment of disorders of sex development? [J]. Eur J Radiol,2012,81(9):2403-2410.

[9] SANTOS X M, KRISHNAMURTHY R, BERCAW J L, et al. The utility of ultrasound and magnetic resonance imaging versus surgery for the characterization of müllerian anomalies in the pediatric and adolescent population[J]. J Pediatr Adolesc Gynecol,2012,25(3):181-184.

[10] HOUK C P, HUGHES I A, AHMED S F, et al. Summary of consensus statement on intersex disorders and their management[J]. Pediatrics,2006,118(2):753-757.

[11]CIMADOR M,CATALANO P,ORTOLANO R,et al. The inconspicuous penis in children [J]. Nat Rev Urol,2015,12(4):205-215.

[12] ISHII T, HAYASHI M, SUWANAI A, et al. The effect of intramuscular testosterone enanthate treatment on stretched penile length in prepubertal boys with hypospadias[J]. Urology,2010,76(1):97-100.

[13] WIT J M, HERO M, NUNEZ S B. Aromatase inhibitors in pediatrics[J]. Nat Rev Endocrinol,2011,8(3):135 -147.

[14] CALLENS N, VANDER Y G, DROP S L, et al. Do surgical interventions influence psychosexual and cosmetic outcomes in women with disorders of sex development? [J]. ISRN Endocrinol,2012,2012:276742.

第四节　阴蒂肥大
——卵巢肿瘤(1例)

张云　衡红艳　袁倩　袁慧娟
河南省人民医院

卵巢原发性肿瘤包括上皮性肿瘤、生殖细胞肿瘤和性索间质肿瘤3种类型。卵巢Sertoli-Leydig细胞瘤(Sertoli-Leydig cell tumor,SLCT)是一种比较罕见的性索间质肿瘤,占卵巢性索间质肿瘤的11.2%,占所有原发性卵巢肿瘤的比例不到0.2%[1],好发年龄为20~30岁,恶变率不足20%,恶变后多表现为低级别恶性肿瘤[2]。虽然其发生率低,但发病隐匿、不易被察觉,危害较大。现将我院收治的1例SLCT患者进行详细分析,旨在提高临床医生对此类疾病的认识和诊断水平。

一、病例资料及诊治过程

1.病史摘要

患者4岁,社会性别女性,以"发现阴蒂增大5个月"为代主诉于2022年7月11日入院。

现病史:5个月前患儿父母发现患儿阴蒂增大,无外伤、红肿,无阴道异常流出物,无腹痛、腹泻、腹胀,遂至外院就诊,查性激素:卵泡刺激素0.69 U/L、黄体生成素0.01 U/L、催乳素24.89 ng/mL、雌二醇<10 pg/mL、孕酮0.5 ng/mL、睾酮7.490 ng/mL、17-羟孕酮9.83 ng/mL。染色体核型分析:46,XX。盆腔超声:左侧卵巢实性占位(不排除性索间质瘤)。腹部增强CT:盆腔左侧壁膀胱左侧缘结节,呈明显强化,卵巢来源肿瘤性病变可能大。诊断为"左侧卵巢肿瘤、双侧腹股沟斜疝、女性假两性畸形、阴蒂肥大",后在全身麻醉下行"腹腔镜下左侧卵巢切除术",术后病理诊断结果回示:(左侧卵巢肿物)性索-间质肿瘤,结合原单位形态学、免疫学表型及患者年龄,考虑为类固醇细胞瘤(Leydig细胞瘤)。术后患者一般情况稳定,为求进一步治疗就诊于我院,门诊以"左侧卵巢肿瘤术后"为诊断收住我科。发病以来,神志清,精神可,饮食睡眠可,大小便正常,体重自然增长。

既往史:无特殊。

个人史:母亲妊娠期健康状况良好,无毒物、放射物接触史,无保胎、"转胎"等药物服用史。第1胎第1产,足月剖宫产,出生时体重3 kg,出生时无窒息、产伤史,Apgar评分不详。出生后母乳喂养,3个月添加辅食,6个月断奶。2个月抬头,5个月坐,11个月走、会简单说话。无异食癖,无不良习惯,行为表现正常。无毒物及放射物质接触史。

家族史:父母体健,父亲身高180 cm,母亲身高160 cm,非近亲婚配。1弟,体健。家族中无类似疾病发生,否认家族性遗传病史。

2. 入院查体

体温 36.3 ℃，脉搏 110 次/min，呼吸 25 次/min，血压 100/59 mmHg，身高 113 cm，皮肤无明显色素沉着，心肺腹查体无异常。乳腺未发育，未见阴毛、腋毛。幼稚女童外阴，阴蒂肥大似小阴茎(彩图 28)。腹股沟区未触及包块。

3. 实验室检查

(1)外院性激素结果(术前)详见表 1。

表 1　性激素(术前)

项目名称	检测结果	参考值
卵泡刺激素(U/L)	0.69	0～15.00
黄体生成素(U/L)	0.01	0～15.00
催乳素(ng/mL)	24.89	0～25.00
雌二醇(pg/mL)	<10	0～50.00
孕酮(ng/mL)	0.50	0～1.20
睾酮(ng/mL)	7.49	0.03～0.75
17-羟孕酮(ng/mL)	9.83	0.59～3.44

(2)外院染色体核型分析:46,XX。

(3)性激素结果(术后)详见表 2。

表 2　性激素(术后)

项目名称	检测结果	参考值
卵泡刺激素(U/L)	6.01	0～15.00
黄体生成素(U/L)	0.27	0～15.00
血清催乳素(ng/mL)	14.66	0～25.00
雌二醇(pg/mL)	<15.0	0～50.0
孕酮(ng/mL)	0.24	0～1.20
睾酮(ng/mL)	<0.10	0.03～0.75
硫酸脱氢表雄酮(ng/mL)	132.36	510.00～3210.00
雄烯二酮(ng/mL)	<0.3	0.3～3.3
17-羟孕酮(ng/mL)	0.49	0.03～2.85

(4)24 h 尿游离皮质醇(术后):121.9 μg/24 h(参考值 58.0～403.0)。

(5)ACTH、COR 节律结果详见表 3。

表3 促肾上腺皮质激素、皮质醇节律

项目名称	8:00	16:00	24:00
促肾上腺皮质激素(pg/mL)	9.58 (参考值12.00~46.00)	10.30 (参考值6.00~23.00)	<5.00
皮质醇(μg/dL)	9.51 (参考值6.70~22.60)	7.38 (参考值3.35~11.30)	0.62

(6)甲状腺功能及生长激素结果详见表4。

表4 甲状腺功能及生长激素

项目名称	检测结果	参考值
游离三碘甲腺原氨酸(pmol/L)	7.36	3.69~8.46
游离甲状腺素(pmol/L)	19.4	12.3~22.8
促甲状腺素(μIU/mL)	8.10	0.70~5.97
空腹生长激素(ng/mL)	0.24	0~10.00
胰岛素样生长因子-1(ng/mL)	216	74~388

(7)血尿粪常规、肝肾功能、电解质、凝血功能:未见明显异常。

4.影像学检查

(1)外院盆腔超声(术前) 左侧卵巢实性占位(不排除性索间质瘤)。

(2)外院CT(术前) 盆腔左侧壁膀胱左侧缘结节,呈明显强化,卵巢来源肿瘤性病变可能大。

(3)外院术后病理 (左侧卵巢肿物)性索-间质肿瘤,结合原单位形态学、免疫学表型及患者年龄,考虑为类固醇细胞瘤(Leydig细胞瘤)。

(4)数字化摄影(术后) 左侧腕部可见8枚骨化核,左手诸组成骨骨质结构完整,诸组成骨骨骺线未见闭合(相当于7~8岁女童水平)(图1)。

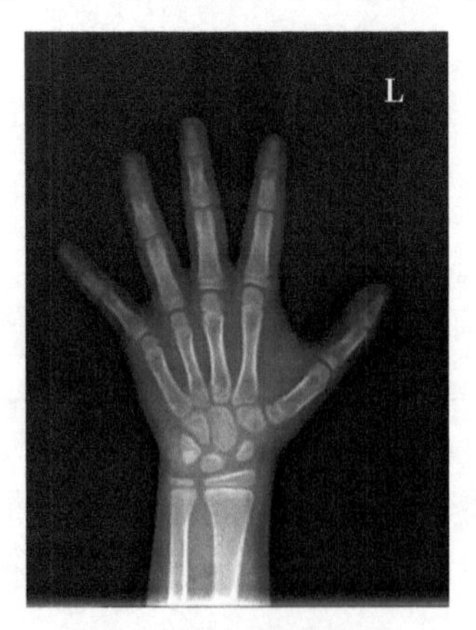

图1 左手正位片

(5)妇科超声(术后)　子宫宫体大小约 15 mm×7 mm×10 mm,宫颈长约 18 mm,形态正常,轮廓清晰,肌壁回声均匀。内膜显示不清。右侧卵巢大小约 22 mm×12 mm,内可见数个卵泡样回声,较大一直径约 8 mm。左侧卵巢:未显示。盆腔:未探及明显液性暗区。甲状腺及颈部淋巴超声:甲状腺结节。双侧乳腺及腋窝淋巴结超声:右侧乳头后方可见少量腺体样回声,范围约 20.0 mm×3.5 mm。双侧腋窝未见明显肿大淋巴结。

(6)CT(术后)　双侧肾上腺形态及位置未见异常,实质密度均匀,未见异常组织密度影及软组织肿块,双侧肾上腺与周围组织结构分界清晰。双肾形态及实质密度未见明显异常,集合系统未见扩张,腹腔及腹膜后未见肿大淋巴结。腹腔肠管内见较多残留物及气体。诊断建议:①双侧肾上腺 CT 扫描未见明显异常;②部分肠管内气体及残留物较多(图2)。

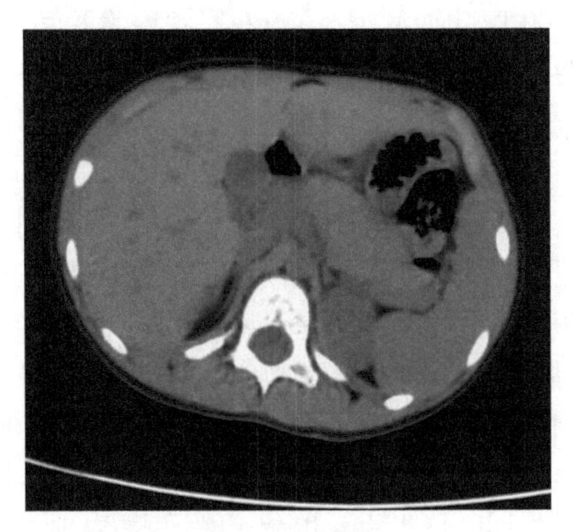

图2　肾上腺 CT

(7)全外显子二代测序　未见明显异常。

5. 病史特点

(1)社会性别女,4 岁,以“发现阴蒂增大 5 个月”为代主诉入院,染色体结果:46,XX。

(2)5 个月前患儿父母发现患儿阴蒂较大,无外伤,无红肿、无阴道异常流出物,无其他高雄激素相关临床表现,如胡须、阴毛、腋毛生长、变声、喉结等。

(3)身高 113 cm(大于同龄 4 岁女童 2 个标准差),骨龄提前。乳腺未发育,未见阴毛、腋毛。阴蒂肥大似小阴茎。腹股沟区未触及包块。

(4)术前睾酮水平明显升高,术后显著下降。

(5)影像学检查术前 CT 盆腔左侧壁膀胱左侧缘结节,呈明显强化,卵巢来源肿瘤性病变可能大。

(6)术后病理结果(左侧卵巢肿物)性索-间质肿瘤,结合免疫学表型及患者年龄,首先考虑为类固醇细胞瘤(Leydig 细胞瘤)。

6. 临床诊断

(1)46,XX 性发育异常(左侧卵巢 Leydig 细胞瘤术后)。

(2)甲状腺结节。

(3)亚临床甲状腺功能减退症。

7. 诊断依据

(1)社会性别女,4 岁,生长迅速,骨龄提前,阴蒂增大似小阴茎。

(2)查睾酮水平明显升高,7.490 ng/mL。

(3)CT 发现卵巢占位。

(4)术后病理结果支持(左侧卵巢肿物)性索-间质肿瘤、类固醇细胞瘤诊断。

(5)术后睾酮水平明显下降。

8. 治疗经过

患者入院后完善相关检查,结合病史、辅助检查尤其是术后病理结果,主要考虑左侧卵巢 Leydig 细胞瘤所致阴蒂增大,建议患者密切随访睾酮水平变化及妇科、盆腔超声,防止肿瘤复发。对亚临床甲状腺功能减退,给予左甲状腺素片每次 25 μg,每日 1 次治疗;3 个月后复查甲状腺功能正常。

二、讨论

卵巢 SLCT 主要发生在 10 ~ 30 岁(平均年龄 25 岁),青春期前比较罕见,绝经后的发病率不到 10%[2]。肿瘤几乎都发生于单侧卵巢,以左侧居多,右侧相对较少。本例患者为 4 岁女童,结合术后病理考虑左侧卵巢 Leydig 细胞瘤,属相对罕见病例。

1. SLCT 临床表现主要为高雄激素表现和腹部症状。SLCT 多数分泌雄激素和雄激素前体,是最常见的致男性化肿瘤,33% ~ 38% 的 SLCT 患者有雄激素过多的表现,如月经稀发、闭经、乳房萎缩、不孕等,或出现多毛、声音低哑、痤疮、脱发、喉结增大、声调低沉、阴蒂肥大等[3-5]。少数卵巢 SLCT 患者也分泌雌激素,表现为雌激素过高的体征,如性早熟、功能失调性子宫出血、绝经后阴道出血等,雌激素过多可能导致子宫内膜癌。约 50% 卵巢 SLCT 不分泌激素,仅表现为非特异性腹部肿块、疼痛和腹胀等,部分患者因为卵巢扭转、包膜破裂或内出血等引发急腹症,需急诊干预。本例患者为分泌雄激素肿瘤,睾酮水平明显升高且有高雄激素相关表现,生长迅速,骨龄提前,阴蒂增大,似小阴茎。

2. SLCT 多发生于单侧卵巢,双侧少见[6-8]。在一项回顾 207 例 SLCT 患者的研究中,只有 3 例发生于双侧卵巢。肿瘤体积最小可肉眼无法识别,较大者直径可达 35 cm。切面多呈实性或囊实性,少数呈囊性,出血、坏死较常见。镜下观察[9]肿瘤可分为高、中、低分化以及网状型和伴异源性成分的 SLCT 等 5 种类型。高分化型:Sertoli 细胞呈实性或中空的管状,细胞长形,细胞核深染,有小核仁,无明显异型性,无核分裂象,可见成簇的 Leydig 细胞,周围是梭形性腺间质细胞。中分化型:由间质分隔呈分叶结节状,结节内为梭形性腺间质细胞与排列成条索状或低分化的小管状 Sertoli 细胞移行,部分 Sertoli 细胞有异型性,核分裂象平均 5/10 HPF,小叶周边可见 Leydig 细胞。低分化型:与原始性腺间质相似的肉瘤样间质为主要特征,无小叶结构,核分裂象可达 20/10HPF,Leydig 细胞很难找到。网状型和具有网状成分的亚型:主要发生于中低分化者,其网状区域由类似于睾丸样的迂曲裂隙样结构组成。当此成分占肿瘤的 90% 以上称为网状型;若此成分占肿瘤的 10% ~ 90% 称为伴网状成分的中低分化 SLCT。一项纳入 40 例卵巢 SLCT 患者的研究[10],其中高分化占 10%,中分化占 35%,低分化占 50%,其余 5% 分化程度无法确定。

约 20% 的 SLCT 中含有异源成分，异源成分主要可分为两种，一类是内胚层成分，以分泌黏液的胃肠型上皮组织为代表，表现为部分或全部囊腔为黏液性时，需要与卵巢黏液性囊腺瘤鉴别；一类是异质间充质成分，以软骨岛、骨骼肌或神经母细胞瘤为代表。具有异质间充质成分（即骨骼肌或软骨）的肿瘤与不良预后相关；相反，胃肠上皮或类癌成分存在不会改变预后[11]。

3. 影像学在卵巢肿瘤的诊断中起着至关重要的作用。卵巢 SLCT 患者多数肿瘤质地偏实性、血流较丰富，超声检查敏感性和特异性高，性价比好，因此超声检查是卵巢 SLCT 的首选检查方法，可以作为初步评估方法，尤其是经阴道超声更能反映出肿物的形态学特征[12]。彩超可提供更多肿物的信息，如存在较丰富的血流、阻力指数低，则提示肿物可能为恶性肿瘤。CT、MRI 及 PET-CT 可更好地反映卵巢 SLCT 的影像学特征，对早期发现卵巢外病变及其他可能的原发肿瘤等具有重要价值。与 CT 相比，MRI 提供的 SLCT 软组织图像分辨率更高。造影剂的使用还可以评估血管分布，并提供更多信息，例如形状、边界和盆腔淋巴结。对于临床及实验室检查提示存在高雄性激素血症的患者，即使影像学未发现明确的肿物，也不能完全排除卵巢 SLCT，因为可能肿物过小超声无法探及。因为卵巢 SLCT 发病隐匿，不易被察觉，所以部分卵巢 SLCT 患者依靠术后组织病理学检查结果确诊。SF-1、WT1 和 α-抑制素检测可用于诊断，并将其与儿童更常见的卵巢生殖细胞肿瘤区分开来[13]。

4. 卵巢 SLCT 应与卵巢肿瘤如颗粒细胞瘤、纤维皮瘤和硬化性间质瘤相鉴别。颗粒细胞瘤通常是雌激素肿瘤，很少是雄激素肿瘤。成人颗粒细胞瘤具有典型的“海绵样外观”，这些特征可以区分颗粒细胞瘤与 SLCT。此外，纤维皮瘤与 SLCT 相似，因为它含有纤维组织，并且大多数纤维皮瘤患者处于绝经后时期，约 41% 患者合并腹水。硬化性间质瘤多发生于年轻女性，与 SLCT 有相似的特征，术前影像学检查难以区分硬化性间质瘤与 SLCT，术后病理可区分。

5. 治疗上，手术切除肿瘤是卵巢 SLCT 的首选治疗方案，手术方式则取决于年龄、肿瘤分期和分化程度。保留生育能力的手术是 Ia 期有生育意愿患者的首选。Ic 期、中/低分化、网状结构或有异源因素等高危因素的患者建议术后化疗。但最有效的化疗方案仍不确定[14]。至于 SLCT 的良恶性，高分化 SLCT 是非常少见的良性肿瘤，极少复发。中分化 SLCT，临床恶性发生率为 10% ~30%。低分化 SLCT，临床恶性的发生率为 60%，可靠的恶性指征是卵巢外扩散或转移，转移常发生在网膜、腹腔淋巴结、肝。对本例患者，仍不排除复发可能，为防止肿瘤复发并早期发现，应密切随访睾酮水平变化及盆腔超声。

参考文献

[1] GUI T, YANG I, ZHANG Y, et al. A clinicopathological analyeis of 40 cases of ovarian Sertoli -Leydig cell tumors[J]. Gynecol Oncol, 2012, 127(2): 384-389.

[2] 李巍，耿宇宁，瞻阳，等. 卵巢 Sertoli-leydig 细胞瘤的临床分析[J]. 中国医刊, 2015, 50(10): 91-94.

[3] OSAKABE M, SATO C, SUZUKI M, et al. Mesenteric extraovarian Sertoli-Leydig cell tumor without DICER1 hotspot mutation: a case report[J]. Diagn Pathol, 2019, 14(1): 27.

[4]AKMAN L,ERTAS I E,GOKCU M,et al. Ovarian sertoli-leydig cell tumors. A multicenter long-term clinicopathological analysis of 27 patientsl[J]. J Cancer Res Ther,2016,12(1):290-294.

[5]姬秀焕,项兰婷,姚丽平,等.28 例卵巢 Sertoli-Leydig 细胞瘤临床病理分析[J]. 浙江医学,2019,41(24):2622-2626.

[6]ZHANG H Y,ZHU J E,HUANG W,et al. Clinicopathologic features of ovarian Sertoli-Leydig cell tumors[J]. Int J Clin Exp Pathol,2014,7(10):6956-6964

[7]YOUNG R H,SCULLY R E. Ovarian Sertoli-Leydig cell tumors. A clinicopathological analysis of 207 cases[J]. Am J Surg Pathol,1985,9(8):543-569.

[8]OLIVEIRA F C M,KRAFT M L,FAUNDES D,et al. Detection of ovarian Sertoli-Leydig cell tumors exclusively by color Doppler sonography [J]. Jourmal of ultrasound in Medicine,2006(25):1327-1330.

[9]史景丽,郭丽娜,郎景和. 卵巢 Sertoli-Leydig 细胞瘤的临床病理研究进展[J]. 中华病理学杂志,2008,37(9):631-633.

[10]GUI T,CAO D,SHEN K,et a1. A clinicopathological analysis of 40 cases of ovarian Sertoli—Leydig cell tumors[J]. Gynecol 0 ncol,2012,127(2):384-389.

[11]OSAKABE M,SATO C,SUZUKI M,et al. Mesenteric extraovarian Sertoli-Leydig cell tumor without DICER1 hotspot mutation: a case report[J]. Diagn Pathol,2019,14(1):27.

[12]HAYES M C,SCULLY R E. Stromal luteoma of the ovary:a clinicopathological analysis of 25 cases[J]. Int J Gynecol Patho1,1987,6(4):313-321.

[13]SARKAR P,SENGUPTA M,CHATTERJEE U,et al. Sertoli-Leydig cell tumor of ovary in children:A report of two cases,including retiform variant[J]. Indian J Pathol Microbiol,2021,64(3):559-562.

[14]WANG G N,ZHANG R,LI C,et al. Characteristics and outcomes analysis of ovarian Sertoli-Leydig cell tumors (SLCTs):analysis of 15 patients[J]. J Ovarian Res,2021,14(1):150.

[15]庞海霞,白田姝. 卵巢类固醇细胞瘤 3 例并文献复习[J]. 临床军医杂志,2021,49(8):949-950.

第五节　月经紊乱、多毛、肥胖
——多囊卵巢综合征(1 例)

张云　郑瑞芝　曼华　袁慧娟
河南省人民医院

多囊卵巢综合征又称 Stein-Leventhal 综合征，由 Stein 和 Leventhal 于 1935 年首次报道[1]，是育龄期妇女最常见的内分泌代谢性疾病，也是非肿瘤因素导致的女性高雄激素血症中最常见的原因。多囊卵巢综合征是一种异质性内分泌疾病，特征性表现包括卵巢多囊改变、月经紊乱和高雄激素血症。多囊卵巢综合征亦是无排卵性不孕的最常见原因，在不孕不育诊所就诊的无排卵性不孕妇女中，有 90% ~95% 受到该综合征的影响[2]。此外，多囊卵巢综合征患者常伴有胰岛素抵抗和肥胖，与心血管疾病、糖尿病、高血压、子宫内膜癌等风险增加有关，严重影响生命质量。本节列举 1 例多囊卵巢综合征的病例，为临床诊治提供借鉴。

一、病例资料及诊治过程

1. 病史摘要

患者社会性别女，19 岁，以“停经伴进行性肥胖、多毛 8 个月”为主诉于 2021 年 7 月 2 日入院。

现病史：8 个月前在高考压力下出现停经，无性生活史，伴进行性肥胖、半年内增加 5 kg 左右，伴多毛、胡须增多，伴痤疮、颈部皮肤略变黑，伴乏力、困倦、情绪低落、脱发，无头晕、头痛、视野减退，不伴血压高及双下肢软瘫，无恶心、呕吐、暴饮暴食，未正规诊治。今为进一步明确诊断，门诊查睾酮 1.62 ng/mL，遂以“高雄激素血症查因”为诊断收入我院。发病以来，神志清，精神可，饮食睡眠可，大便 2 ~ 3 d 1 次，小便无明显异常，体重如上述。

既往史、个人史、家族史：无特殊。

婚育史：未婚未育。

月经史：11 岁，7 d/30 d，LMP 2020.10.10，月经量少，颜色正常，无血块、痛经史，近 8 个月停经。

2. 入院查体

体温 36.6 ℃，脉搏 89 次/min，呼吸 23 次/min，血压 115/89 mmHg，均匀性肥胖，未见满月脸、水牛背、向心性肥胖、多血质面容、皮肤紫纹及瘀斑。脸部可见痤疮，下颌可见胡须。颈部、腋下可见色素沉着。四肢体毛浓密。心肺腹无异常。双下肢无水肿。外阴无明显异常。

3. 实验室检查

(1)性激素结果详见表 1。

表1　性激素

项目名称	检测结果	参考值
卵泡刺激素(U/L)	9.7	3.8～8.8
黄体生成素(U/L)	10.05	2.10～10.90
催乳素(ng/mL)	21.10	3.34～26.72
雌二醇(pg/mL)	62.47	23.00～139.00
孕酮(ng/mL)	0.63	0.31～1.52
睾酮(ng/mL)	1.62	<0.75
硫酸脱氢表雄酮(ng/mL)	3798.09	510.00～3210.00
雄烯二酮(ng/mL)	>10.0	0.3～3.3
17-羟孕酮(ng/mL)	0.82	0.03～2.85

(2)甲状腺功能结果详见表2。

表2　甲状腺功能

项目名称	检测结果	参考值
游离三碘甲腺原氨酸(pmol/L)	6.38	3.69～8.46
游离甲状腺素(pmol/L)	17.78	12.30～22.80
促甲状腺素(μIU/mL)	2.76	0.70～5.97

(3)促肾上腺皮质激素(随机) 17.3 pg/mL;皮质醇(随机) 6.14 μg/dL。

(4)血尿粪常规、肝肾功能、电解质、血脂、凝血四项:未见明显异常。

4.影像学检查

(1)妇科超声　子宫大小约38 mm×19 mm×28 mm,形态正常,轮廓清晰,肌壁回声均匀。内膜可见,厚2.5 mm/2,居中。左侧附件区可见一大小47 mm×43 mm×42 mm 高回声,边界清,形态规则。CDFI:周边可见少量血流信号。右侧卵巢大小30 mm×18 mm,卵巢内可见多个直径为2～9 mm 小囊性回声,数目均大于12个。盆腔:未探及明显液性暗区。腹部超声:脂肪肝。甲状腺及颈部淋巴结超声:甲状腺结节。

(2)CT　两肺未见明显异常密度影,气管、支气管通畅,纵隔内结构清晰,未见明显肿大淋巴结。双侧胸膜未见明显增厚,右侧胸腔见少量液性密度影。双侧肾上腺大小,形态及位置未见异常,实质密度均匀,未见异常组织密度影及软组织肿块,双侧肾上腺与周围组织结构分界清晰。片中所见腹膜后未见肿大淋巴结。诊断建议:①右侧胸腔少量积液;②双侧肾上腺CT扫描未见明显异常(图1)。

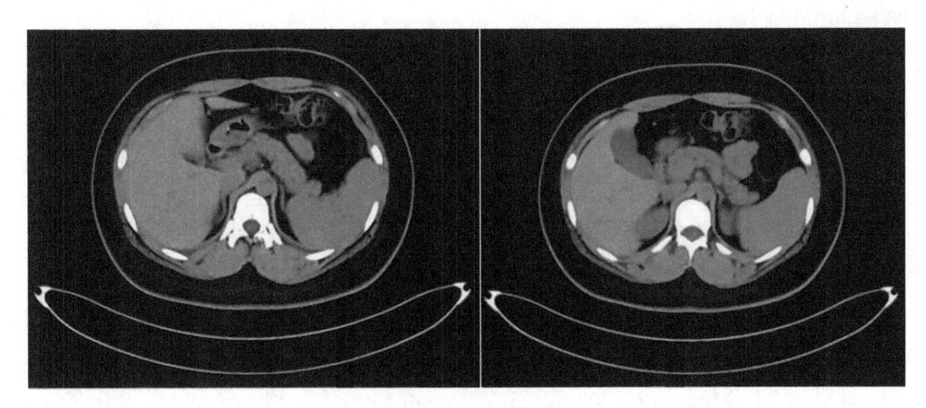

图1　双侧肾上腺 CT

(3)磁共振　垂体形态尚可,垂体高度约 0.9 cm,其内信号均匀,垂体柄无偏移,增粗征象。视交叉形态自然,余未见异常(图 2)。

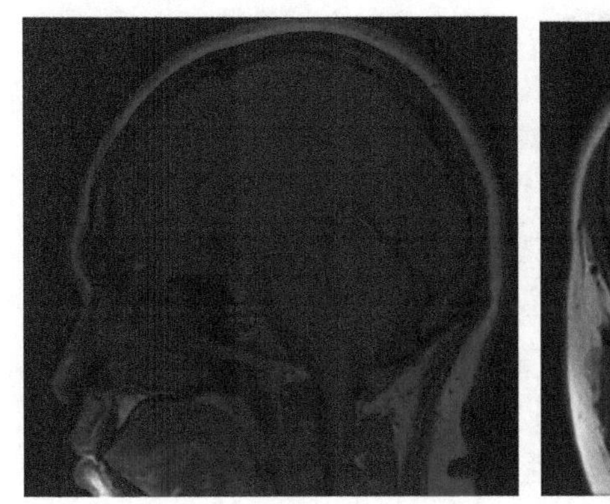
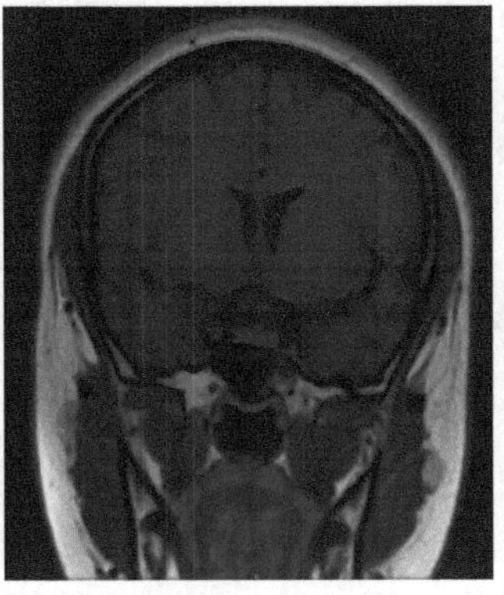
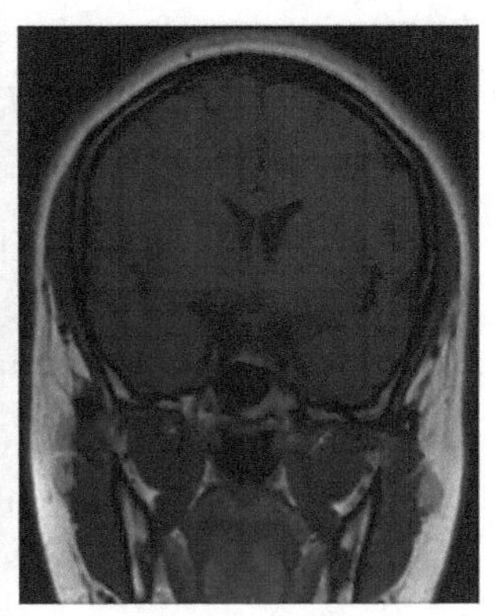

图2　垂体 MRI

5. 病史特点

(1)患者社会性别女,19 岁,以"停经伴进行性肥胖、多毛 8 个月"为主诉入院。

(2)临床主要表现为停经,伴有痤疮、多毛、胡须生长、脱发,伴进行性肥胖、半年内增加 5 kg 左右,颈部皮肤略变黑。

(3)查体:均匀性肥胖,未见满月脸、水牛背、向心性肥胖、多血质面容、皮肤紫纹及瘀斑。脸部可见痤疮,下颌可见胡须。颈部、腋下可见色素沉着。四肢体毛浓密。外阴无明显异常。

(4)实验室检查甲状腺功能正常,睾酮、硫酸脱氢表雄酮、雄烯二酮等均明显升高,17-羟孕酮正常,皮质醇水平不高。

(5)超声可见右侧卵巢多囊样表现,肾上腺 CT 未见明显异常。

(6)治疗后睾酮水平明显下降。

3. 临床诊断

(1)多囊卵巢综合征。

(2)脂肪肝。

(3)甲状腺结节。

4. 诊断依据

(1)青年女性,雄激素水平升高且有高雄相关表现停经、面部痤疮、多毛。

(2)超声可见卵巢多囊样改变。

(4)治疗后睾酮水平明显下降。

5. 治疗经过

入院后完善相关检查,诊断考虑多囊卵巢综合征,给予炔雌醇环丙孕酮片(达英35)、二甲双胍、吡格列酮治疗。3个月后复查性激素:卵泡刺激素12.41 U/L、黄体生成素6.35 U/L、催乳素21.30 ng/mL、雌二醇23.79 pg/mL、孕酮0.25 ng/mL、睾酮0.32 ng/mL。

二、讨论

多囊卵巢综合征是育龄期妇女最常见的内分泌代谢性疾病,也是非肿瘤因素导致的女性高雄激素血症中最常见的原因。育龄妇女中其患病率为4%~10%[3-5]。根据2003年鹿特丹诊断标准[6],我国育龄期妇女的患病率为5.6%[7]。多囊卵巢综合征的特征性表现包括多囊卵巢、月经紊乱、不孕和高雄激素血症的生化及临床表现。高达70%的高雄激素血症女性表现为多毛症或体毛过多。痤疮也是高雄激素血症的标志[8-9]。

多囊卵巢综合征与代谢异常和心血管疾病风险增加有关[10-11]。该综合征女性中,50%~80%为肥胖。在美国多囊卵巢综合征女性患者中,30%~35%有糖耐量异常,8%~10%合并2型糖尿病。相对于非多囊卵巢综合征女性而言,多囊卵巢综合征女性高密度脂蛋白胆固醇更低,而甘油三酯和低密度脂蛋白胆固醇水平更高。由于无排卵、肥胖和胰岛素抵抗等风险因素的存在,多囊卵巢综合征女性患子宫内膜癌的终生风险估计高达9%,是没有患该综合征的女性的2.7倍。多囊卵巢综合征女性患者妊娠并发症(例如妊娠糖尿病和先兆子痫)、阻塞性睡眠呼吸暂停和情绪困扰(例如抑郁和焦虑)的风险也高于一般人群。

鹿特丹欧洲人类生殖与胚胎学协会/美国生殖医学协会(ESHRE/ASRM)[6]、美国国立卫生研究院/美国儿童健康与人类疾病研究所(NIH/NICHD)[2]和雄激素过量与多囊卵巢综合征学会[12]等国际上3个重要的团体分别提出了多囊卵巢综合征的诊断标准。此外,国内也先后发表多个多囊卵巢综合征的指南与专家共识,提出中国的诊断标准[13-14]。根据雄激素过量协会和NIH/NICHD,高雄激素血症的临床表现(包括高雄激素血症)是多囊卵巢综合征诊断的前提[12]。鹿特丹标准则不要求诊断时必须出现高雄激素血症,但当这些症状与多囊性卵巢同时存在时,即使不存在排卵或月经功能障碍,也可确认诊断[15]。在没有月经紊乱或排卵功能障碍的情况下,根据NIH/NICHD标准[2]则无法诊断多囊卵巢综合征。鹿特丹标准定义的多囊卵巢,需要至少12个卵泡,每个卵泡的直径为2~9 mm,伴或不伴卵巢体积增加至超过10 mm^3。由于超声技术的改进,自鹿特丹标准首次提出以来,为了能够识别较小的卵泡,已不断出现对描述“多囊卵巢形态”的标准进行修订的呼声[13]。但这些学术团体均不认为单纯多囊性卵巢而不伴其他临床特征时可以诊断多囊卵巢综合征。对本文的病例,患者女性,19岁,出现停经及多毛、痤疮等高雄激素表现,生化检查提示雄激素水平升高,超声可见卵巢多囊样改变,故诊断考虑多囊卵巢综合征。

三大学会提出的多囊卵巢综合征诊断标准中,一致认为多囊卵巢综合征是排他性诊断。需要排除库欣综合征、甲状腺疾病、特发性多毛症和高催乳素血症,甚至是先天性肾上腺皮质增生(非经典型21-羟化酶缺乏症)。主要鉴别诊断如下。

1)先天性肾上腺增生症:先天性肾上腺增生症是一组以类固醇合成障碍为特点的常染色体隐性遗传病,也是除多囊卵巢综合征外最常见的导致女性高雄激素血症的非肿瘤病因,尤其是非经典型21-羟化酶缺乏症。21-羟化酶缺乏症是由于编码21-羟化酶的*CYP21A2*基因突变所致遗传性疾病,是最先发现、研究最多和最常见的一种先天性肾上腺皮质增生。其患者可有高雄激素相关表现,如多毛症、原发性或继发性闭经、无排卵性不孕、雄激素性脱发和痤疮等。非经典21-羟化酶缺乏症多出现在儿童期或成年早期,青春期可能会伪装成多囊卵巢综合征。事实上,非经典21-羟化酶缺乏是公认的继发性多囊卵巢综合征的原因。有报告称非经典21-羟化酶缺乏占所有多囊卵巢综合征患者的12%。由于非经典21-羟化酶缺乏症以肾上腺源性的雄激素轻度升高为主,其与多囊卵巢综合征的鉴别主要依赖于基础状态下及ACTH兴奋后的17-羟孕酮的测定。根据《多囊卵巢综合征诊治内分泌专家共识2018版》,基础17-羟孕酮<2 ng/mL,可排除先天性肾上腺增生症;若基础17-羟孕酮>10 ng/mL,则诊断为先天性肾上腺增生症;若17-羟孕酮在2~10 ng/mL,需要进行ACTH兴奋试验。CYP21A2基因分型有助于确认临床和生化诊断。同时,21-羟化酶缺陷患者的硫酸脱氢表雄酮及尿17-酮可被地塞米松抑制,肾上腺CT示双侧肾上腺体积增大。本病例患者肾上腺CT未见明显异常,17-羟孕酮水平正常,故不支持先天性肾上腺皮质增生。

2)分泌雄激素的肿瘤:多囊卵巢综合征患者血清睾酮水平多在参考范围上限2倍以内。而基线睾酮水平>5.0 ng/mL通常表明存在分泌雄激素的肾上腺或卵巢肿瘤。既往有文献报道[16],睾酮水平在参考范围上限3倍以上可作为判断雄激素来源于肿瘤(无论卵巢或肾上腺)的可靠指标,需要进一步进行激素和相关影像学检查进行鉴别。本病例患者睾酮水平参考范围上限2倍左右,肾上腺CT及卵巢超声未见明显占位性病变,不支持分泌雄激素的肿瘤导致高雄激素血症。

3)库欣综合征:库欣综合征由肾上腺皮质分泌过量的糖皮质激素所致,临床表现可有经典的满月脸、水牛背、多血质面容、皮肤紫纹、瘀斑等特征性表现。对怀疑有库欣综合征的患者,可通过测定皮质醇节律、24 h尿游离皮质醇及地塞米松抑制试验来鉴别。本例患者皮质醇水平不高,无经典库欣外貌,不支持库欣综合征。

4)甲状腺疾病:甲状腺功能减退可导致月经紊乱、体重增加等。根据患者临床表现及甲状腺功能检查,可排除。

5)高催乳素血症:部分多囊卵巢综合征患者可有血清催乳素轻度升高。如患者血清催乳素反复持续升高,应与催乳素瘤等相鉴别。本例患者催乳素正常。

治疗上来说,由于多囊卵巢综合征患者不同的年龄和治疗需求、临床表现的高度异质性,临床应根据患者主诉、治疗需求、代谢改变,采取个体化对症治疗措施,以达到缓解临床症状、解决生育问题、维护健康和提高生命质量的目的。非药物治疗在多囊卵巢综合征的治疗中起着至关重要的作用。对于超重或肥胖以及其他并存代谢疾病的患者，生活方式的改变非常重要。联合口服避孕药（雌、孕激素）被认为是多囊卵巢综合征经典症状的一线药物治疗，可改善高雄激素血症（如多毛症），可预测的撤退性出血，并提供可靠的子宫内膜保护和避孕。其他药物治疗方案包括使用螺内酯（适当避孕）治疗多毛症、使用间歇性或持续性孕激素进行子宫内膜保护、给予二甲双胍治疗糖耐量异常和克罗米芬诱导排卵等。机械脱毛（例如剃须）是多毛症患者的重要治疗策略。

综上所述，多囊卵巢综合征是女性高雄激素血症中最常见的原因，亦是无排卵性不孕的最常见原因。多在青春期发病，特征性表现包括卵巢多囊改变、月经紊乱、不孕和高雄激素血症。此外，多囊卵巢综合征患者常伴有胰岛素抵抗和肥胖，与心血管疾病、糖尿病、高血压、子宫内膜癌等风险增加有关。临床上，多囊卵巢综合征是排他性诊断，需要与库欣综合征、甲状腺疾病、特发性多毛症和高催乳素血症，甚至是先天性肾上腺皮质增生等相鉴别。

参考文献

[1] STEIN I F, LEVENTHAL M L. Amenorrhea associated with bilateral polycystic ovaries[J]. Am J Obstet Gynecol, 1935, 29: 181-191.

[2] SUSAN M S, KRISTEN A P. Epidemiology, diagnosis, and management of polycystic ovary syndrome[J]. Clin Epidemiol, 2013, 6: 1-13.

[3] FAUSER B C, TARLATZIS B C, REBAR R W, et al. Consensus on women's health aspects of polycystic ovary syndrome (PCOS): the Amsterdam ESHRE/ASRM-Sponsored 3rd PCOS Consensus Workshop Group[J]. Fertil Steril, 2012, 97(1): 28-38.

[4] AZZIZ R, WOODS K, REYNA R, et al. The prevalence and features of the polycystic ovary syndrome in an unselected population [J]. J Clin Endocrinol Metab, 2004, 89 (6): 2745-2749.

[5] GOH J, FARRUKH M, KESHAVARZI F, et al. Assessment of prevalence, knowledge of polycystic ovary syndrome and health ~ related practices among women in klang valley: A cross-sectional survey[J]. Front Endocrinol (Lausanne), 2022, 13: 985588.

[6] Rotterdam ESHRE/ASRM-Sponsored PCOS Consensus Workshop Group. Revised 2003 consensus on diagnostic criteria and long-term health risks related to polycystic ovary syndrome[J]. Fertil Steril, 2004, 81(1): 19-25.

[7] LI R, ZHANG Q, YANG D, et al. Prevalence of polycystic ovary syndrome in women in China: a large community-based study[J]. Hum Reprod, 2013, 28(9): 2562-2569.

[8] FAUSER B, TARLATZIS B, REBAR R, et al. Consensus on women's health aspects of polycystic ovary syndrome (PCOS)[J]. Hum Reprod, 2012, 27(1): 14-24.

[9] AZZIZ R, SANCHEZ L, KNOCHENHAUER E, et al. Androgen excess in women: experience with over 1000 consecutive patients [J]. J Clin Endocrinol Metab, 2004, 89(2): 453-462.

[10] WILD R A, CARMINA E, DIAMANTI-KANDARAKIS E, et al. Assessment of cardiovascular

risk and prevention of cardiovascular disease in women with the polycystic ovary syndrome:a consensus statement by the Androgen Excess and Polycystic Ovary Syndrome (AE-PCOS) Society[J]. J Clin Endocrinol Metab,2010,95(5):2038-2049.

[11] CIBULA D,CIFKOVA R,FANTA M,et al. Increased risk of non ~ insulin dependent diabetes mellitus,arterial hypertension and coronary artery disease in perimenopausal women with a history of the polycystic ovary syndrome[J]. Hum Reprod,2000,15(4):785-789.

[12] AZZIZ R, CARMINA E, DEWAILLY D, et al. Positions statement: criteria for defining polycystic ovary syndrome as a predominantly hyperandrogenic syndrome: an Androgen Excess Society guideline[J]. J Clin Endocrinol Metab,2006,91(11):4237-4245.

[13] 中华医学会妇产科学分会内分泌学组及指南专家组. 多囊卵巢综合征中国诊疗指南[J]. 中华妇产科杂志,2018,53(1):2-6.

[14] 中国医师协会内分泌代谢科医师分会. 多囊卵巢综合征诊治内分泌专家共识[J]. 中华内分泌代谢杂志,2018,34(1):1-7.

[15] AZZIZ R, CARMINA E, DEWAILLY D, et al. Updated ultrasound criteria for polycystic ovary syndrome: reliable thresholds for elevated follicle population and ovarian volume [J]. Hum Reprod,2013,28(5):1361 -1368.

[16] RODRÍGUEZ-GUTIÉRREZ R, BAUTISTA-MEDINA M, TENIENTE-SANCHEZ A, et al. Pure androgen -secreting adrenal adenoma associated with resistant hypertension[J]. Case Rep Endocrinol,2013,2013:356086.

第五章 其他疾病

皮肤咖啡牛奶斑、性早熟、多发骨折
——McCune-Albright 综合征(1 例)

郑瑞芝　袁倩　马跃华　汪艳芳　梁秋荣　赵志刚　马建新
葛艳红　高文彬　张俐　方圆圆　邓欣如　袁慧娟
河南省人民医院

(本文已发表于《中华内科杂志》2015 年第 54 卷第 4 期,收录时有改动)

McCune-Albright 综合征(MAS)是由体细胞 *CNAS*1 基因突变导致的一种少见病,可累及多个脏器,主要表现为内分泌腺体功能障碍、多发性骨纤维发育不良和皮肤咖啡牛奶样色素斑。男女均可发病,但女童的发病率高于男童[1]。本文通过 1 例典型而复杂的 MAS 病例,对其发病机制、临床表现及诊治进行阐述,为本病临床诊治和管理提供借鉴。

一、病例资料及诊治过程

1. 病史摘要

患者社会性别女性,10 岁,因“皮肤咖啡牛奶斑 10 年,双下肢水肿 1 个月”入院。

现病史:10 年前患儿出生后家人发现其左侧颈背部及臀部有皮肤咖啡牛奶样色素斑,未高出皮面,边界不清,喂养及发育如正常婴儿,未引起重视。7 个月时出现阴道出血,至当地医院就诊,给予孕酮类药物治疗 6 个月(具体诊治不详),阴道出血不规律,2 ~ 3 个月 1 次,量少。1 岁时出现乳房逐渐增大。1 岁半时能流利说话、稳定行走、反应正常。1 岁 7 个月时突然出现双下肢无力,不能行走,可爬行,至当地医院诊断为“小儿麻痹症”给予药物治疗 7 d(具体用药及剂量不详),效果差。2 岁时至当地医院行头颅 MRI:大枕大池。同年底至当地医院查 X 射线片:①腰骶椎脊柱裂;②骨盆诸骨及股骨骨质疏松。性激素检查:E_2 126.3 ng/L,PRL 44.7 μg/L,T 34.6 ng/L,GnRH 兴奋试验结果:LH 0 min 0.10 U/L、30 min 0.13 U/L、60 min 0.09 U/L、90 min 0.02 U/L、120 min 0.08 U/L,诊断为“假性性早熟”,未予特殊治疗。3 岁时从童车上不慎跌倒致左上肢肱骨骨折,至当地医院给予夹板外固定,目前遗留左上肢弯曲畸形,活动受限。同年间隔 1 个月左右,无明显诱因双侧小腿分别出现骨折,给予夹板固定,基本痊愈。7 岁时因坠床致右股骨颈骨折,至当地医院行钢板内固定术,至今钢板仍未取出。病程中患者一直在轮椅上生活,未能入学,生长发育较同地区同性别儿童明显提前,逐渐出现皮肤变黑,皮肤咖啡牛奶样色素斑逐渐增多,越过中线,进行性肥胖,脊柱呈侧弯畸形,阴蒂肥大,左下肢较右下肢变粗,膝关节以下肢体明显变细。无皮肤紫纹、四肢抽搐、癫痫样发作,无头痛、视力下降、视野缺损等。近 1 个月来,出现双下肢水肿,左侧明显。近 20 d 来,双下肢水肿逐渐加重,伴胸闷,不能爬行,无端坐呼吸和夜间阵发性呼吸困难。为进一步诊治入院。

既往史:无特殊。

个人史:患者系第 2 胎第 2 产,患儿母亲在孕 1 个月时出现先兆流产,在当地医院服用保胎药物(具体不详),足月顺产,母乳喂养。

家族史:父母非近亲婚配,1 哥,体健,家族中无类似疾病。

2. 入院查体

体温 36.0 ℃,脉搏 72 次/min,呼吸 20 次/min,血压 120/101 mmHg,头围 63 cm,上部量 42 cm,下部量 73 cm,神志清,精神稍差,向心性肥胖,满月脸,表情淡漠,轮椅推入病房,查体尚合作。全身皮肤较黑,双面颊部、左侧颈背部、左侧胸部及臀部可见咖啡牛奶样色素斑(彩图 29、彩图 30),胸、腹部可见白纹,背部可见痤疮,无明显脂肪垫、紫纹,全身浅表淋巴结未触及明显肿大,头颅较大,眼距增宽,鼻梁低平,双眼睑无明显水肿,口腔黏膜无色素沉着,粗听力正常。甲状腺未触及明显肿大,气管居中。胸廓呈弯曲畸形,双侧乳房 Tanner 5 期,两肺可闻及少量湿啰音。心前区稍隆起,心界向两侧扩大,心率 72 次/min,心音低而遥远,律齐。腹部稍膨隆,肝脾肋下未触及,脊柱正常生理弯曲消失,呈侧凸畸形,左侧肢体弯曲、活动受限,双下肢膝关节以下明显变细、水肿,左侧明显,阴蒂肥大,无阴毛。

3. 实验室检查

(1)骨代谢指标结果详见表 1。

表 1 骨代谢指标

项目名称	检测结果	参考值
钙(mmol/L)	2.15	2.10~2.54
磷(mmol/L)	1.24	0.96~1.62
碱性磷酸酶(U/L)	1244	40~150
25-羟维生素 D(mmol/L)	5.8	≥20.0
骨钙素(ng/mL)	>300	
β-胶原特殊序列(ng/mL)	3.040	≤0.573
总 I 型前胶原氨基延长肽(ng/mL)	>1200.00	15.13~58.59
甲状旁腺素(pg/mL)	84.8	12.0~88.0

(2)甲状腺功能结果详见表 2。

表2 甲状腺功能

项目名称	结果	参考值
游离三碘甲腺原氨酸(pmol/L)	3.81	3.50~6.50
游离甲状腺素(pmol/L)	11.99	11.50~22.70
促甲状腺素(μIU/mL)	5.30	0.55~4.78

(3)ACTH、COR 节律结果详见表3。

表3 促肾上腺皮质激素、皮质醇节律

项目名称	8:00	16:00	24:00
促肾上腺皮质激素(pg/mL)	44.60 (参考值12.00~46.00)	45.60 (参考值6.00~23.00)	29.30
皮质醇(μg/dL)	12.40 (参考值5.00~25.00)	11.60 (参考值2.50~12.50)	5.25

(4)小剂量地塞米松抑制试验示可被抑制。

(5)性激素六项结果详见表4。

表4 性激素六项

项目名称	检测结果	参考值
卵泡刺激素(U/L)	0.41	0~15.00
黄体生成素(U/L)	0.23	0~15.00
催乳素(μg/ L)	89.44	0~25.00
雌二醇(ng/L)	24.23	0~50.00
孕酮(μg/L)	1.58	0~1.20
睾酮(μg/L)	0.33	0.03~0.10

(6)ALT 51 U/L(参考值9~50),AST 59 U/L(参考值15~40),总蛋白45.5 g/L(参考值65.0~85.0),白蛋白21.7 g/L(参考值40.0~55.0),总胆红素77.7 μmol/L(参考值5.0~21.0),直接胆红素54.9 μmol/L(参考值0~7.0),总胆固醇9.26 mmol/L(参考值2.33~5.17)。

(7)胰岛素样生长因子-1(IGF-1)<25 μg/L (参考值88~458)。

(8)染色体:46,XX。

(9)血常规、尿常规、肾功能、血电解质、血尿酸:无异常。

4. 影像学检查

(1)超声 房间隔细束状左向右分流束(考虑卵圆孔未闭);右心增大;肺动脉高压

(重度),肺动脉增宽;三尖瓣重度反流;心包积液;肝脏体积稍大,回声致密增强,肝静脉增宽(符合淤血肝声像图改变);幼稚子宫;腹腔内多个不均质回声;甲状腺双侧叶多发混合性结节。

(2)X 射线　心影巨大,左手掌指骨膨胀增粗,双侧肱骨、桡尺骨、股骨弥漫性骨质破坏,骨干膨胀性囊性改变,脊柱呈 S 形侧弯。结论:全身多发性骨质破坏;心影巨大;脊柱呈 S 形侧弯(图 1 ~ 图 7)。

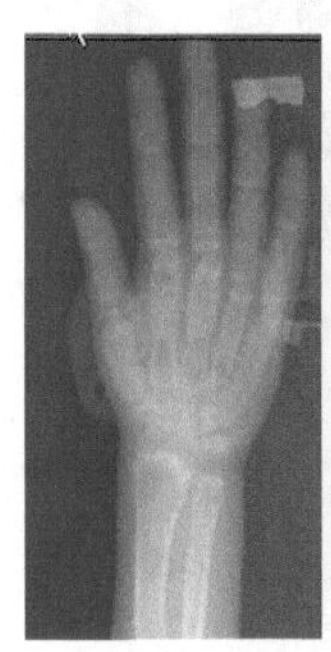

图 1　左手 X 射线

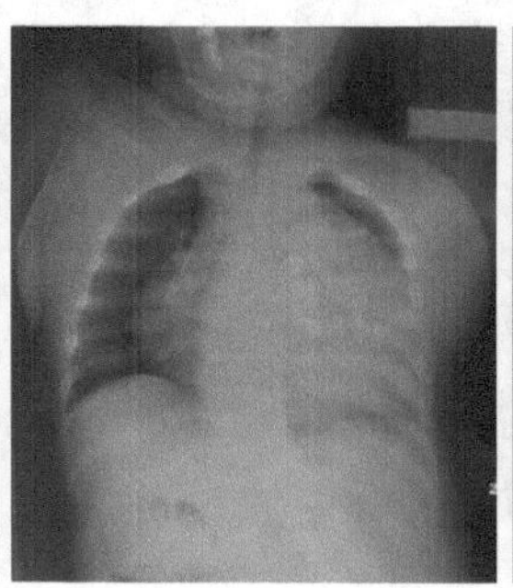

图 2　胸部正位片

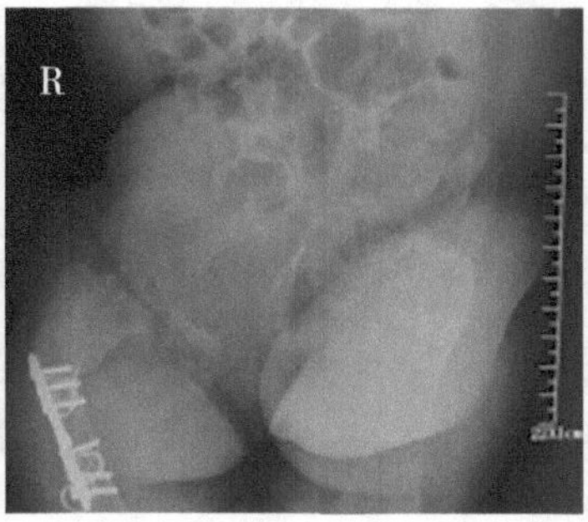

图 3　股骨 X 射线(正位)

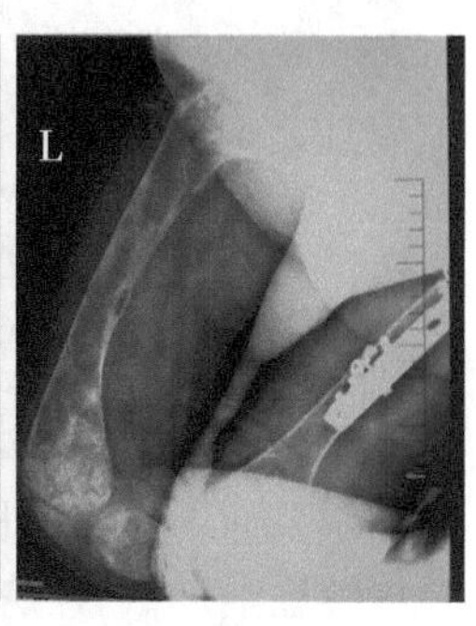

图 4　股骨 X 射线(侧位)

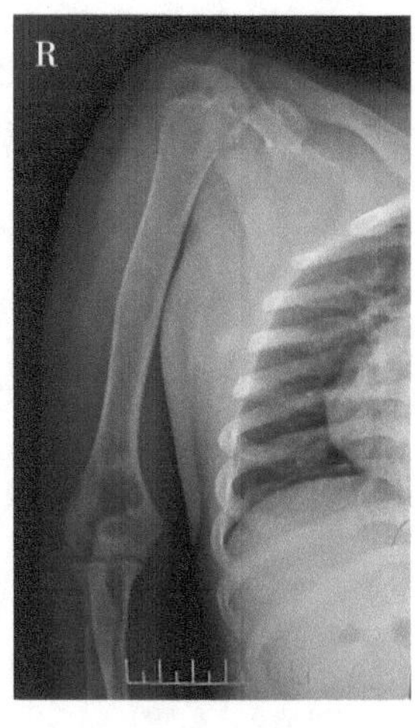

图 5　右侧肱骨、桡尺骨 X 射线

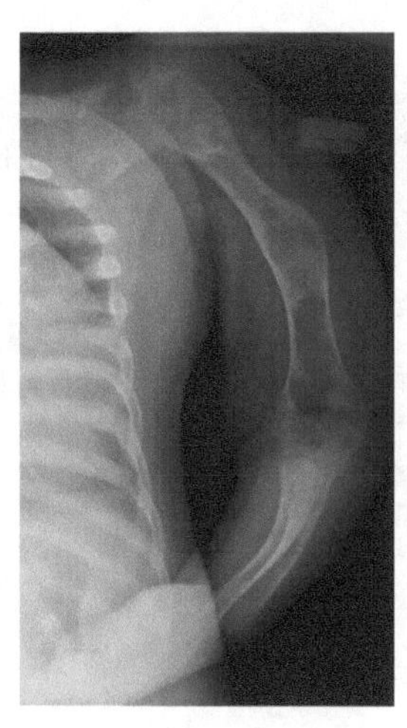

图 6　左侧肱骨、桡尺骨 X 射线

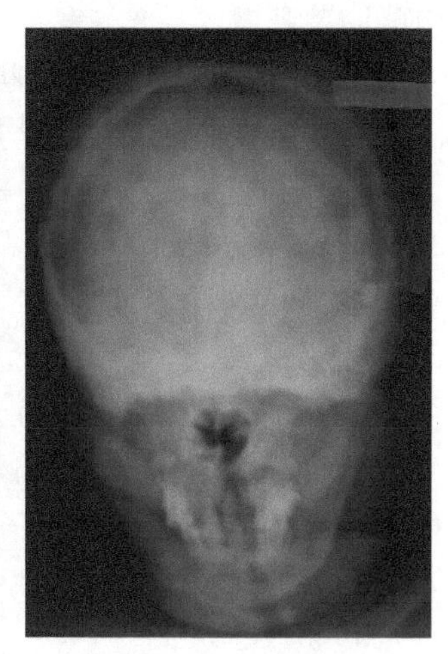

图 7　头颅 X 射线

(3)全身 CT 示　枕大池、第三四脑室扩大。左肺体积缩小,左肺散在斑片条索状密度增高影。心影明显增大,心包内见液体密度影。颅骨、颌面骨、脊柱椎体及附件、部分肋骨、盆诸骨、髂关节诸骨、肱骨、尺桡骨、股骨、胫骨均可见多发磨玻璃样、穿凿样虫蚀样骨质破坏。脊柱侧弯畸形,骨盆形态失常,左髂骨内陷入骨盆,右侧股骨见金属内固定影。结论:全身多发骨质破坏、骨质形态失常,结合临床病史,考虑 McCune-Albright 综合征可能性大;枕大池、第三四脑室扩大;心影增大,心包积液;左肺少许炎症改变;右股骨内固定术后改变(图 8 ~ 图 10)。

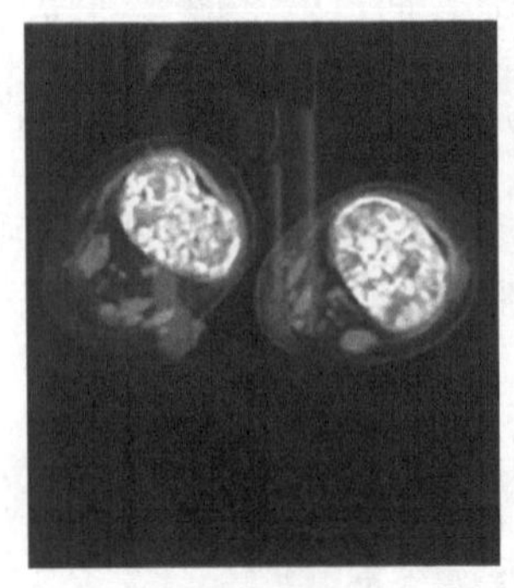

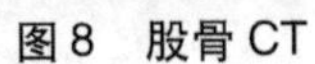

图8 股骨 CT

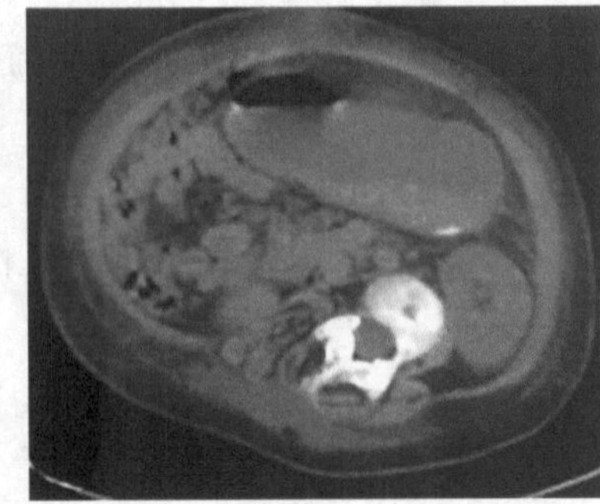

图9 脊柱 CT

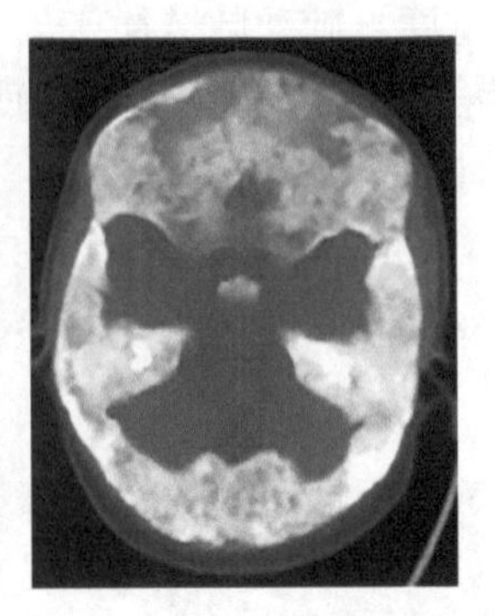

图10 头颅 CT

5. 病史特点

(1)患者10岁,社会性别女性,因“皮肤咖啡牛奶斑10年,双下肢水肿1个月”入院。

(2)有皮肤咖啡牛奶样色素斑,并逐渐增多,越过中线;性早熟;全身多发骨折;双下肢水肿逐渐加重,伴胸闷。

(3)智力尚可,形貌、身材较同龄儿童大,皮肤可见咖啡牛奶样色素斑,向心性肥胖,满月脸,全身皮肤较黑,眼距增宽,鼻梁低平,双侧乳房Tanner 5期,心音低而遥远,脊柱侧凸畸形,阴蒂肥大。

(4)高催乳素血症;亚临床甲状腺功能减退症;先天性心脏病(卵圆孔未闭);严重低蛋白血症;肝功能异常;全身骨骼均存在磨玻璃样、虫蚀样骨质破坏,为全身性多骨病变。

6. 临床诊断

(1)McCune-Albright综合征。

(2)骨质疏松。

(3)维生素D缺乏。

(4)亚临床甲状腺功能减退症。

(5)先天性心脏病(卵圆孔未闭)。

(6)心力衰竭,心功能Ⅳ级。

(7)低蛋白血症。

(8)心包积液。

(9)甲状腺结节。

(10)肝功能异常。

7. 诊断依据

(1)多处皮肤有咖啡牛奶样色素斑。

(2)7个月时出现阴道出血,1岁时出现乳房增大,结合GnRH兴奋试验结果提示假性性早熟。

(3)多发性骨纤维发育不良,有全身多发骨折。

(4)TSH 5.30 μIU/mL,FT_3、FT_4正常;肝功能异常,低蛋白血症;患者有双下肢水肿,胸闷,心音低而遥远,超声提示先天性心脏病(卵圆孔未闭)、心包积液、甲状腺双侧叶多发混合性结节。

8. 治疗和随访

入院后给予吸氧、强心、利尿、纠正低蛋白血症等对症处理，患者胸闷症状缓解，双下肢水肿消失。给予补钙、补充维生素 D 治疗骨质疏松。1 年后患者因心功能衰竭夭折。

二、讨论

McCune-Albright 综合征是一种罕见的多系统障碍性疾病，发病率 1/100 万～1/10 万[2]，早在 1937 年由 McCune 等[3]和 Albright 等[4]分别报道。病因是由位于 20 号染色体上编码刺激性 G 蛋白α亚基（Gsa）的 *GNAS*1 基因突变，导致细胞内 cAMP 蓄积，刺激 G 蛋白-cAMP 依赖性受体，使靶激素作用出现增强或抵抗，临床表现不同，取决于受影响组织的多样性[5]。在 MAS 患者受影响的组织和外周血中均可以检测到 *GNAS*1 基因外显子 8 上 Arg201 突变，导致精氨酸被组氨酸或半胱氨酸所取代，引起 GSα 亚单位上 GTA 酶及 AMP 蛋白激酶 A 活性受抑制[6-7]。许多具有 GSα 蛋白偶联受体的器官如骨骼、皮肤、卵巢、肾上腺、甲状腺和垂体，在该基因突变时均可受到影响[8-9]。该基因突变也与 Albright 综合征之一的假性甲状旁腺功能减退症（Ia 型）有关[10-11]。非典型形式只含有其中一个或两个症状，如性早熟和多发性骨纤维发育不良（fibrous dysplasia，FD），因此常导致诊断延迟[12-13]。本文报道的这例 MAS 患者，具有皮肤咖啡牛奶样色素斑（cafe-au-lait macules，CALMs）、性早熟（precocious puberty，PP）和 FD 典型的三联征，合并存在脊柱侧弯、先天性心脏病、高催乳素血症、亚临床甲状腺功能减退症，实属罕见。

黑色素细胞分泌黑色素增多可引起皮肤色素沉着，故出现皮肤咖啡牛奶样色素斑。广泛的浅棕色斑块锯齿缘主要发生在躯干、臀部和大腿，亦可见于口唇、后背等处。出生时，色素斑可不明显，随年龄的增长或阳光曝晒而加重、变深，受累面积扩大。它们通常是不对称的，病变愈广泛的地方提示邻近骨损害愈重，色素沉着边缘清晰，一般仅单一骨受累，若边缘呈地图状，一般为多部位骨受累。CALMs 的特点是一般不越过中线，但本例患者颈部、臀部皮肤病变均超过中线，实属罕见。发生咖啡牛奶样色素斑的原因不明，GSα 活化性突变导致皮肤色素细胞的 MSH 受体自动激活，皮肤色素浓集与沉着。但是，皮肤色素细胞还可表达许多其他 G 蛋白耦联受体和细胞因子受体，其中有些调节因子具有拮抗色素沉着作用，这些因素综合平衡的结果是咖啡斑的颜色深浅不等。此外，不表达 GSα 活化性突变的皮肤细胞色素正常，这可能是边界清晰的重要原因。一旦出现，色素斑很少受到外界因素或药物的影响，故可经久不褪。如上所述，咖啡斑的主要特征是：①多为深棕色或浅咖啡色，但亦可为浅蓝、浅灰甚至粉红色，色素斑内的色泽基本一致，且边界清晰；②不突出表面，无自觉不适；③与生俱来或出生后发生，色素斑不消退但可加深[14]。

性早熟是 MAS 女性患者中最常见的内分泌紊乱，早期为非促性腺激素依赖性性早熟，表现为阴道出血、卵巢囊肿。有病例报道[15]曾将 3 岁 MAS 女性患儿卵巢囊肿误诊切除。研究发现，50% 女性 MAS 患者 PP 发生在 4 岁，其余发生在 4～8 岁，阴道出血常早在乳腺发育之前[11]，而性毛生长因雄激素相对缺乏（肾上腺的性激素分泌被抑制）而落后。血浆雌激素正常或升高。年幼患者血清 LH 和 FSH 对 GnRH 刺激无反应。如本例患者，阴道出血1年后乳腺开始发育。文献报道17个月患儿出现阴道流血[16]，本例患者在7个月时发生。虽然PP早期是非促性腺激素依赖性的，可能随年龄增长诱发下丘脑-垂体-性腺轴二次激活，出现中枢性性早熟(central precocious puberty, CPP)[6,17]。本例患者，1岁7个月时(阴道出血后1年)出现乳房发育，2岁时查E_2、T明显升高，FSH、LH不高，GnRH兴奋试验示不能兴奋。10岁乳房发育已达成人。MAS其他内分泌器官受累主要表现为内分泌腺功能亢进，可导致甲状腺功能亢进症、皮质醇增多症、生长激素分泌增多、高催乳素血症，非内分泌系统表现为肝胆疾病、高磷血症、肠息肉、心脏受累等[8-9,12,18]。本例患者出现高催乳素血症、亚临床甲状腺功能减退症，较为少见。同时合并先天性心脏病(卵圆孔未闭)等心脏受累表现。患者严重低蛋白血症，IGF-1明显降低，而无摄入不足病史，尿蛋白阴性，考虑与肝脏受损合成障碍有关，同时患者总胆红素、直接胆红素异常增高，故胆道系统可能亦受累及。

FD的特征是成骨组织在形成成熟板层骨过程中出现局灶性或全身性成骨障碍，组织停留在未成熟的编织骨阶段。FD以单骨病变(占75%～80%)和多骨病变(占20%～25%)两种形式存在[19-20]。单骨形式，无性别差异，肋骨、股骨和胫骨最为常见，脊柱和骨盆少见。30%累及颅面骨，以上、下颌骨和颅骨顶部为主。颅底骨质增生硬化常压迫脑神经，波及视神经时，导致视神经萎缩[21]。面骨过度增生，使面容不对称、鼻窦闭塞。脊柱、骨盆和四肢长骨的病变导致骨痛、骨畸形及骨折。多骨的形式以罕见的复杂的咖啡牛奶斑和高功能性内分泌疾病存在，如MAS和多发性软组织黏液瘤(如Mazabraud综合征)[22]。本例患者全身骨骼均存在磨玻璃样、虫蚀样骨质破坏，为全身性多骨病变。骨量减少可能导致局部疼痛，病理性骨折或骨严重变形，最后导致活动受限。骨代谢标记物可用于评估疾病的活动和对治疗的反应，如血清骨碱性磷酸酶和尿中羟脯氨酸。在FD的活跃期，约75%的患者中这两个标记物水平升高。本例患者的骨代谢标记物中碱性磷酸酶、骨钙素、总1型前胶原氨基延长肽、β-胶原特殊序列均明显升高，25-羟维生素D降低，提示骨转换活跃，甲状旁腺素正常高限。Michev等报道[23]MAS患者合并脊柱侧弯，本例患者亦存在脊柱侧弯，因此筛查还必须考虑脊柱侧弯等骨关节并发症，即使在没有骨纤维发育不良的患者中也是如此。

MAS肝脏异常包括严重的新生儿黄疸、肝酶活性增加。肝活检时发现胆汁淤积和胆管异常，有时可为MAS的首发症状，应注意与其他原因所致的先天性淤胆综合征鉴别。心脏的异常包括心脏扩大、心肌肥厚、持续心动过速和猝死。本例患儿存在肝功能异常和心脏扩大，最终因心功能衰竭夭折。

国内学者报道，MAS患者可出现视神经受损[24]，本例患儿经眼科医师眼底检查会诊后，目前尚无视神经受损。

因此，MAS除典型症状外还可能出现生殖系统、消化系统、心血管系统等其他系统的病变。如果患者同时出现三大典型临床特征，可以依据临床表现进行诊断。然而，临床表现为典型三联征者仅占1/4，因此诊断较为困难，易误诊、漏诊。近些年由于基因检测技术发展，为不典型MAS的诊断提供了新依据。

基因检测对MAS的临床诊断具有重要意义。由于MAS变异的镶嵌状态使疾病临床表现极为不均一，低水平嵌合的生物样本往往导致假阴性的结果。考虑取样方便，常用外周血做基因测序。但对于具有三联征、二联征和一联征的患者，外周血中检测到突变的概率只有46%、21%和8%。同时通过基因检测技术，也有利于与其他疾病相鉴别。最近，通过新的 PCR 为基础的分子技术，检测到 MAS 患者 *GNAS*1 基因激活突变，这可能有助于早期诊断、早治疗[6-7]。

MAS 需要与多种疾病相鉴别。①Paget 骨病，MAS 的骨病不典型时，易与 Paget 骨病相混淆，但 Paget 骨病无性早熟，亦无皮肤咖啡牛奶样色素斑，而血 ALP 明显升高。②神经纤维瘤病累及骨骼，常合并有皮肤咖啡斑，可与 MAS 类似。但神经纤维瘤病有皮下结节或软性包块改变及多发性神经纤维瘤，不合并内分泌异常，亦无性早熟。③Peutz-Jeghers 综合征的主要病变为黏膜皮肤色素沉着、消化道息肉瘤和性索瘤。因肿瘤分泌雌激素而出现不完全性性早熟，偶尔伴支持细胞-间质细胞瘤。④少数幼年和少年期甲状腺功能减退可出现性早熟，表现为乳腺发育、小阴唇增大、阴道黏液涂片可见雌激素影响的变化。一般无阴毛生长，部分患儿身材矮小，骨龄常落后于实际年龄。卵巢内可出现单个或多个小囊肿，可伴有阴道不规则流血。⑤Russell-Silver 综合征有身材矮小、骨龄延迟和头颅及面骨发育异常，表现为倒三角形脸，口角向下，身材明显不对称，指、趾骨并指（趾）或第 5 指（趾）内弯、短小畸形。34%的患儿有性早熟（智力大多正常）。

治疗 MAS 目前主要是针对 PP 和 FD 的治疗。PP 目前暂无明确的最优治疗方法，以对症支持治疗、改善症状为主。女孩性早熟推荐采用芳香化酶抑制剂、他莫昔芬或氟维司群治疗。男孩性早熟发病率较低，推荐采用芳香化酶抑制剂和雄激素受体阻滞剂联合治疗。治疗目标是阻止青春期发育提前，延缓骨骼成熟，帮助儿童达到正常的成年身高，减轻早期性发育的社会心理负担。醋酸甲羟孕酮和醋酸环丙孕酮可有效缓解阴道出血，子宫、卵巢体积缩小，但对骨龄进程无影响[25]。酮康唑可抑制第二性征发育，但因存在肾上腺功能不全和肝毒性的风险限制了其临床应用。芳香化酶抑制剂来曲唑、阿那曲唑治疗可使患者血清 E_2 恢复正常，乳腺发育停止，生长速度恢复正常，但可导致子宫体积增大，骨龄进展，阴道出血不能完全停止[26]。最近研究热点围绕雌激素受体拮抗剂，如 Fulvestrant 在治疗 MAS 女性患者中具有很好的耐受性，可有效减少阴道出血率及骨骼成熟[27]。FD 的治疗主要采取手术治疗和非手术治疗，治疗的目的是保持活动功能，降低致残率。预后多与疾病的范围、受累程度相关。根据患儿的年龄、骨骼受累的部位和程度、有无功能受限，采取不同的治疗方案。非手术治疗如补充钙剂和维生素 D 是基础治疗。双膦酸盐通过减少 IL-6 的生成，抑制溶骨细胞活性，可缓解骨痛和延缓骨骼病变进一步加重[28-29]。骨科手术治疗可增强骨强度，稳定变形长骨，提高生活质量。本例患者由于诊治较晚，全身骨骼受累，严重变形，骨质疏松严重，合并先天性心脏病（卵圆孔未闭），重度低蛋白血症，大量心包积液，心力衰竭等，治疗困难，预后差。

综上所述，MAS 患者的临床表现呈多样性，尤其是部分患者只具备其中一两项特征，易延误诊治。因此，对患儿出现不明原因性早熟、病理性骨折、卵巢囊肿者，应想到该病可能，进一步行 *GNAS*1 基因筛查，以期早诊断、早治疗，提高患者生存质量。

参考文献

[1]NEYMAN A,EUGSTER E A. Treatment of girls and boys with McCune-Albright syndrome with precocious puberty - update 2017 [J]. Pediatr Endocrinol Rev, 2017, 15 (2): 136-141.

[2]TUFANO M,CIOFI D,AMENDOLEA A,et al. Auxological and Endocrinological Features in Children With McCune Albright Syndrome: A Review [J]. Front Endocrinol (Lausanne),2020,11:522.

[3]MCCUNE D J,BRUCH H. Osteodystrophia fibrosa:report of a case in which the condition was combined with precocious puberty, pathologic pigmentation of the skin and hyperthyroidism,with a review of the literature[J]. AJDC,1937,54:806-848.

[4]ALBRIGHT F,BUTLER A M,HAMPTON A O. Syndrome characterized by osteitis fibrosa disseminata,areas of pigmentation and endocrine dysfunction, with precocious puberty in females[J]. N Engl Med,1937,216(17):727-747.

[5]高慧慧,严诗钰,陈丹丹,等. McCune-Albright 综合征诊治进展[J]. 中华医学杂志,2021,101(46):3836-3840.

[6]BOUSSAID K,MEDURI G,MAIZA J C,et al. Virilizing sclerosing-stromal tumor of the ovary in a young woman with McCune Albright syndrome:clinical,pathological,and immunohistochemical studies[J]. J Clin Endocrinol Metab,2013,98(2):E314-320.

[7] NARUMI S, MATSUO K, ISHII T, et al. Quantitative and sensitive detection of GNAS mutations causing mccune-albright syndrome with next generation sequencing[J]. PLoS One,2013,8(3):e60525.

[8]SIDHU A,DEBELENKO L,MISRA V K. Infantile adrenocortic al tumor with an activating GNAS1 mutation [J]. J Clin Endocrinol Metab,2013,98(1):E115-118.

[9]MA J,ZHAO C,WANG R,et al. Visual field improvement after pituitary tumor surgery in patients with McCune-Albright syndrome[J]. J Neuroophthalmol,2013,33(1):26-29.

[10]郑瑞芝,赵志刚,汪艳芳,等. 假性甲状旁腺功能减退症 Ia 型遗传学研究——附一家系报告[J]. 中华内分泌代谢杂志,2012,28(8):647-649.

[11]DE S C,LALA R,MATARAZZO P,et al. Pubertal development in patients with McCune-Albright syndrome or pseudo-hypoparathyroidism[J]. J Pediatr Endocrinol Metab,2003,16 (Suppl 2):293-296.

[12]BERCAW-PRATT J L,MOORJANI T P,SANTOS X M,et al. Diagnosis and management of precocious puberty in atypical presentations of McCune-Albright syndrome: a case series review[J]. J Pediatr Adolesc Gynecol,2012,25:e9-e13.

[13]FUKUI T,KAWAMOTO T,HITORA T,et al. Polyostotic fibrous dysplasia with epiphyseal involvement in long bones:a case report[J]. Case Rep Orthop,2013,2013:715402.

[14]廖二元. 内分泌代谢病学[M]. 3 版. 北京:人民卫生出版社,2012.

[15]GUCEV Z,TASIC V,JANCEVSKA A,et al. McCune-Albright syndrome (MAS): early

and extensive bone fibrous dysplasia involvement and " mistaken identity" oophorectomy [J]. J Pediatr Endocrinol Metab,2010,23:837-842.

[16] ROSTAMPOUR N, HASHEMIPOUR M, KELISHADI R, et al. A Case of Atypical McCune-Albright Syndrome with Vaginal Bleeding [J]. Iran J Pediatr, 2011, 21: 399-403.

[17] KAUFMAN F R, COSTIN G, REID B S. Autonomous ovarian hyperfunction followed by gonadotrophin -dependent puberty in McCune-Albright syndrome[J]. Clin Endocrinol (Oxf),1986,24:239-242.

[18] ZHAI X, DUAN L, YAO Y, et al. Clinical Characteristics and management of patients with McCune-Albright syndrome with GH excess and precocious puberty: a case series and literature review[J]. Front Endocrinol (Lausanne),2021,12:672394.

[19] SADEGHI S M, HOSSEINI S N. Spontaneous conversion of fibrous dysplasia into osteosarcoma[J]. J Craniofac Surg,2011,22(3):959-961.

[20] PAREKH S G, DONTHINENI-RAO R, RICCHETTI E, et al. Fibrous dysplasia[J]. J Am Acad Orthop Surg,2004,12:305-313.

[21] BILE-GUI L N, AHOURY J, KABAS R M. Imaging of advanced craniofacial fibrous dysplasia associated with McCune-Albright syndrome: A case report[J]. Eur J Radiol Open,2020,7:100208.

[22] ANULEKHA M J, KISHORE K B, THOMAS M, et al. Mazabraud syndrome[J]. Indian J Endocrinol Metab,2013,17:740-742.

[23] MICHEV A, LUNGAROTTI L, PREVEDONI G, et al. Case Report: A Neuro-Ophthalmological Assessment of Vision Loss in a Pediatric Case of McCune-Albright Syndrome[J]. Front Med (Lausanne),2022,9:857079.

[24] LEMME J D, TUCKER-BARTLEY A, DRUBACH L A, et al. A Case of Atypical McCune-Albright Syndrome with Vaginal Bleeding [J]. Iran J Pediatr, 2011, 21: 399-403.

[25] ALVES C, SILVA S F. Partial benefit of anastrozole in the long-term treatment of precocious puberty in McCune-Albright syndrome[J]. J Pediatr Endocrinol Metab,2012, 25:323-325.

[26] SIMS E K, GARNETT S, GUZMAN F, et al. Fulvestrant treatment of precocious puberty in girls with McCune-Albright syndrome[J]. Int J Pediatr Endocrinol,2012,2012(1):26.

[27] TESSARIS D, MATARAZZO P, MUSSA A, et al. Combined treatment with bicalutamide and anastrozole in a young boy with peripheral precocious puberty due to McCune-Albright Syndrome[J]. Endocr J,2012,59:111-117.

[28] CLASSEN C F, MIX M, KYANK U, et al. Pamidronic acid and cabergoline as effective long-term therapy in a 12-year-old girl with extended facial polyostotic fibrous dysplasia, prolactinoma and acromegaly in McCune-Albright syndrome: a case report [J]. J Med Case Rep,2012,6:32.

[29] NADELLA S, MUPPARAPU M, AKINTOYE S O. Risk of developing spontaneous MRONJ in fibrous dysplasia patients treated with bisphosphonates: a systematic review of the literature[J]. Quintessence Int. 2022, 53(7): 616-623.

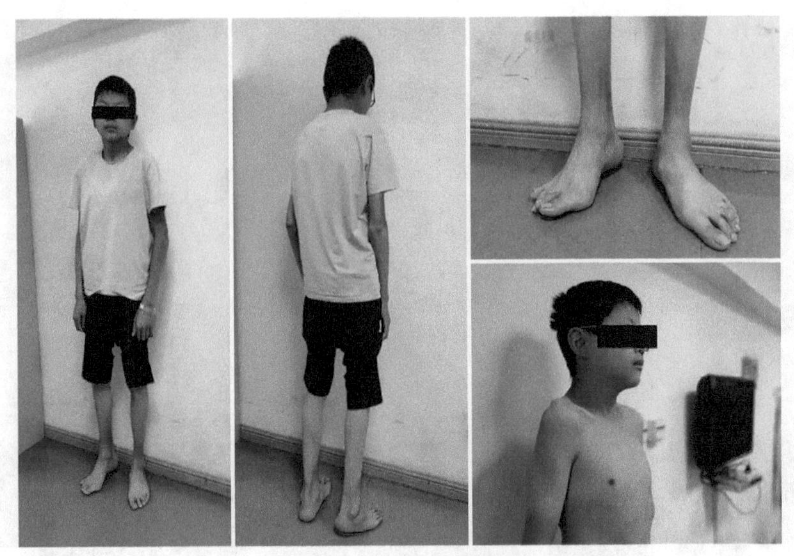

彩图 1 患者体格检查图

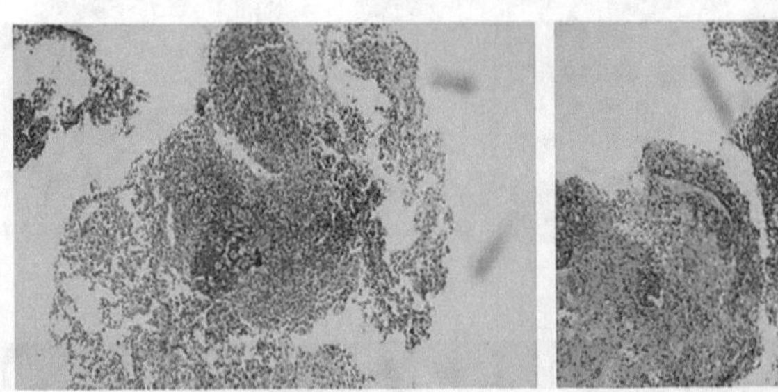

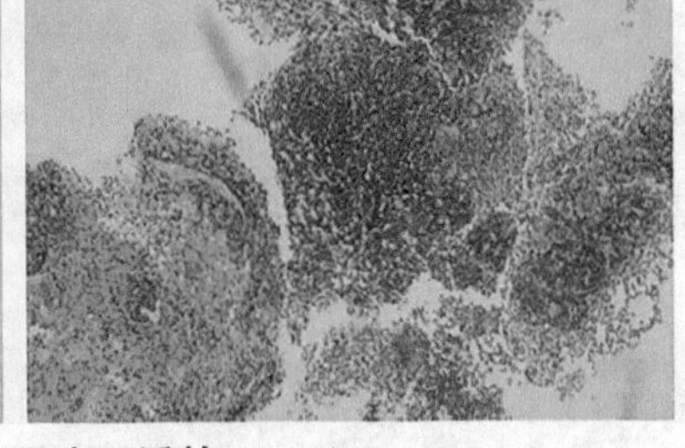

彩图 2 淋巴细胞性垂体炎鞍区病理活检（HE 染色，×100）

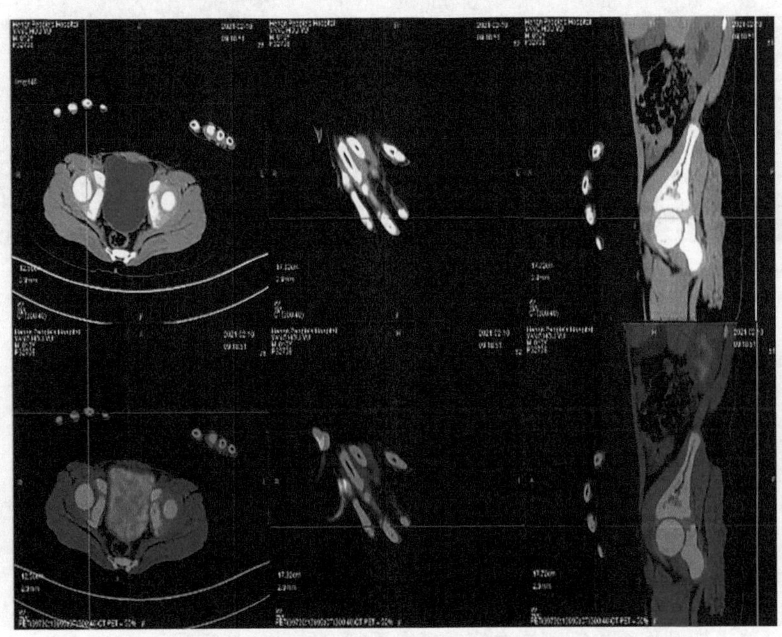

彩图 3 朗格汉斯细胞组织细胞增生症 PET-CT 扫描图：
左侧拇指、中指指尖区域软组织代谢轻微增高

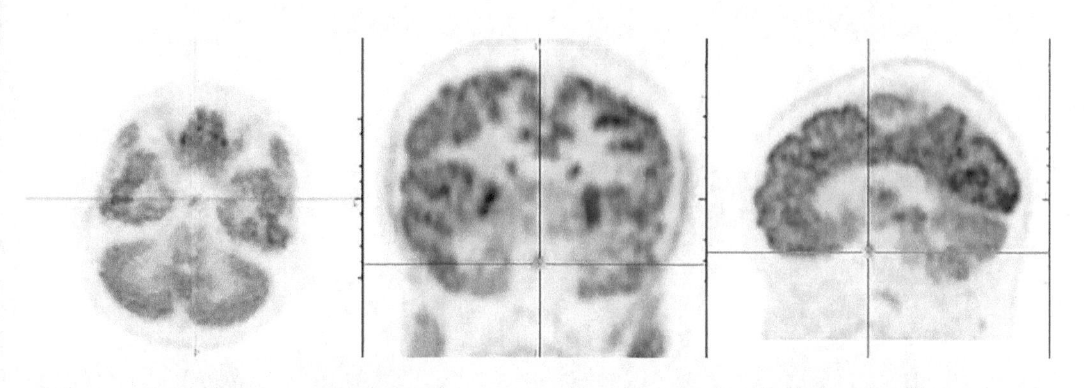

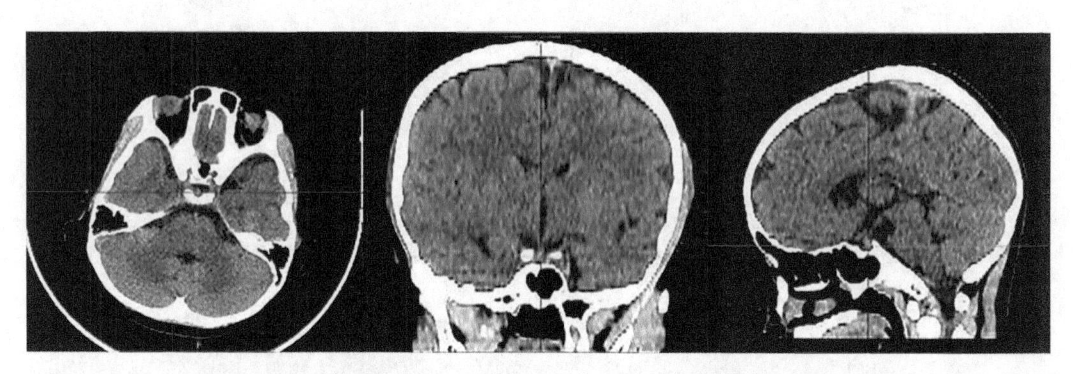

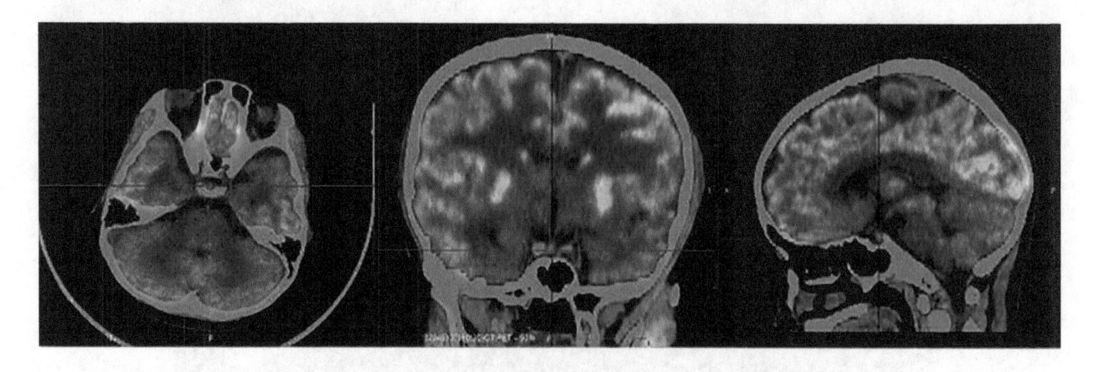

彩图 4　朗格汉斯细胞组织细胞增生症 PET-CT 扫描图：垂体放射性摄取增高

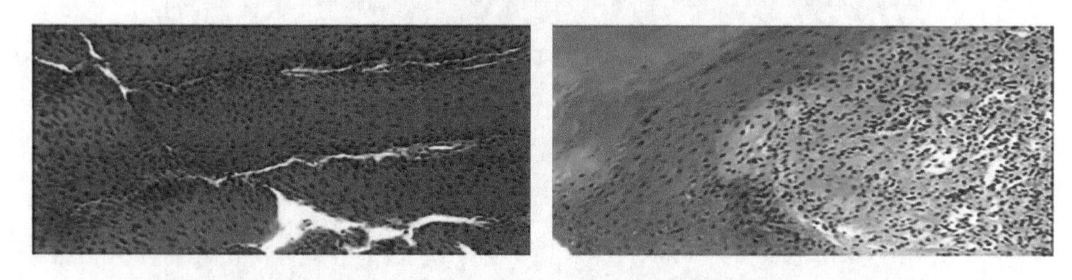

彩图 5　朗格汉斯细胞组织细胞增生症患者左手指皮肤破损处病理活检（HE 染色，×400）

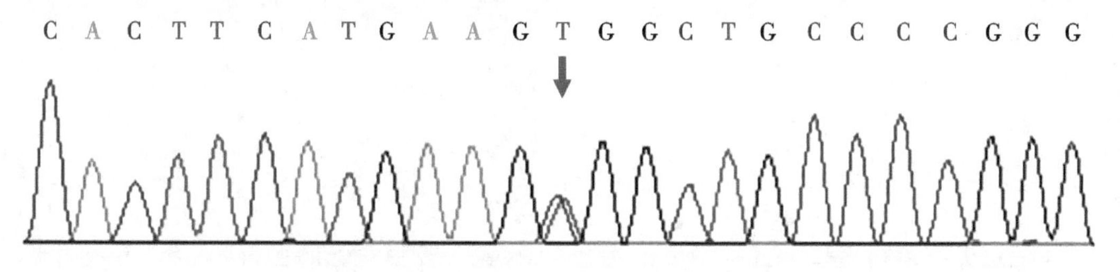

彩图 6 卡尔曼综合征患者 FGF8 NM_033163 c. C616T（p. Arg206Trp）杂合突变

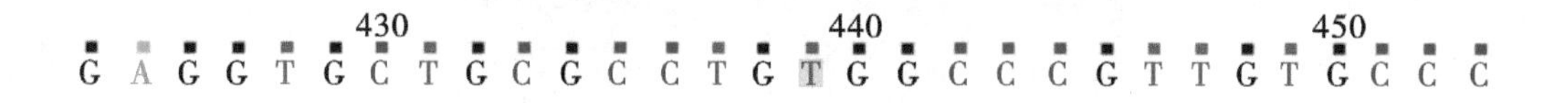

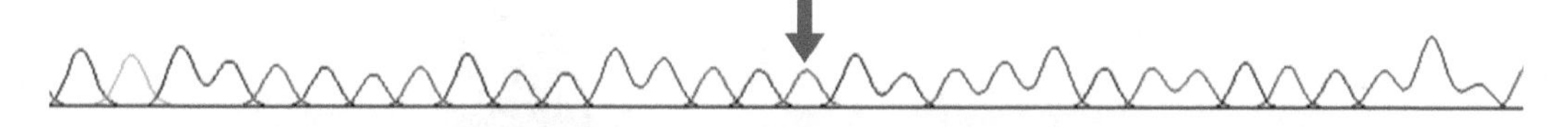

彩图 7 患者 CYP21A2 c. 1069CT（p. R357W）纯合突变

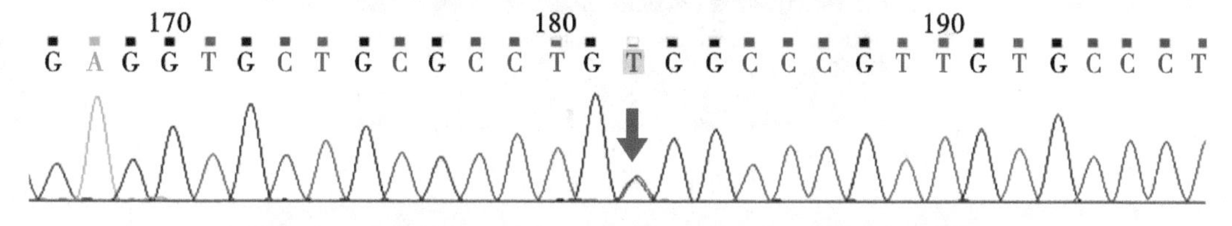

彩图 8 患者父亲 CYP21A2 c. 1069CT（p. R357W）杂合突变

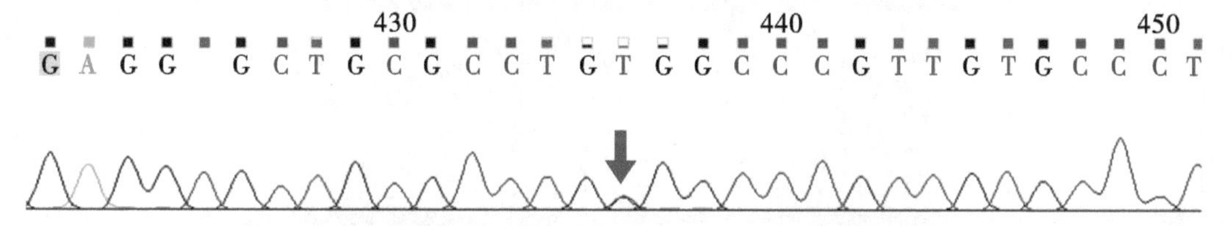

彩图 9 患者母亲 CYP21A2 c. 1069CT（p. R357W）杂合突变

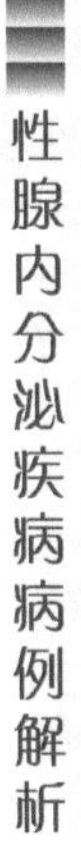

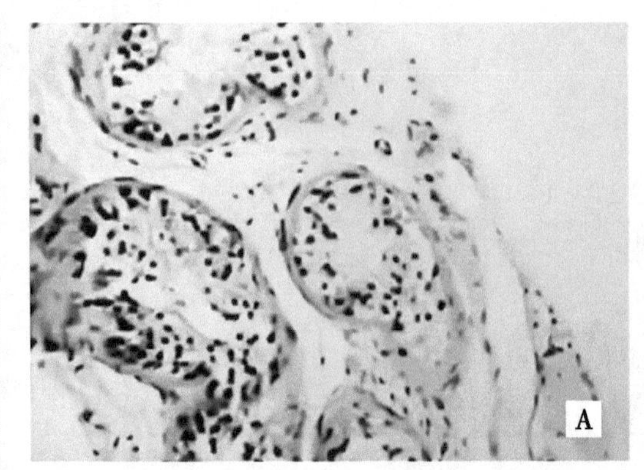

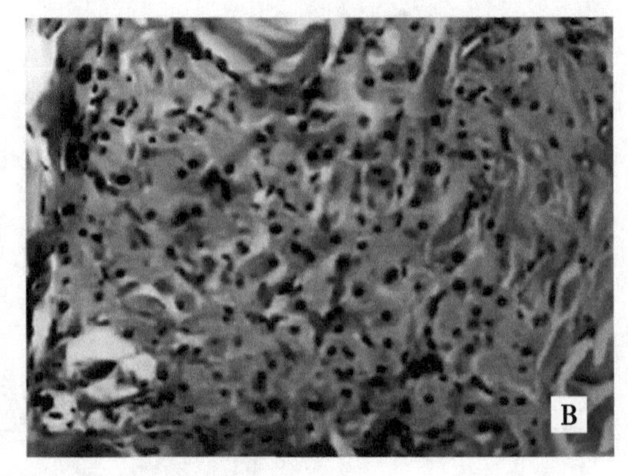

彩图 10 21-羟化酶缺陷症患者睾丸占位活检病理（HE 染色，A×100，B×400）

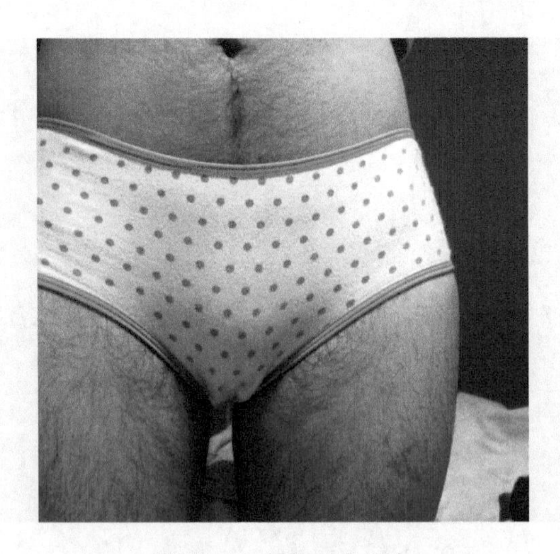

彩图 11 患者毛发增多

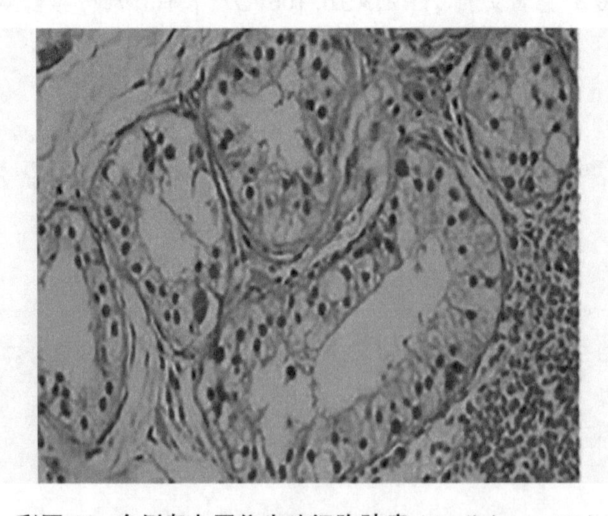

彩图 12 右侧睾丸原位生殖细胞肿瘤（HE 染色，×400）

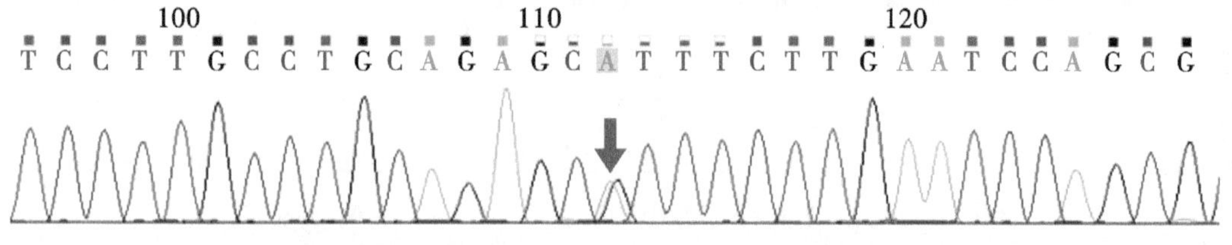

彩图 13 患者 CYP17A1 c. 1247GA（p. R416H）杂合变异

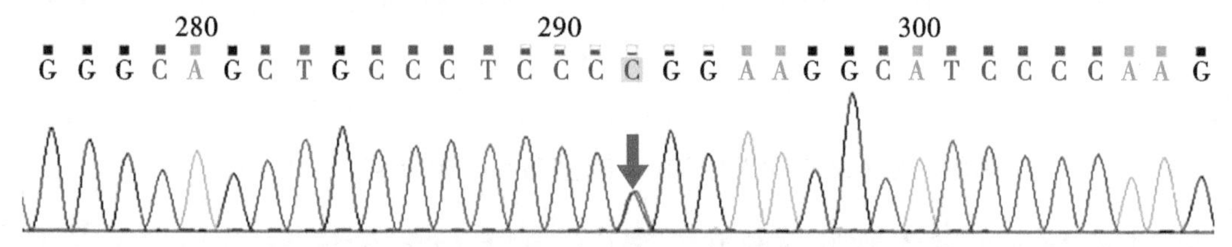

彩图 14 患者 CYP17A1 c. 1427TC（p. L476P）杂合变异

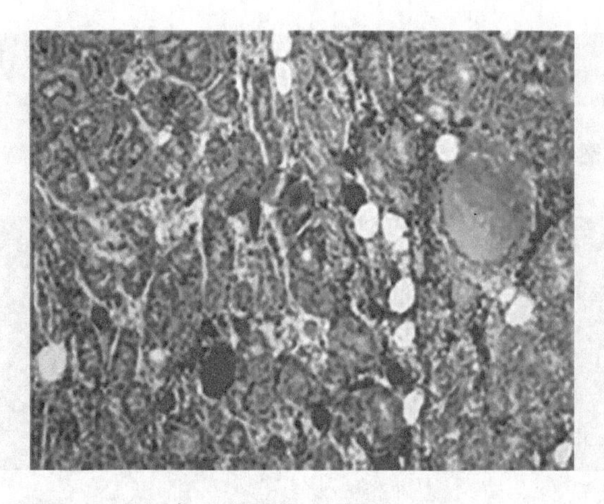

彩图 15 右侧睾丸性腺母细胞瘤（HE 染色，×200）

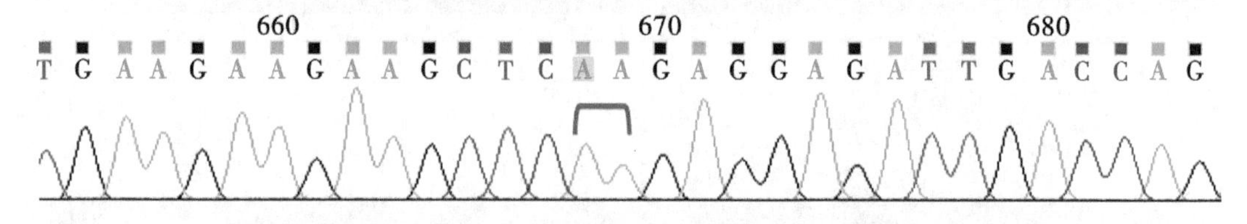

彩图 16 患者 CYP17A1c. 985_987delTACinsAA 纯合移码突变

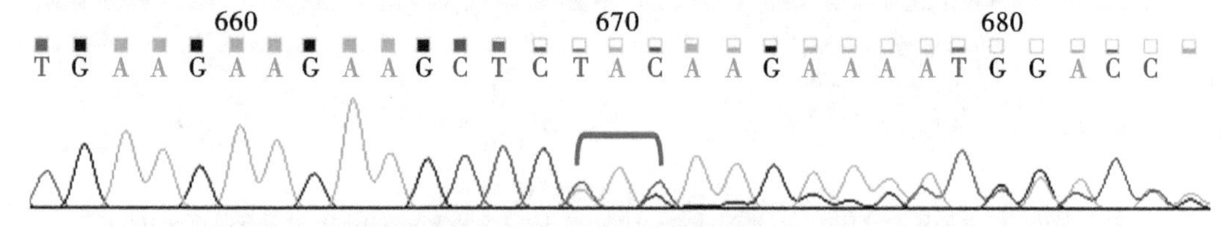

彩图 17 患者父亲 CYP17A1c. 985_987delTACinsAA 杂合突变

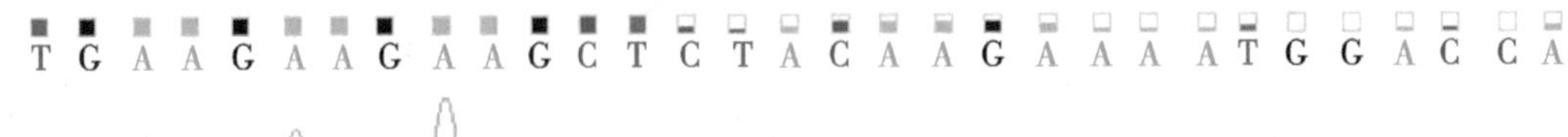

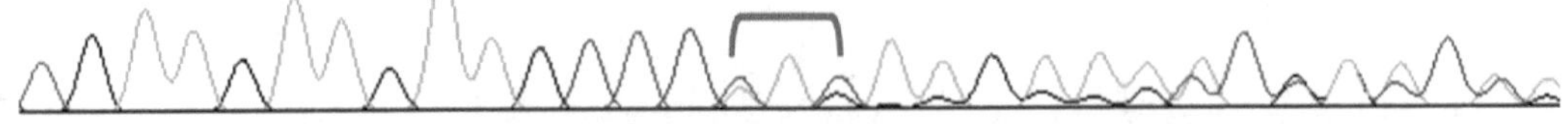

彩图 18 患者母亲 CYP17A1c. 985_987delTACinsAA 杂合突变

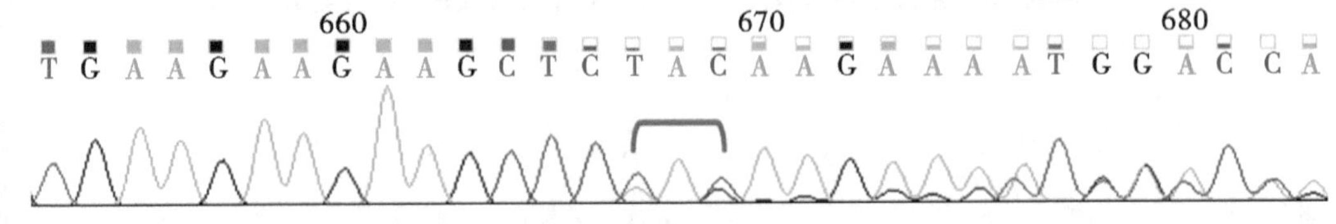

彩图 19 患者弟弟 CYP17A1c. 985_987delTACinsAA 杂合突变

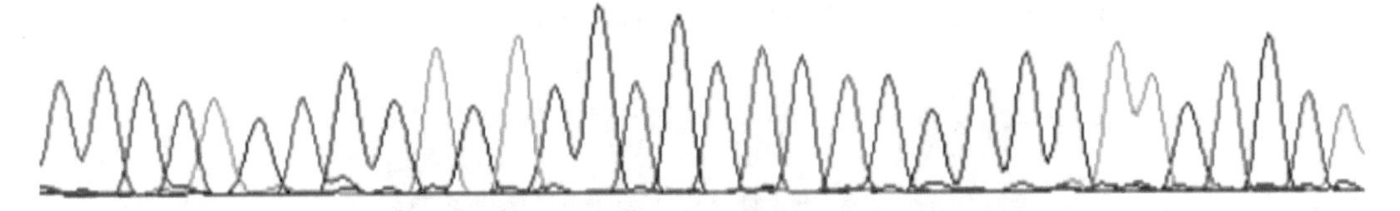

彩图 20 受检者 Y 染色体特异基因 TSPY15P 验证结果

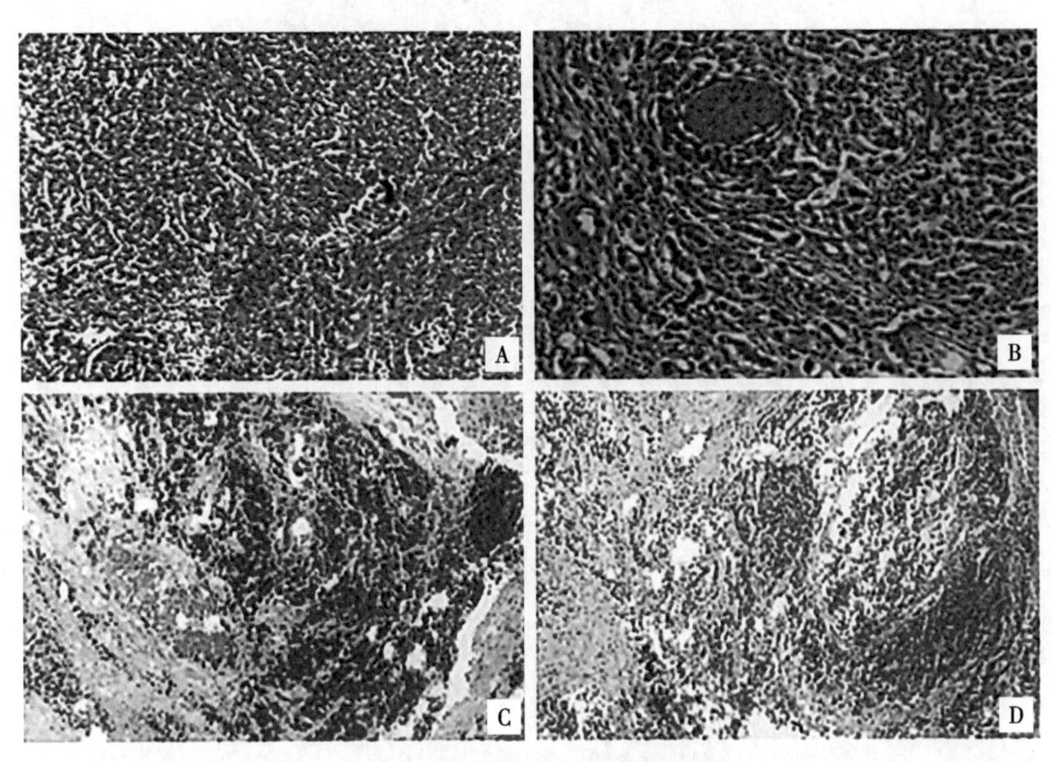

彩图 21 盆腔肿物及输尿管肿瘤病理
（HE 染色，A. 盆腔肿物 ×100；B. 盆腔肿物 ×100；C. 输尿管肿瘤 ×200；D. 输尿管肿瘤 ×200）

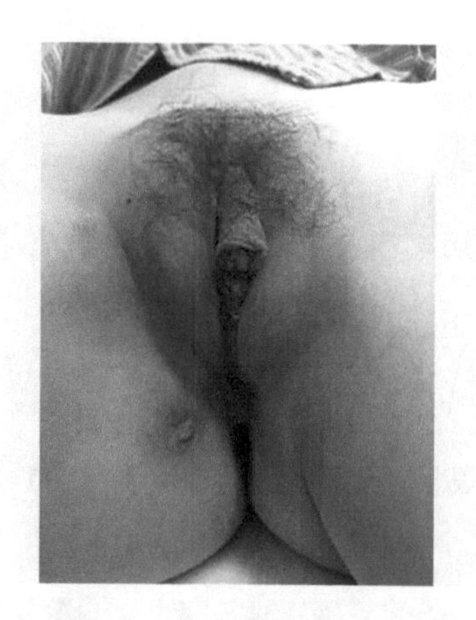

彩图 22　患者阴蒂肥大呈小阴茎状

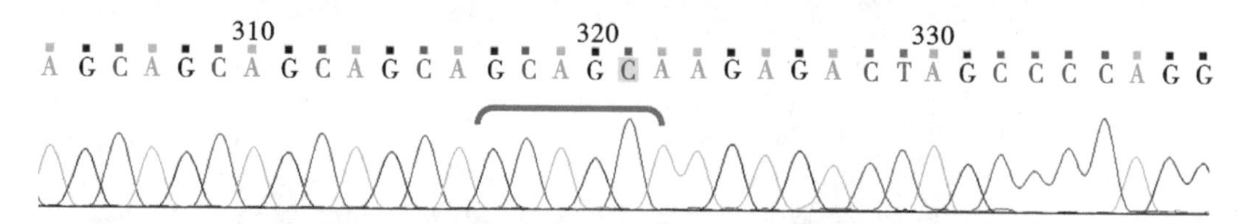

彩图 23　患者 AR 基因外显子 1 上存在 c. 239dupGCAGCA 半合子整码突变

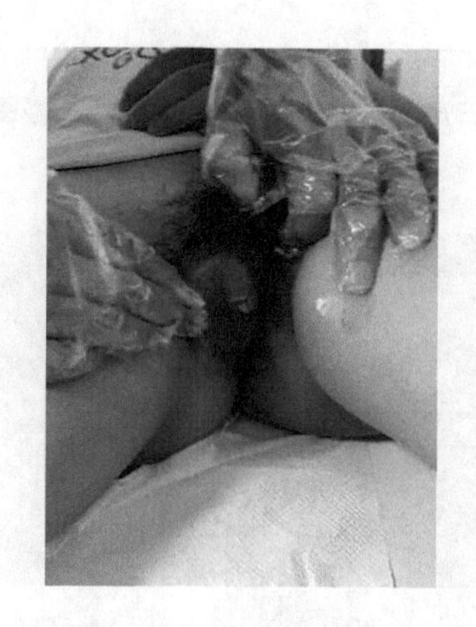

彩图24　患者外阴可见短小阴茎

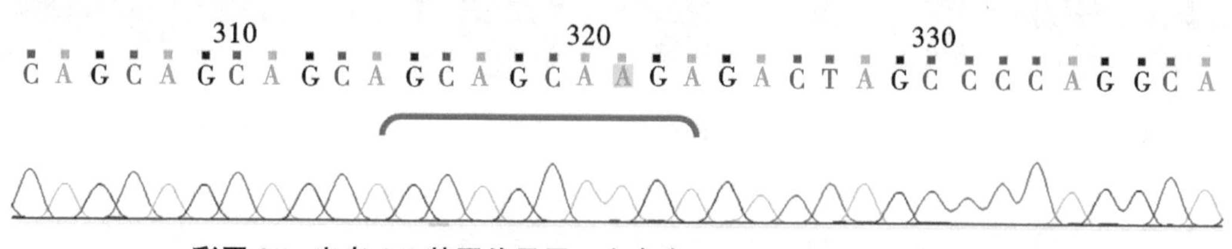

彩图 25　患者 AR 基因外显子 1 上存在 c. 231-239del9 半合子突变

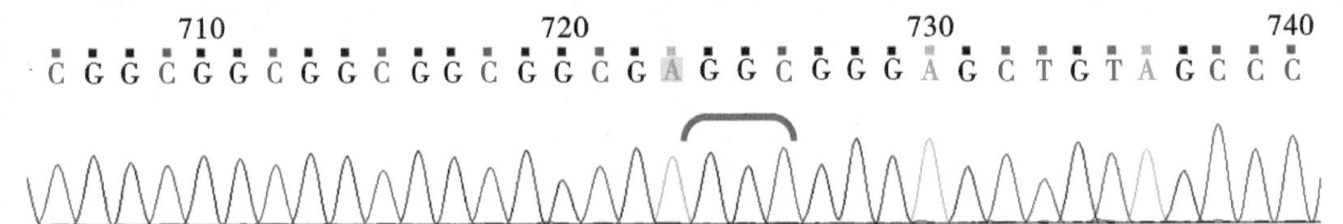

彩图 26　患者 AR 基因外显子 1 上存在 c. 1428-1420del3 半合子突变

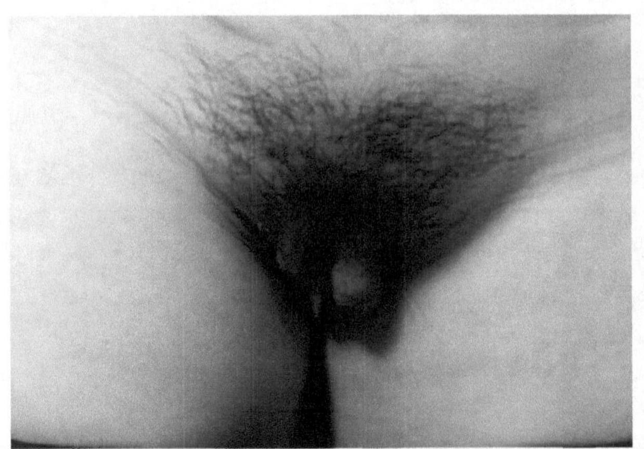

彩图 27　患者阴毛呈倒三角形，阴茎下弯

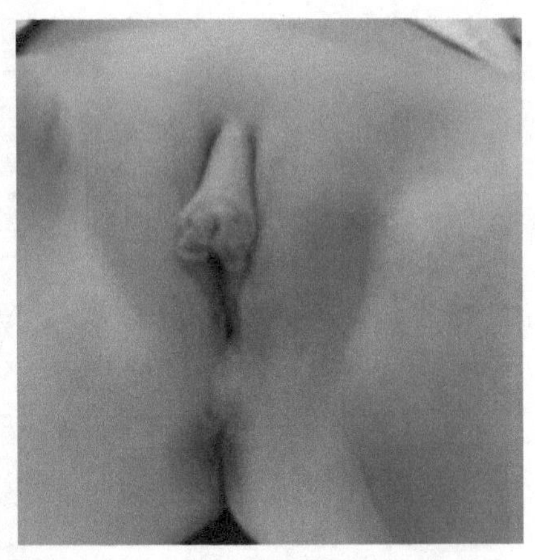

彩图 28　患者阴蒂肥大似小阴茎

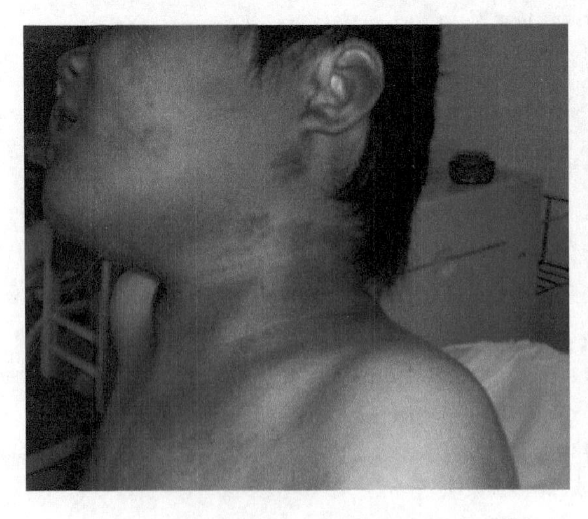

彩图 29　患者颈背部牛奶咖啡样色素斑

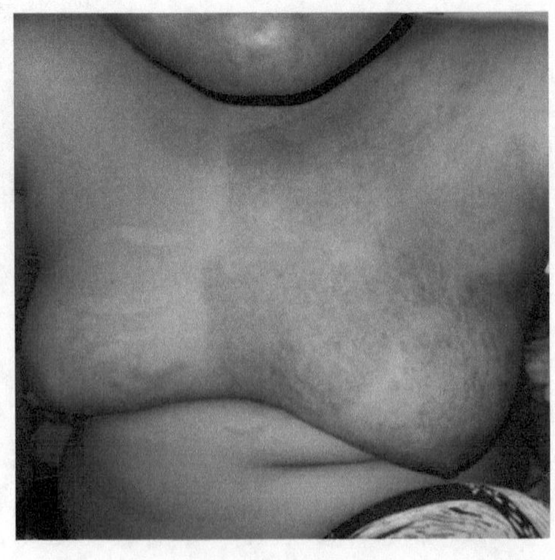

彩图 30　患者左胸部牛奶咖啡样色素斑